全国高职高专医药院校康复治疗技术专业
工学结合"十二五"规划教材

药物学基础

供高职高专康复治疗技术、药学、医学检验技术
及其他相关医学类专业使用

Yaowuxue Jichu

主　编　姚苏宁　张　健
副主编　吴秋桃　郑鸣之
编　委　（以姓氏笔画为序）
朱一亮（浙江医学高等专科学校）
李高文（宁波天一职业技术学院）
吴秋桃（重庆城市管理职业学院）
冷　静（宝鸡职业技术学院）
张　健（长春医学高等专科学校）
陆佩蓓（宁波天一职业技术学院）
陈　群（宁波天一职业技术学院）
林　浩（雅安职业技术学院）
郑鸣之（浙江医学高等专科学校）
姚苏宁（宁波天一职业技术学院）
彭　飞（宝鸡职业技术学院）

U0303223

华中科技大学出版社
http://www.hustp.com
中国·武汉

内 容 简 介

本书是全国高职高专医药院校康复治疗技术专业工学结合"十二五"规划教材。

本书按项目化教学的基本要求,全书共分八个项目,内容包括总论、传出神经系统药物概论、中枢神经系统药物概论、心血管系统药物概论、内脏系统药物概论、内分泌系统药物概论、抗微生物及抗肿瘤药物概论、其他类药物概论。

本书适合高职高专康复治疗技术、药学、医学检验技术及其他相关医学类专业使用。

图书在版编目(CIP)数据

药物学基础/姚苏宁,张健主编. —武汉:华中科技大学出版社,2011.9(2022.7重印)
ISBN 978-7-5609-7149-0

Ⅰ.①药…　Ⅱ.①姚…　②张…　Ⅲ.①药物学-高等职业教育-教材　Ⅳ.①R9

中国版本图书馆 CIP 数据核字(2011)第 108528 号

药物学基础　　　　　　　　　　　　　　　　　　　姚苏宁　张　健　主编

策划编辑:董欣欣
责任编辑:车　巍
封面设计:范翠璇
责任校对:李　琴
责任监印:周治超
出版发行:华中科技大学出版社(中国·武汉)　　　电话:(027)81321913
　　　　　武汉市东湖新技术开发区华工科技园　　　邮编:430223
录　　排:华中科技大学惠友文印中心
印　　刷:广东虎彩云印刷有限公司
开　　本:787mm×1092mm　1/16
印　　张:18.75
字　　数:419 千字
版　　次:2022 年 7 月第 1 版第 7 次印刷
定　　价:58.00 元

全国高职高专医药院校康复治疗技术专业
工学结合"十二五"规划教材编委会

总 序

世界职业教育发展的经验和我国职业教育发展的历程都表明,职业教育是提高国家核心竞争力的要素之一。近年来,我国高等职业教育发展迅猛,成为我国高等教育的重要组成部分,与此同时,作为高等职业教育重要组成部分的高等卫生职业教育的发展也取得了巨大成就,为国家输送了大批高素质技能型、应用型医疗卫生人才。截至2010年底,我国各类医药卫生类高职高专院校已达343所,年招生规模超过24万人,在校生78万余人。

康复医学现已与保健医学、预防医学、临床医学并列成为现代医学的四大分支之一。现代康复医学在我国发展已有近30年历史,是一个年轻但涉及众多专业的医学学科,在我国虽然起步较晚,但发展很快,势头良好,在维护人民群众身体健康、提高生存质量等方面起到了不可替代的作用。据不完全统计,截至2010年底,我国开设有康复治疗技术专业的高职高专院校已达100所,年招生量近10 000人。

教育部《关于全面提高高等职业教育教学质量的若干意见》中明确指出,高等职业教育必须"以服务为宗旨,以就业为导向,走产学结合的发展道路","把工学结合作为高等职业教育人才培养模式改革的重要切入点,带动专业调整与建设,引导课程设置、教学内容和教学方法改革"。这是新时期我国职业教育发展具有战略意义的指导意见。高等卫生职业教育既具有职业教育的普遍特性,又具有医学教育的特殊性,许多卫生职业院校在大力推进示范性职业院校建设、精品课程建设,发展和完善"校企合作"的办学模式、"工学结合"的人才培养模式,以及"基于工作过程"的课程模式等方面有所创新和突破。高等卫生职业教育发展的形势使得目前使用的教材与新形势下的教学要求不相适应的矛盾日益突出,加强高职高专医学教材建设成为各院校的迫切要求,新一轮教材建设迫在眉睫。

为了顺应高等卫生职业教育教学改革的新形势和新要求,在认真、细致调研的基础上,在教育部高职高专医学类及相关医学类专业教学指导委员会专家和部分高职高专示范院校领导的指导下,我们组织了全国42所高职高专医学院校的近200位老师编写了这套以工作过程为导向的全国高职高专医药院校康复治疗技术专业工学结合"十二五"规划教材。本套教材囊括了康复治疗技术专业的所有学科,由我国开设该专业较早、取得显著教学成果的专业示范性院校引领,多所学校广泛参与,其中有副教授及以上职称的老师占52%,每门课程的主编、副主编均由来自高职高专院校教学一线的主任或学科带头人组成。教材编写过程中,全体主编和参编人员进行了认真的研讨和细致的分工,在教材编写体例和内容上均有所创新,各主编单位高度重视并有力配合教材编写工作,责任编辑和主审专家严谨和忘我地工作,确保了本套教材的编写质量。

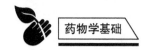

本套教材充分体现新一轮教学计划的特色,强调以就业为导向、以能力为本位、贴近学生的原则,体现教材的"三基"(基本知识、基本理论、基本实践技能)及"五性"(思想性、科学性、先进性、启发性和适用性)要求,着重突出以下编写特点:

(1) 紧扣新教学计划和教学大纲,科学、规范,具有鲜明的高职高专特色;

(2) 突出体现"工学结合"的人才培养模式和"基于工作过程"的课程模式;

(3) 适合高职高专医药院校教学实际,突出针对性、适用性和实用性;

(4) 以"必需、够用"为原则,简化基础理论,侧重临床实践与应用;

(5) 紧扣精品课程建设目标,体现教学改革方向;

(6) 紧密围绕后续课程、执业资格标准和工作岗位需求;

(7) 教材内容体系整体优化,基础课程体系和实训课程体系都成系统;

(8) 探索案例式教学方法,倡导主动学习。

这套规划教材作为全国首套工学结合模式的康复治疗技术专业教材,得到了各学校的大力支持与高度关注,它将为高等卫生职业教育康复治疗技术专业的课程体系改革作出应有的贡献。我们衷心希望这套教材能在相关课程的教学中发挥积极作用,并得到读者的青睐。我们也相信这套教材在使用过程中,通过教学实践的检验和实际问题的解决,不断得到改进、完善和提高。

全国高职高专医药院校康复治疗技术专业工学结合"十二五"规划教材
编写委员会

前　言

　　《药物学基础》是高职高专康复治疗技术专业等相关医学类专业基础课。本教材内容采用项目化编写，针对高职高专康复治疗技术等相关医学类专业岗位的实际需要和人才培养目标的要求，精选教材内容，构建教材体系，突出康复治疗技术等相关医学类专业方向的特色和高职高专教学的特色，加强用药注意的阐述，注重安全用药能力的培养，为学生未来从事康复治疗技术等相关医学类专业奠定基础。本教材不仅可以供高职高专康复治疗技术专业使用，也可供高职高专药学、医学检验技术及其他相关医学类专业使用。本教材的特色如下。

　　（1）紧密围绕高职高专康复治疗技术等相关医学类专业建设要求，按照"项目-任务"的结构体例和"基于工作过程"的课程模式组织教材的编写。

　　（2）内容符合高职高专特色，强调高职高专康复治疗技术等相关医学类专业学生动手能力的培养，基本删除药物作用机理的介绍，注重药物作用、应用、不良反应和用药注意的阐述，内容精锐，文字简略。

　　本教材共有八个项目，项目一为总论，简要介绍药物学的基本知识；项目二至项目八介绍各类药物的药理作用、临床应用、不良反应和用药注意。编写人员来自全国各地高职高专院校的中青年学科带头人及专家，但由于编写时间及编者水平有限，书中难免存在疏漏、错误和不妥之处，敬请广大师生批评指正。

姚苏宁

2011 年 8 月

目 录

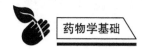

项目一 总论

任务一 药物学的有关知识

知识目标

(1) 掌握药物、药物学、药物效应动力学、药物代谢动力学的概念；

(2) 掌握药物学的研究内容；

(3) 熟悉医学工作者在药物治疗中的作用；

(4) 了解药物及药物学的发展简史。

能力目标

能在药物治疗中充分发挥自己的作用。

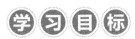

　　重症肌无力是一种神经-肌接头兴奋传递障碍性疾病,常使用抗胆碱酯酶药物(如新斯的明)促进机体康复,然而中毒量的新斯的明可使神经-肌接头处的乙酰胆碱堆积过多而引起"胆碱能危象",患者出现肌无力加重、心动过速、大小便失禁等症状。医学工作者在使用此类药物时应注意什么问题?

　　案例分析:药物治疗是在医学工作者的密切配合下完成的。医生是药物治疗决策者,护士是药物治疗的执行者和监护者,药师是药物治疗的协助者,三者应共同防止药物使用剂量过大。护士要密切观察药物不良反应,发现异常情况须及时通知医生处理。

一、药物学的性质、研究内容与任务

　　药物学是研究药物的学科之一,是一门为临床合理用药提供基本理论依据的医学基础课程。

　　药物(drug)泛指一切用以预防、治疗及诊断疾病的化学物质。从理论上说,凡能影

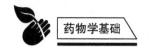

响机体生理功能和(或)细胞代谢活动的化学物质均属于药物范畴,包括避孕药和保健药。

药物学是研究药物与机体相互作用及作用规律的一门学科。其研究内容包括两大方面:一是研究机体在药物作用下功能发生何种变化,包括药物作用、药物剂量与效应关系、药物作用机制,属于药物效应动力学(pharmacodynamics,简称药效学)范畴;二是研究机体对体内药物如何进行处理,包括药物在体内的吸收、分布、代谢和排泄的动态过程,以及血药浓度随其变化的规律,属于药物代谢动力学(pharmacokinetics,简称药动学)范畴。药效学与药动学这两个过程在体内是同时进行、相互联系、密不可分的(图1-1-1)。药物学的学科任务是要通过研究这两方面的内容,为阐明药物作用本质、提高药物疗效、指导临床合理用药提供理论依据;为开发新药、发现药物新用途及探索细胞生理、生化及病理过程提供科学资料。

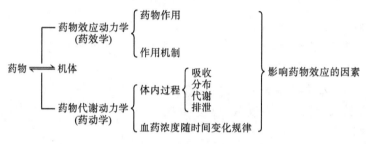

图 1-1-1　药物学研究内容

二、药物及药物学的发展简史

早在远古时代,人们为了生存,通过长期的生产、生活实践,逐渐认识到某些天然的动物、植物及矿物质可以治疗疾病与伤痛,如大黄导泻、饮酒止痛、柳皮退热、麻黄止喘等,这就是药物的起源。人们不断对前人的实践经验进行归纳、总结,将民间医药实践经验的累积和流传集成本草,"本草"成为药物学的通称。公元一世纪前后我国最早的一部药物学专著《神农本草经》问世,该书收载药物365种,其中不少沿用至今。公元659年由唐朝官员组织编撰的《新修本草》,收载药物884种,成为我国也是世界第一部由政府颁布的药典。明朝杰出的药物学家李时珍通过长期医药实践,写出的巨作《本草纲目》闻名于世,在药物学发展史上作出了巨大贡献。该书共52卷,约190万字,收载药物1892种,插图1160幅,药方11000余条,仍是现今研究中药的必读书籍,在国际上有德、日、英、法、朝、俄、拉丁七种译本流传,受到国际医药界的广泛重视。

19世纪初实验药理学的建立与发展使药物学的研究上了一个新的台阶。德国的F. W. Sertürner用狗进行实验证明吗啡具有镇痛作用。法国人F. Magendi和他的学生Claude Bernald分别通过青蛙实验确定了士的宁的作用部位在脊髓,箭毒作用于神经-肌接头。这些研究为药理学的发展提供了可靠的实验方法。20世纪初德国人

P. Ehrlich发现肿凡纳明能治疗梅毒,开始用合成药治疗传染病,以后德国人 Dompagk 又发现磺胺类药物能治疗细菌感染。1940 年英国人 Flory 在 H. W. Fleming 研究的基础上,在青霉菌培养液中分离出青霉素,开始将抗生素应用于临床,促进了化学治疗学的发展。

近些年来,随着细胞生物学、分子生物学、生物工程等相关学科的迅速发展,组织细胞培养、微电极测量、电子显微镜、电子计算机技术等的应用,药理学的研究也从器官、细胞水平深入到了分子、量子水平。

三、医学工作者在药物治疗中的职责

医学工作者是药物治疗的制定者、执行者和治疗效果监测者,医生、护士、药师应各司其职,提高药物治疗效果。

1. 医生　医生是药物治疗决策者,其职责主要包括:①详细了解患者的病史、用药史和药物过敏史,根据病情需要选择适当的治疗药物;②根据患者的生理学、病理学特点制定个体化给药方案;③用药过程中密切观察患者反应,发现、查明、解决异常现象;④根据患者药物治疗效果及异常情况及时修订和完善给药方案。

2. 护士　护士是药物治疗的执行者和监护者,其职责主要包括:①严格正确执行医嘱;②耐心指导患者配合治疗,提高患者的依从性;③观察评价药物疗效,辅助医生修订和完善给药方案;④观察与报告用药过程中的异常情况,并及时做出初步应急处理,降低对患者的危害。

3. 药师　药师是药物治疗的协助者,其职责主要包括:①严格审查医生处方,保证患者用药安全;②严格按照医生正确的处方认真调配、分发药品;③对患者进行药品用量、用法及注意事项等的指导。

四、药物学的教学目标及学习方法

药物学的教学目标:学生掌握药物学的基本概念、基础理论及药物治疗的基本知识;掌握临床上常见疾病治疗药物的分类及各类代表药的作用、应用、不良反应与防治;熟悉临床上常用药物的作用特点和主要临床应用;了解相关的药物学知识,从而训练学生基本的用药能力和技能,提高学生安全有效用药的能力,为职业继续教育打下扎实的基础。

药物学是一门联系生理学、生物化学、微生物学、病理学等医学基础课程与临床专业课程(如内科学、外科学等)的桥梁学科。它的特点是药物品种繁多,涉及内容广泛,系统性差。因此,学习药物学应注意加强基础课程理论知识的学习,从而加深对药物作用及其机制的理解以便于记忆;要学会以章节标题为线索,将所学内容串联起来,便于理出头绪;要在全面掌握代表药的基础上善于归纳总结,纵向比较,横向联系。此外,按时多做习题也有利于巩固所学知识,联系生活用药并学以致用也有利于提高学习兴趣。

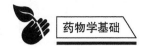

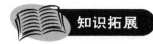知识拓展

药 学 监 护

　　药学监护(pharmaceutical care,PC)最初是由美国 Hepler 和 Strand 于 1987 年提出的,已成为近年来国内外医院药学领域的热门话题。PC 是指药师提供直接的、负责的与药物治疗有关的监护,以达到改善患者生活质量的目的。PC 的提出,把药师推向药物治疗的一线,担负着协同医生制定个体化给药方案,对药物治疗做出综合评价,监测与报告不良反应,保障人们安全、有效的用药的医疗与社会责任。

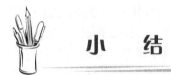

小 结

　　药物泛指一切用以预防、治疗及诊断疾病的化学物质。药物学是研究药物与机体相互作用及作用规律的一门学科,研究内容包括药效学和药动学两大部分。药效学研究的是药物对机体的作用及作用机制;药动学研究的是机体对药物的处置过程及血药浓度随其变化的规律。药效学与药动学在体内同时进行、相互联系、密不可分。

　　医学工作者是药物治疗的制定者、执行者和治疗效果监测者,学好药物学的基础知识对于临床安全有效的用药至关重要。

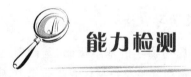

能力检测

　　1. 试述药物、药物学的概念及药物学的研究内容。
　　2. 医学工作者在药物治疗中的作用有哪些?

任务二　药物效应动力学的有关知识

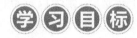

知识目标

(1) 掌握药物作用的基本表现、激动药与阻断药的概念以及药物不良反应的类型;

（2）熟悉药物作用的选择性、量效关系、效能与效价强度以及治疗指数的临床意义；

（3）了解药物作用的机制。

能力目标

（1）能预防、减少药物不良反应的发生；

（2）在药物治疗过程中能对药物疗效进行评价。

案例引导

感冒是临床常见疾病，有些患者为减轻痛苦，早日康复，自行到药店购买几种感冒药，如白加黑、泰诺感冒片、三九感冒灵等，并按各自的药品说明书服用，此用药法会对患者造成怎样的后果？

案例分析：三种感冒药中均有对乙酰氨基酚成分，如将三者按各自的药品说明书服用，有可能会导致对乙酰氨基酚剂量超过最小中毒量，引起毒性反应。

药物效应动力学（pharmacodynamics）简称药效学，主要研究药物对机体的作用及作用规律，包括机体在药物的作用下所产生的效应、药物剂量与效应的关系及药物的作用机制。

一、药物作用

药物作用（drug action）是指药物对机体细胞的初始作用，是动因；药物效应（drug effect）是指机体在药物作用下所发生的功能或形态的变化，是药物作用的结果。前者阐述的是药物与机体间的分子反应机制，后者则是药物作用的外在表现。例如，肾上腺素激动心肌 β_1 受体是药物作用，使心肌收缩力增强、心率加快则是药物效应。通常情况下，药物作用与药物效应不加以严格区别，相互通用。

（一）药物作用的基本表现

机体的反应形式有两种：兴奋和抑制。因此，药物使机体的生理、生化功能在原有的基础上增强，如尼可刹米使呼吸频率加快、去甲肾上腺素使血压升高等，称为兴奋作用；药物使机体的生理、生化功能在原有的基础上减弱，如西咪替丁使胃酸分泌减少、普萘洛尔使心率减慢等，称为抑制作用。兴奋作用和抑制作用是药物作用的基本表现。

（二）药物作用的方式

1. 直接作用与间接作用　药物改变与之直接接触的组织器官的功能称为直接作用或原发作用。在药物的直接作用下引起的其他组织、器官功能的改变，称为间接作用或继发作用。间接作用可以是直接作用的延伸，或通过神经、体液调节引起。如洋地黄直接作用于心肌，使心肌收缩力加强为直接作用，由于心输出量增多而引起的尿量增加

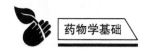

则属间接作用；去甲肾上腺素激动 β_1 受体使心肌收缩力加强、激动血管平滑肌的 α_1 受体使血管收缩及血压升高为直接作用，反射性地引起心率减慢为间接作用。

2. 局部作用与吸收作用 药物未被吸收入血液之前，对与之相接触的局部所产生的作用称为局部作用。如局麻药的局部麻醉作用，口服氢氧化铝的中和胃酸作用，口服硫酸镁的导泻和利胆作用。药物吸收入血后，分布到机体的组织器官所呈现的作用称为吸收作用或全身作用。如口服对乙酰氨基酚产生的解热镇痛作用、皮下注射胰岛素产生的降血糖作用。

3. 药物作用的选择性 机体不同组织器官对药物的敏感性是有区别的。多数药物在治疗剂量下只对少数组织器官产生明显作用，而对其他组织器官作用较弱或无作用，这种现象称为药物作用的选择性。如碘主要作用于甲状腺，对其他组织器官的影响很小；洋地黄主要作用于心肌，即使应用很大剂量对骨骼肌也无甚影响。药物作用的选择性决定了药物作用的范围，使药物对不同组织器官在作用性质和作用强度上存在差异。选择性高的药物针对性强，作用范围小，不良反应小；选择性低的药物则针对性弱，作用范围大，不良反应多。

（三）药物作用的两重性

药物既能治病也能致病，药物作用具有两重性。

1. 治疗作用（therapeutic action） 治疗作用即药物的防病、治病作用。根据用药目的的不同，可将治疗作用分为以下三种类型。

（1）对因治疗（etiological treatment）：又称治本，用药目的在于消除原发致病因子，彻底治愈疾病，如肺炎链球菌引起的肺炎选用青霉素消除体内致病菌。对因治疗是非常重要的。

（2）对症治疗（symptomatic treatment）：又称治标，用药目的在于改善疾病的症状，减轻患者痛苦或防止病情恶化，如阿司匹林解热镇痛、地西泮镇静催眠。虽然对症治疗未能根除病因，但在某些重危急症如高热、剧痛、休克、惊厥、心力衰竭等发生时，对症治疗可能比对因治疗更为迫切。此外，诊断未明或暂时无法根治的疾病采用对症治疗也是必不可少的。

总之，疾病发生时要根据具体情况采取有效的治疗措施，急则治标，缓则治本，最好标本兼治。

（3）补充治疗（supplementary treatment）：又称替代疗法（substitution therapy），用药目的在于补充体内营养物质或代谢物质的不足，但不能清除原发病灶，如缺铁性贫血补充铁剂，甲状腺功能减退症使用甲状腺激素治疗。

2. 不良反应（adverse reaction） 不良反应是与用药目的不符且给患者带来不适、痛苦或危害反应的统称。不良反应主要包括以下几种类型。

（1）副反应（side reaction）：又称副作用（side effect），即药物在治疗剂量时产生的与用药目的无关的反应。副反应的发生与药物作用的选择性低，作用范围广有关，若只用其中一种作用治疗某疾病，那么药物对其他组织器官的作用则为该药在这种疾病治疗过程中所产生的副反应。副反应具有以下特点：①副反应是药物固有的作用,可预知,但不可避免；②副反应一般比较轻微,但是最常见的不良反应；③因用药目的不同,与治疗作用可发生相互转化,如阿托品阻断 M 受体,可同时出现松弛平滑肌和抑制腺体分泌的作用,当用于缓解胃肠痉挛时,引起的口干为副反应,而用于麻醉前给药减少呼吸道腺体分泌时,引起的肠蠕动减慢、腹胀则成为副反应。

(2) 毒性反应(toxic reaction)：药物在用药剂量过大、用药时间过长而蓄积过多或机体对药物的敏感性过高时产生的危害性反应。毒性反应具有以下几个特点：①毒性反应是药物固有作用的延伸,可预知,且可避免；②毒性反应一般比较严重,危害性较大；③毒性反应是用药时不该发生的不良反应。根据毒性反应发生的时间及性质的不同,可将其分为两种类型：短期大量用药所产生的为急性毒性反应,多损害循环系统、呼吸系统及神经系统功能；长期用药而缓慢发生者为慢性毒性反应,多损害肝、肾、骨髓、内分泌系统等功能。因而,通过增加药物剂量或延长疗程以达到治疗目的是有限度的,过量用药十分危险。

(3) 变态反应(allergic reaction)：又称过敏反应(hypersensitive reaction),指机体与药物接触后所发生的异常免疫反应。致敏物质可以是药物本身,也可能是药物的代谢产物,或是药物制剂的辅料或杂质。变态反应的特点是：①与药物固有作用无关,反应性质不尽相同,不易预知；②见于少数过敏体质患者；③变态反应是否发生与药物剂量无关,但反应程度与剂量有关；④结构相近的药物可有交叉过敏反应。变态反应常见的临床表现有药热、皮疹、血管神经性水肿、哮喘、血清病样反应,严重时可引起过敏性休克、肝肾功能损害等,甚至死亡。对于易致敏的药物或过敏体质的患者,临床上用药前常做皮肤过敏试验,阳性反应者禁用。需要注意的是,皮肤过敏试验有少数假阳性或假阴性反应。可见,变态反应是一类非常复杂的药物反应。

(4) 继发反应(secondary reaction)：又称治疗矛盾,指药物治疗作用所引起的不良后果。如长期服用广谱抗生素,可使肠道内共生的菌群失衡,敏感菌被抑制,真菌或耐药菌乘机繁殖,引起二重感染。

(5) 后遗效应(residual effect)：停药后血药浓度降至阈浓度以下时残存的药物效应。如应用巴比妥类药物后,次晨出现的困倦、乏力等"宿醉"现象。

(6) 停药反应(withdrawal reaction)：长期应用某种药物,在突然停药后导致的病情恶化,包括反跳现象(使原有病症加重)和停药症状(出现原有疾病没有的症状)。如长期服用普萘洛尔降血压,突然停药后血压急剧升高；长期应用糖皮质激素,突然停药时出现肌痛、关节痛、肌强直、发热等。因而,对于停药反应明显的药物,长期应用后不可突然停药,应逐渐减量后停药。

(7) 三致反应：即致癌(carcinogenesis)、致畸(teratogenesis)、致突变(mutagenesis)。药物损伤 DNA,干扰 DNA 复制造成的基因变异或染色体畸变称为致突变；基因突变若发生于胚胎期生长细胞,可致畸；药物造成 DNA 或染色体损伤,导致抑癌基因失活或原癌基因激活,使正常细胞转化为癌细胞称为致癌。

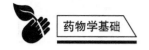

二、药物的量效关系

药物效应强弱与剂量密切相关,药物剂量的大小通常用血药浓度来反映。在一定范围内随着血药浓度的增加,药物效应逐渐加强,这就是剂量-效应关系(dose-effect relationship),简称为量效关系(图1-2-1)。从图中可看到几个重要的药效学参数:①阈剂量(threshold dose):刚能够引起药物效应的药物剂量,又称最小有效量。②极量(maximum dose):药物能够达到最大效应且不产生毒性反应的剂量,又称最大有效量。③最小中毒量(minimum toxic dose):刚能够引起毒性反应发生的药物剂量。④最小致死量(minimal lethal dose):刚能够引起死亡的药物剂量。一般情况下,药物治疗时不采用极量,更不要超过极量,否则可能引起医疗事故,将追究法律责任。通过量效关系的研究,能够定量分析阐明药物剂量与效应间的规律性变化。

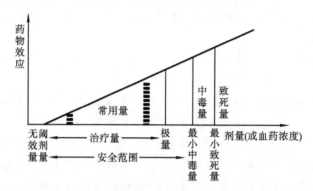

图 1-2-1 药物剂量与药物效应的关系模式图

按照量效关系,常涉及的药物剂量有以下几种。

1. 无效量(noneffective dose) 无效量即比阈剂量小,不能产生药物效应的剂量。

2. 治疗量(therapeutical dose) 治疗量又称有效量,是指介于阈剂量至极量之间且能使机体产生明显效应的剂量。

3. 常用量(usual dose) 常用量比阈剂量略大,比极量略小,作用最安全,是疗效最确切的剂量。

（一）量效曲线

以剂量(或血药浓度)为横坐标、药物效应为纵坐标作图,绘制的曲线为量效关系曲线,简称量效曲线。根据药物效应观察指标的不同,可将量效曲线分为两种:量反应型和质反应型。药物效应可用具体数字或最大反应的百分率表示,如呼吸频率、心率、血压、尿量、血糖浓度等,称为量反应型量效曲线(图1-2-2(a))。如将剂量(或血药浓度)取对数作图,则呈典型的对称"S"型曲线(图1-2-2(b))。有些药物效应只能用全或无,阳性或阴性表示,如死亡与生存、有效与无效等,必须用多个动物或多个实验标本以阳性率的方式作统计,称为质反应型量效曲线。若以横坐标为对数剂量(或血药浓度),纵坐标为累加阳性率作图,曲线呈对称的"S"形(图1-2-3)。在量效曲线中,曲线中段斜率较陡的提示药物效应变化较激烈(或实验对象个体差异较小),较平坦的提示药物效应相对温和。

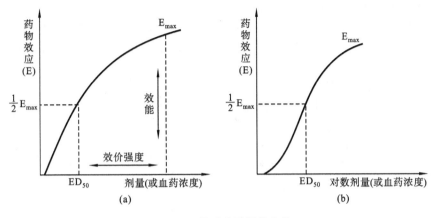

图 1-2-2 量反应型量效曲线

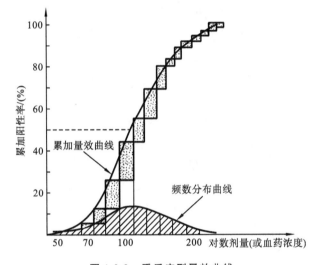

图 1-2-3 质反应型量效曲线

在量效曲线中,能引起 50% 的动物发生阳性反应(质反应)或达到 50% 最大效应(量反应)的剂量称为半数有效量(median effective dose,ED_{50})。若观察的效应指标为死亡,则引起 50% 的动物死亡的剂量称为半数致死量(median lethal dose,LD_{50})。ED_{50} 是反映药物治疗效应的重要参数,LD_{50} 是反映药物毒性大小的重要参数。

(二)量效曲线意义

1. 比较药物的作用强度 药物的作用强度常用效能和效价强度两个指标来衡量。

(1) 效能(efficacy):药物所能产生的最大效应(maximal effect,E_{max})。效能反映了药物本身的内在活性。

(2) 效价强度(potency):药物达到一定效应时所需剂量的大小。效价强度用于比

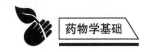

较作用性质相同药物间的作用强度,达到同等效应时所需剂量小者效价强度大,等效剂量大者效价强度小,它反映了药物与受体的亲和力。

药物的效能和效价强度并不一定是平行的。因此,在比较同性质的两种或两种以上药物的作用强度时,要从效能和效价强度两个方面综合考虑。例如比较不同利尿药的排钠效应(图 1-2-4),氢氯噻嗪的效价强度较呋塞米的大,后者的效能则比前者的大。

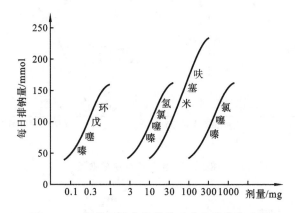

图 1-2-4　各种利尿药的效价强度和效能的比较

2. 评价药物的安全性　安全用药是康复医学药物治疗的最基本的目标。同一药物的剂量-有效曲线(ED)与剂量-死亡(TD)曲线,可反映出药物安全性的大小。

(1) 治疗指数(therapeutic index,TI):即 LD_{50} 与 ED_{50} 的比值。TI 值越大,表示药物的安全性越高,但需注意,TD 与 ED 两条量效曲线的首尾有时可能是重叠的,意味着药物在还没能获得充分疗效的剂量时已有少数患者出现中毒甚至死亡,因此 TI 值相同的两种药物,药物的安全性却不一定相同。

(2) 安全范围(margin of safety):95％有效量(ED_{95})与 5％致死量(LD_5)之间的距离。TI 相同的两种药物,安全范围越大越安全。

三、药物作用机制

药物作用机制阐述的是药物在何处起作用,如何产生作用的问题,是药效学研究的主要内容之一。理解药物的作用机制,有助于了解药物治疗作用与不良反应的本质,并对临床上合理用药有重要的指导意义。

药物作用机制可归纳为两大方面:非受体机制和受体机制。

(一) 非受体机制

1. 影响理化性质　药物可通过改变细胞外液的理化性质发挥作用。如静脉滴注碳酸氢钠碱化尿液,加速水杨酸的排泄;抗酸药口服直接中和过多胃酸,治疗消化性溃疡。

2. 影响酶的活性　药物可通过增强或抑制酶的活性,干扰机体细胞的生命活动。如尿激酶激活溶纤酶原生成溶纤酶,产生溶栓作用;苯巴比妥诱导肝药酶,加速药物代谢；奥美拉唑不可逆性抑制胃黏膜壁细胞 H^+-K^+ ATP 酶，抑制胃酸分泌；新斯的明抑制胆碱酯酶，使乙酰胆碱水解灭活减少，肌张力增强。

3. 影响生理物质转运 药物可通过改变细胞膜对无机离子、自体活性物质、代谢物等的通透性而产生作用。如奎尼丁阻滞钠通道，降低心肌细胞自律性，减慢传导，治疗快速型心律失常；色甘酸钠稳定肥大细胞膜，减少过敏介质释放，预防哮喘发作。

4. 影响自体活性物质生成 药物可通过影响神经递质、激素、组胺、前列腺素等自体活性物质的生物合成，维持和调整机体的生理功能。如补充小剂量的碘促进甲状腺激素的合成，防治单纯性甲状腺肿；阿司匹林抑制前列腺素的合成，呈现解热镇痛、抗炎抗风湿作用。

5. 参与或干扰细胞代谢 药物可通过补充生命代谢物质治疗相应的缺乏症。如补充胰岛素治疗糖尿病、补充甲状腺激素治疗呆小病。有些药物由于化学结构与细胞正常代谢所需物质非常相似，故可通过影响正常代谢过程而发挥作用。如香豆素类药物竞争性拮抗维生素 K 的作用，抑制凝血因子合成，产生抗凝作用；氟尿嘧啶掺入癌细胞 DNA 及 RNA 中，拮抗尿嘧啶，干扰蛋白质合成而产生抗癌作用。有些药物直接通过影响核酸代谢而发挥作用。如喹诺酮类抗菌药抑制 DNA 回旋酶，使细菌 DNA 复制受阻而产生抗菌作用。

（二）受体机制

受体（receptor）是存在于细胞膜或细胞内的一种大分子蛋白质，能识别周围环境中的某种微量化学物质如神经递质、激素、自身活性物质及药物，与之结合后，通过信息转导与放大系统，产生特定的生物效应。能与受体特异性结合的物质称为配体（ligand）。受体上与配体结合的部位称为受点（结合位点）。

1. 受体特性 ①特异性：受体只能与它的特定配体（结构互补者）结合，产生特定的生物效应。②敏感性：极低浓度的配体即能被受体识别，产生显著的生物效应。③饱和性：受体数目及受体上的受点有限，当配体与受体充分结合后，即使再增加配体的浓度，也不会使效应增强，作用于同一受体的配体间存在竞争性抑制现象。④可逆性：受体与配体结合形成配体-受体复合物，此复合物可解离，解离后恢复配体与受体的原有状态。⑤多样性：同一受体可广泛地分布于不同的细胞，产生不同的生物效应，多样性是受体亚型分类的基础。

2. 药物作用的受体机制 药物作用于受体产生的效应，取决于两个重要因素：亲和力（affinity）与内在活性（intrinsic activity）。亲和力是指药物与受体的结合能力，是药物作用于受体产生效应的前提条件，同一作用性质的药物，与受体亲和力大者，效价强度大。内在活性是指药物与受体结合后激活受体而产生效应的能力，决定了药物效能的大小。

3. 作用于受体药物的分类 根据药物内在活性的不同，可将与受体结合的药物分为以下三类。

（1）激动药（excitomotor）：内在活性高的药物，能激活受体产生显著的受体兴奋效

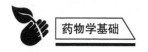

应。如异丙肾上腺素激动 β 受体,产生心脏兴奋、血管扩张、支气管平滑肌松弛等作用。

(2) 阻断药(blocker):又称拮抗剂(antagonist),是指缺乏内在活性的药物,与受体结合后因占据受体而拮抗该受体激动药的作用。如普萘洛尔与 β 受体结合后,拮抗了异丙肾上腺素对 β 受体的激动作用。

(3) 部分激动药(partial agonist):内在活性较弱的药物,具有激动药与阻断药的双重特性。此类药物单独使用时只能产生较弱的受体激动效应,与激动药合用时则因占据受体而使激动药的作用减弱。如喷他佐辛单独使用时有较弱的阿片受体激动作用而产生一定强度的镇痛效应,阿片受体激动药吗啡单独使用时可产生强大的镇痛作用,而二者合用时吗啡的镇痛作用减弱。

4. 受体调节及其对药物作用的影响 受体不是固定不变的,其数目、亲和力及效应力可因生理、病理及药物等因素的影响而发生变化。

(1) 向上调节(up-regulation):受体数目增多、亲和力增加及(或)效应力增强的变化。向上调节可由长期使用受体阻断药引起,结果是受体对配体的敏感性、反应性增强,称为受体超敏。受体超敏可用来解释反跳现象。如长期使用 β 受体阻断药可使 β 受体向上调节,一旦突然停药,会使体内的神经递质去甲肾上腺素对 β_1 受体的作用明显增强,可引起心动过速或心肌梗死。

(2) 向下调节(down-regulation):受体数目减少、亲和力降低及(或)效应力减弱的变化。向下调节可由连续使用受体激动药引起,结果是受体对配体的敏感性、反应性降低,药物作用减弱,称为受体脱敏。受体脱敏是产生耐受性的原因之一。如连续使用吗啡,需要不断地加大剂量才能维持原有的效应。

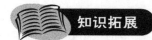 **知识拓展** ....

世界上几起重大的药害事件

1. "反应停"事件 20 世纪 60 年代初,德国、英国、日本等国的妊娠妇女在受精 22～36 d 服用沙立度胺(thalidomide,反应停)止吐后,导致约 12000 名"海豹肢畸形"婴儿的出生,震惊世界。

2. 氯碘羟喹与亚急性脊髓视神经病 20 世纪 30 年代的氯碘羟喹以较好的预防旅行者腹泻的作用风行于许多国家,导致许多人出现亚急性脊髓视神经病,仅日本就有 1 万多人因此药致残,死亡约 500 人。

3. 非那西丁事件 1953 年以后欧洲国家及美国共报告了 2000 多例因使用非那西丁而造成肾脏损害的病例,几百人死于慢性肾功能衰竭。

4. 二硝基酚致眼及骨髓损害 20 世纪 30 年代美国、欧洲部分国家因使用二硝基酚减肥而致白内障失明者占总用药人数的 1%,导致骨髓抑制的有 177 人,死亡 9 人。

小　结

　　药效学研究药物对机体的作用及作用规律。药物作用的基本表现是兴奋作用和抑制作用。药物作用具有两重性,即治疗作用和不良反应。治疗作用根据用药目的的不同,分为对因治疗、对症治疗和补充治疗。不良反应主要有副反应、毒性反应、变态反应、继发反应、后遗效应、停药反应和三致反应。

　　在一定范围内随着血药浓度的增加,药物效应逐渐加强。效能和效价强度是两个常用来衡量药物作用强度的指标,治疗指数和安全范围常用来评价药物的安全性。

　　药物作用机制包括非受体机制和受体机制。药物作用于受体产生的效应取决于二者间的亲和力与药物的内在活性,据此可将作用于受体的药物分为三类:受体激动药、受体阻断药和部分受体激动药。受体的数目、亲和力及效应力可因生理、病理及药物等因素的影响而发生向上调节或向下调节。

能力检测

　　1. 名词解释:治疗作用、不良反应、副反应、毒性反应、变态反应、后遗效应、停药反应、效价强度、效能、治疗指数、安全范围、受体激动药、受体阻断药。

　　2. 药物对机体有哪些作用?

　　3. 根据受体理论解释反跳现象发生的原因。

任务三　药物代谢动力学的有关知识

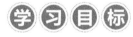

知识目标

(1) 掌握药物体内过程及其影响因素;

(2) 熟悉首关消除、药酶诱导剂、药酶抑制剂、生物利用度、半衰期、稳态血药浓度的概念及临床意义。

能力目标

(1) 能运用药动学知识制定合理的给药方案;

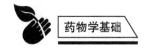
（2）能运用药动学知识对药剂质量、生物等效性进行评价。

案例引导

　　阿司匹林又称乙酰水杨酸，常用于类风湿性关节炎的康复治疗，可有效控制炎症，缓解症状。患者在口服阿司匹林的过程中为减轻其对胃黏膜的直接刺激作用，能否与弱碱性药物如氢氧化铝等同服？剂量过大时出现毒性反应如何处理？

　　案例分析：弱酸性药物在碱性环境中易解离，可减少其跨膜转运。若与碱性药物同服，可减少弱酸性药物的吸收，使其疗效降低。剂量过大出现毒性反应时应立即停药，静滴碳酸氢钠碱化血液和尿液，促进药物由细胞内向细胞外转移，并减少弱酸性药物在肾小管的重吸收，加速药物排泄。

　　药物代谢动力学（pharmacokinetics）简称药动学，主要研究药物在体内的动态变化及变化规律，包括药物的吸收、分布、代谢、排泄过程及体内药物浓度随时间变化的规律。药动学知识可为医生选择药物制剂、确定药物剂量、给药间隔时间等提供科学的依据，可促使临床治疗效果达到最佳。

一、药物的跨膜转运

　　药物的跨膜转运是指药物通过生物膜的过程，有被动转运和主动转运两种方式。绝大多数药物以被动转运形式通过生物膜。

　　（一）被动转运

　　被动转运是指药物在浓度差的作用下，由高浓度一侧向低浓度一侧移动的跨膜转运，主要有单纯扩散和易化扩散。

　　1. 单纯扩散　单纯扩散是脂溶性药物的跨膜转运形式。体内大多数药物以单纯扩散的方式通过生物膜，扩散速度除与膜的性质、扩散面积及膜两侧药物的浓度差有关外，还取决于药物自身的性质，分子量小、脂溶性高、极性小的药物容易通过生物膜。

　　大多数药物为弱酸性或弱碱性的化学物质，在体内以非解离型（分子状态）和解离型（离子状态）两种形式共存。非解离型的药物脂溶性高，极性小，容易通过生物膜；解离型的药物脂溶性低，极性大，在膜的一侧可形成离子障，不易通过生物膜。药物的解离程度取决于该药的 pKa（弱酸性或弱碱性药物解离常数的负对数）的大小及其所在溶液 pH 值的高低。每种药物的 pKa 是固定的，因此药物在体内的解离程度主要受体液 pH 值的影响。一般来说，弱酸性药物在酸性环境中解离少，以非解离型形式存在为主；在碱性环境中解离多，以解离型形式存在为主。弱碱性药物则相反，在酸性环境中解离多，在碱性环境中解离少。

　　据此，可通过改变体液的 pH 值影响药物的跨膜转运。如弱酸性药物（阿司匹林、巴比妥类等)过量中毒时,可用碳酸氢钠碱化血液促使药物由细胞内向细胞外转移,碱化尿液以减少药物在肾小管的重吸收,加速药物排泄。

2. 易化扩散　易化扩散是非脂溶性药物的跨膜转运形式。葡萄糖、氨基酸、核苷酸等借助细胞膜上特异性蛋白质——载体进行跨膜转运,易化扩散具有特异性、饱和性、竞争性抑制等特点。无机盐离子如 Na^+、K^+、Ca^{2+} 等可经细胞膜上相应的蛋白质——通道进行跨膜转运。

(二)主动转运

主动转运是指药物逆着浓度差,由低浓度一侧向高浓度一侧移动的跨膜转运。其特点是:消耗能量,需要特殊蛋白质的帮助,有饱和现象和竞争性抑制现象。主动转运主要存在于神经元、肾小管及肝细胞处。青霉素和丙磺舒在肾小管的竞争性分泌即为主动转运,二者合用可延长青霉素的作用时间。

二、药物的体内过程

药物的体内过程是指药物自给药部位进入机体产生效应后,再由机体排出所经历的过程,包括吸收、分布、代谢和排泄(图 1-3-1)。吸收和分布为药物转运过程,代谢和排泄为药物消除方式。

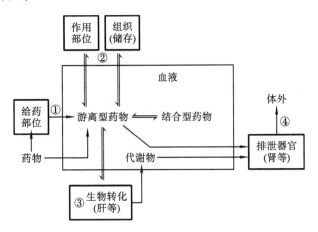

图 1-3-1　药物的体内过程模式图

注:①吸收;②分布;③代谢;④排泄。

(一)吸收

药物由给药部位经生物膜进入血液循环的过程称为吸收(absorption)。除静脉给药不存在吸收外,其他的给药方式均有吸收过程,吸收的快慢和程度与给药途径、药物剂型、药物的理化性质等因素有关,决定药物效应产生的快慢及强弱。

1. 口服给药　口服给药为最常用的给药途径,具有简便、经济、安全等优点。小肠是口服给药的主要吸收场所,因为小肠黏膜薄,吸收面积大,血流丰富,且肠腔的 pH 值为 4.8～8.2,弱酸性及弱碱性药物在此均易吸收。影响药物吸收的因素主要如下。

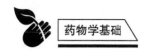
①药物剂型：常用的有片剂、胶囊剂、溶液、混悬液等，一般液体剂型易吸收，固体剂型的吸收受药物崩解、溶解速度的影响，缓释剂或控释剂吸收较慢。②食物及胃排空速度：主要影响药物吸收的速度，促进胃排空可使药物较早进入小肠而被吸收。③胃肠液的pH值：影响药物的解离度，尽管弱酸性药物在胃内解离度小，易吸收，但由于吸收面积小、药物在胃内滞留时间短、胃黏膜较厚且有黏液层等原因，使其在胃内吸收有限。④首关消除（first pass elimination）：口服药物在胃肠黏膜处吸收，首先需经门静脉进入肝脏，有些药物在经过肠黏膜及肝脏时部分被代谢灭活，使进入血液循环的有效药量减少，药效降低的现象。⑤吸收面积及局部血流量等。

口服给药不适用于在胃肠道内易破坏、首关消除明显的药物，也不适用于昏迷、惊厥、婴儿等不能口服的患者。对胃肠刺激大的药物可在进餐时或进餐后服用以减少胃肠反应。

2. 舌下给药 少数脂溶性高的药物可在舌下含化，经口腔黏膜吸收入血。舌下给药的特点是吸收较迅速，起效快，且可避开首关消除。如硝酸甘油舌下给药控制心绞痛的急性发作。

3. 直肠给药 直肠灌药或栓剂给药，可通过直肠或结肠黏膜吸收。直肠给药的特点是可避免首关消除，吸收也较迅速，但吸收不规则，主要用于少数刺激性强的药物或不能口服药物的患者，尤其是小儿和老年人。

4. 注射给药 静脉注射和静脉滴注给药可使药物直接进入血液循环，起效最快。肌内注射（intramuscular injection，i. m）及皮下注射（subcutaneous injection，sc）给药，药物可通过毛细血管壁吸收入血，吸收速度取决于药物的剂型及注射局部的血流量。水溶液较混悬剂、油剂吸收迅速。肌肉组织较皮下组织血流量大，故肌内注射较皮下注射吸收快；局部热敷或按摩可使血流加速，故促进吸收；注射液中加入少量缩血管药物使血流减慢，可延缓药物吸收，使局部作用时间延长。需要注意的是，休克患者外周血流量少，肌内注射和皮下注射因吸收缓慢而不能立即产生效应，若多次或大量注射，容易在病情好转后由于血液循环加速，导致药物吸收过量而中毒。故抢救休克患者时宜静脉给药。

5. 呼吸道吸入给药 气体及挥发性药物（如全身麻醉药）吸入肺泡后，可通过呼吸膜吸收入血。因呼吸膜表面积大，非常薄（总厚度不到 $1\ \mu m$），且肺血流量大，故药物吸收极其迅速。

6. 经皮（transdermal）或黏膜给药 因完整皮肤的吸收能力差，大多数药物经皮给药主要发挥其局部作用，极少数脂溶性高的药物可经皮吸收。如硝苯地平贴皮剂、硝酸甘油贴剂可用于预防或治疗心绞痛。黏膜的吸收能力远高于皮肤，故药物尚可通过口腔黏膜、支气管黏膜、鼻黏膜、阴道黏膜等处吸收产生作用。

（二）分布

药物由血液循环到达各组织器官的过程称为分布（distribution）。多数药物在体内并不均匀分布，存在明显的选择性，分布的快慢、程度和范围主要与以下几个因素有关。

1. 药物与血浆蛋白结合率 药物与血浆蛋白结合率是指血液中与血浆蛋白结合的药物量占药物总量的百分比,反映了药物与血浆蛋白的结合程度。药物进入血液循环后以两种形式存在:一部分与血浆蛋白(主要是白蛋白)发生可逆性结合,称为结合型药物;另一部分则以游离的状态存在,称为游离型药物。结合型药物与游离型药物处于动态平衡。结合型药物暂时失去活性,由于分子量大,不能通过毛细血管壁,且不被代谢,因而暂存于血浆中;游离型药物则具有活性,分子量小,易转运到组织器官而发挥作用或被代谢及排泄。由此可见,药物作用强度与血液中游离型药物浓度密切相关,通常所说的血药浓度,即指血浆中游离型药物浓度。

药物与血浆蛋白结合率高,结合型药物居多,当游离型药物因分布或消除而使血药浓度降低时,结合型药物逐渐发生解离以维持二者平衡,因而药物作用持续时间长。反之,药物与血浆蛋白结合率低,结合型药物少,药物分布或消除快,作用持续时间短。

药物与血浆蛋白的结合具有饱和性。血浆蛋白的数目及与药物的结合点有限,当药物与血浆蛋白充分结合达到饱和时,血药浓度将随药量的增加而加大,可使作用增强或毒性加大。此外,某些疾病如肝硬化患者的血浆蛋白合成过少,会使药物与血浆蛋白结合率降低,故容易引起毒性反应。

药物与血浆蛋白结合的特异性低,当同时使用两种血浆蛋白结合率高的药物时,就可能发生竞争性置换现象,使游离型药物浓度增加,药物效应增强或毒性加大。如华法林的血浆蛋白结合率为 99%,保泰松为 98%,二者合用后者可将前者置换 1%,理论上则会使游离型华法林增加一倍,抗凝作用增强,甚至引起出血。

2. 药物的 pKa 及体液的 pH 值 二者影响药物的解离度。在生理情况下,细胞内液 pH 值为 7.0,细胞外液 pH 值为 7.4。弱酸性药物在细胞外液解离型多,浓度略高;弱碱性药物在细胞内液解离型多,浓度略高。根据这一原理,弱酸性药物如巴比妥、阿司匹林中毒时可用碳酸氢钠碱化血液,促使细胞中的弱酸性药物向血浆转移起到解毒作用。

3. 药物与组织的亲和力 有些药物对某组织有特殊的亲和力,致使该药在此组织的分布明显高于其他组织。如碘主要分布于甲状腺;钙沉积于骨组织;某些重金属如砷、汞、锑等主要分布于肝、肾等。

4. 器官的血流量 药物吸收入血后,随着血液循环迅速向全身组织输送,首先分布到血流量大的器官,然后再向血流量小的组织转移,这种现象称为药物的再分布。如静脉注射脂溶性很高的硫喷妥钠,首先分布到血流丰富且富含类脂质的脑组织中产生中枢麻醉效应,然后迅速向血流量少,但数量多,且与脂溶性药物亲和力极高的脂肪组织转移而储存,麻醉效应很快消失。

5. 特殊屏障 药物在血液与器官组织间转运过程中所遇到的阻碍,称为屏障。血脑屏障(blood-brain barrier,BBB)是血-脑、血-脑脊液及脑脊液-脑三种屏障的总称,能够选择性地阻碍多种物质由血入脑,对维持中枢神经系统内环境的稳定有重要意义。在中枢神经系统疾病治疗选药时要考虑药物能否通过血脑屏障。大多数药物不易通

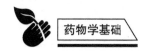

过,分子量小、脂溶性高、极性小、血浆蛋白结合率低的药物则可通过血脑屏障。如治疗流行性脑脊髓膜炎时,常选用磺胺类药中的磺胺嘧啶。患有脑膜炎时,血脑屏障的通透性增加,部分药物如青霉素可在脑脊液中达到有效治疗浓度。胎盘屏障(placenta barrier)是存在于胎盘绒毛与子宫血窦间的屏障,其通透性与一般毛细血管并无显著差别,故没有特殊的屏障作用,几乎所有的药物都能透过胎盘屏障进入胚胎循环,因此在妊娠期间用药要慎重,应禁用对胎儿发育有影响的药物。

（三）生物转化

药物在体内发生的化学结构和药理活性的变化,称为生物转化(bioconversion),也称代谢(metabolism)。药物经生物转化后生物活性可发生三种变化：①由活性药物转化为无活性的代谢产物,称为灭活；②由无活性或活性低的药物转化为有活性或活性高的药物,称为活化；③由无毒或毒性低的药物转化为有毒性的代谢产物。

1. 生物转化的步骤与结果 生物转化过程可分为两个环节：第一步为氧化、还原或水解反应,可将多数药物灭活,少数药物被活化；第二步为结合反应,上述产物与体内的葡萄糖醛酸、硫酸、甲基、乙酰基等结合后,药物活性降低或灭活,并且极性加大,水溶性增强,利于经肾脏排泄。生物转化是药物自机体消除的方式之一。

2. 药物代谢酶 药物的生物转化是在酶的催化作用下完成的。肝微粒体细胞色素 P450 酶系统,简称肝药酶或药酶,是促进药物生物转化最主要的酶系统,因此肝脏是机体最主要的生物转化器官。肝药酶的特点是：①特异性低,可使数百种药物发生生物转化；②活性有限,多种经该酶转化的药物间存在竞争性抑制；③个体差异大,且酶的数量或活性易受药物影响。

除肝药酶外,肠、肾、肺、血浆、神经组织等处也有一些特异性酶,如单胺氧化酶、黄嘌呤氧化酶、胆碱酯酶、乙酰转移酶等,它们能够针对特定的化学结构基团进行代谢。

3. 肝药酶的诱导与抑制 有些药物可使肝药酶的数量或活性发生改变而影响自身或其他经肝药酶代谢药物的作用。①肝药酶诱导剂：能够使肝药酶活性增强或合成增加的药物,统称为肝药酶诱导剂。如利血平、苯妥英钠、苯巴比妥等具有肝药酶诱导作用,与其他经肝代谢灭活的药物合用时,能加速这些药物的代谢而降低其药效；又如苯巴比妥的药酶诱导作用很强,连续用药后也能加速自身代谢,因此长期使用容易产生耐受性。②肝药酶抑制剂：能够使肝药酶活性降低或合成减少的药物,统称为肝药酶抑制剂。如异烟肼、氯霉素等具有肝药酶抑制作用,与其他经肝代谢灭活的药物合用时,能减少这些药物的代谢而使其药效增强。

（四）排泄

进入体内的药物原形及其代谢产物通过排泄器官或分泌器官排出体外的过程,称为排泄(excretion)。排泄是药物在体内的最后过程,是机体消除药物的重要方式。

1. 肾排泄 肾是最重要的药物排泄器官。除结合型药物外,游离型药物及其代谢产物通过肾小球滤过到肾小管中。随着肾小管液的重吸收,药物在肾小管的浓度逐渐增加,当超过血浆浓度时,则可有不同程度的重吸收。因此,通过增加尿量可降低尿药浓度,从而促进药物的肾排泄。

尿药的重吸收还与药物的脂溶性、极性的大小有关,那些脂溶性高的药物重吸收量多,因而排泄慢,药物作用持续时间较长;水溶性高的药物则重吸收量少,排泄速度快,药物作用持续时间短。因此,可通过改变尿液的 pH 值影响尿药排泄。如弱酸性药物巴比妥类中毒时,静滴碳酸氢钠碱化尿液,可使弱酸性药物解离度增大,解离型增多,脂溶性小,极性大,在肾小管的重吸收量减少,加速药物的排泄。

肾小管还可通过主动分泌方式排泄部分药物。如丙磺舒与青霉素竞争同一转运体在肾小管分泌排泄,故临床上将二者合用,可使青霉素的分泌排泄量减少而提高其血药浓度和延长作用时间。

2. 胆汁排泄　许多药物原形及其代谢产物可随胆汁排泄入肠腔中,有些药物又被肠黏膜吸收入血,形成肠肝循环(enterohepatic circulation)。肠肝循环可使血药浓度下降速度减慢,药物作用时间延长。此外,经胆汁排泄的药物在胆道内浓度较高,有利于胆道疾病的治疗。如红霉素、四环素经胆汁排泄,可用于胆道感染的治疗。

3. 其他途径排泄　挥发性药物、全身麻醉药可经呼吸道排出体外;乳汁略呈酸性,富含脂质,有些脂溶性高的药物及弱碱性药物如阿托品、吗啡等可自乳汁排泄,故哺乳期妇女慎用;此外,有些药物尚可自唾液、汗液、泪液等排泄。

三、药物动力学过程

药物在体内的吸收、分布、代谢及排泄是一个连续变化的动态过程,每一个环节都直接影响着血药浓度的动态变化,与药物起效时间、作用持续时间、治疗效果或毒副反应的发生密切相关。因此,药物动力学研究的中心问题即是用血药浓度随时间变化的动态规律来反映药物的体内过程,测定药动学的重要参数,为临床制定和调整给药方案提供理论依据。

(一)药时曲线及其意义

1. 药时曲线　一次给药后在不同的时间段采集血样,测定血药浓度,以时间为横坐标,血药浓度为纵坐标,绘制血药浓度随时间变化的动态曲线即为血药浓度-时间曲线,简称为药时曲线(图 1-3-2)。药时曲线可分为三个时期。①潜伏期:用药后到开始出现作用的一段时间,即起效时间,主要反映药物的吸收和分布过程。静脉注射给药时一般无潜伏期。处理急症时应考虑此期的长短。②持续期:药物维持有效血药浓度的一段时间,主要反映药物的吸收和消除速度。此期上升支为吸收速度大于消除速度,下降支为消除速度大于吸收速度。顶点为药峰浓度,即给药后血药浓度达到的最高值,与给药剂量平行。给药后达到药峰浓度的时间为达峰时间,此时吸收速度和消除速度相等。需要严格控制药物最大作用时更应注意这一参数。③残留期:血药浓度降至最小有效浓度之下,但尚未在体内完全消除的一段时间,主要反映药物的消除速度。如在此期内需要再次给药,应考虑前次用药的残留作用。

由横坐标轴和药时曲线所围成的面积称为曲线下面积(area under curve,AUC),

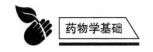

它表示一段时间内吸收入血药物的相对累积量。

由此可见,药时曲线所提供的信息可作为制定临床用药方案如确定用药剂量、给药途径、给药时间及给药间隔时间等的参考。

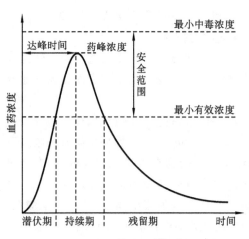

图 1-3-2　单次血管外给药的药时曲线　　　　图 1-3-3　三种制剂的药时曲线比较

2. 剂型与药时曲线关系　药物吸收速率和程度是影响药物疗效和毒性的重要因素之一。药物的达峰时间和药峰浓度是反映药物吸收快慢和程度的重要指标,常被用于制剂的评价。如图所示(图 1-3-3),同一药物同一剂量的三种不同制剂,口服后分别测得三条药时曲线(A、B、C),虽然它们的曲线下面积相等,但达峰时间和药峰浓度不等,制剂 A 的药峰浓度已经超过最小中毒浓度,而制剂 C 的药峰浓度却在最小有效浓度之下,故制剂 B 更好。

3. 给药途径与药时曲线关系　给药途径不只影响药效出现的快慢,还对药时曲线也有着全面的影响。如图所示(图 1-3-4),同一药物不同给药途径的药时曲线是不同的。静脉注射后立即起效,无潜伏期,作用持续时间短。肌内注射、皮下注射和口服给药时,曲线上升支反映药物的吸收速度,斜率大表示吸收快,斜率小则表示吸收慢。药峰浓度表示吸收的程度。曲线下降支表示药物在体内的消除速率,坡度大表示消除快,平坦表示消除慢。可见,不同给药途径的潜伏期、药峰浓度、达峰时间、持续期、残留期是有明显区别的。

除给药途径外,药物的剂量和分布情况也影响着药时曲线。

(二)房室模型

房室模型是根据药物的转运速率划分的假设空间,有助于分析药物在体内的动态变化。房室的划分主要考虑器官的血流量、生物膜的通透性、药物与组织的亲和力等因素。

1. 一室模型　设想药物入血后,随血液循环立即均匀地分布到全身体液和各组织器官,迅速达到动态平衡。一室模型把机体视为一个整体空间,属于一室模型分布的药

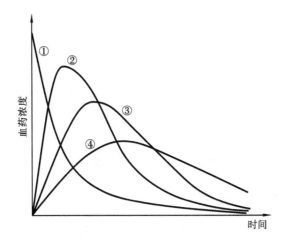

图 1-3-4 同一药物四种不同给药途径的药时曲线

注：①静脉注射；②肌内注射；③皮下注射；④口服。

物在体内消除的速率与血药浓度成正比。

2. 二室模型 设想机体由相互贯通的中央室和周边室构成：全血和血流丰富的组织如心、肝、脑、肺、肾等为中央室，血流较少的组织如皮肤、肌肉、脂肪等为周边室。给药后，药物首先进入中央室，再缓慢进入周边室。药物在中央室与周边室之间进行可逆性转运，只能从中央室消除。二室模型较全面地考虑到了体内药物浓度的动态变化，有利于药动学的研究。

（三）药物消除动力学过程

药物消除动力学过程是指血药浓度不断衰减的动态变化过程。

1. 一级动力学消除 一级动力学消除是指单位时间内体内药物按恒定比例进行消除，又称恒比消除。其特点为：①药物消除速率与血药浓度成正比，单位时间内消除的药量与血药浓度有关；②半衰期恒定；③一级动力学消除是绝大多数药物在治疗量时的消除方式。

2. 零级动力学消除 零级动力学消除是指单位时间内体内药物按恒定数量进行消除，又称恒量消除。其特点为：①药物消除速率与血药浓度无关，单位时间内消除的药量恒定；②半衰期与给药剂量有关，不恒定；③零级动力学消除是体内药量超过机体最大消除能力或机体对药物的消除能力下降时的消除方式；④当血药浓度低于机体最大消除能力时，可转变为恒比消除。

有些药物如阿司匹林、华法林、乙醇、苯妥英钠等在低浓度时按恒比消除，在高浓度时，因机体消除能力已达到饱和，故只能按恒量消除。具有这一消除特点的药物容易发生中毒，故应注意掌握给药剂量，并尽可能进行血药浓度监测。

（四）药动学基本参数及意义

1. 生物利用度（bioavailability，F） 生物利用度是指血管外给药时吸收进入血液

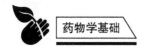

循环的药量占所给总药量的百分比。其计算方式为

$$F(\%) = \frac{A}{D} \times 100\%$$

A 为进入血液循环的药量,可用药时曲线下面积表示;D 为实际给药的总量,可用该药等量静脉注射的药时曲线下面积表示。F 介于 0 和 1 之间,F=0 时代表药物完全不被吸收,F=1 时代表药物完全被吸收。静脉给药时 F 为 100%。根据试验制剂和参比制剂给药途径的异同,生物利用度分为

$$绝对生物利用度\ F(\%) = \frac{口服制剂\ AUC}{静注制剂\ AUC} \times 100\%$$

$$相对生物利用度\ F(\%) = \frac{被试制剂\ AUC}{参比制剂\ AUC} \times 100\%$$

生物利用度反映药物制剂被机体吸收利用的程度,是评价药剂质量、生物等效性的一项重要指标。生物等效性是指含有同一有效成分的药品,当剂量、剂型、给药途径完全相同时,有效成分的生物利用度无显著差别。不同生产厂家生产的同一药物制剂,同一厂家生产的不同批次的药品,由于制剂配方及生产工艺等不同,生物利用度会有所区别。

2. 半衰期(half life time,$t_{1/2}$) 半衰期通常指血浆半衰期,是指血浆药物浓度下降一半所用的时间。多数药物按一级动力学方式消除,半衰期是一个常数。半衰期是反映药物消除速率的一个重要参数,可用于制定或调整给药方案。

半衰期的临床意义如下。①确定给药间隔时间:一般给药的间隔时间约为一个 $t_{1/2}$,可保证药物疗效,又可避免药物蓄积中毒。②调整给药剂量的参考:通过 $t_{1/2}$ 可估算出多次给药后体内药物的蓄积量及药物作用持续时间(表 1-3-1)。当肝肾功能不全时,药物消除减慢,$t_{1/2}$ 可明显延长,考虑减少用药剂量。③预测药物达到稳态血药浓度时间。④预测药物基本消除时间:停药后经 5 个半衰期,体内药物消除可达 95% 以上,可认为基本消除。

表 1-3-1 一级动力学消除药物的消除与蓄积

半衰期个数	一次给药后体内药物残存量/(%)	多次给药后体内药物蓄积量/(%)
1	50.00	50.00
2	25.00	75.00
3	12.50	87.50
4	6.25	93.75
5	3.13	96.87
6	1.56	98.44

3. 稳态血药浓度(steady state concentration,Css) 恒速静脉滴注给药或按 $t_{1/2}$ 分次恒量给药,经 5 个 $t_{1/2}$,血药浓度将维持在一个相对稳定水平,称为稳态血药浓度,又称坪值。此时给药量与消除量基本达到动态平衡。

临床上大多数药物常需连续给药以维持有效血药浓度。Css 是多次用药常用的指标之一,对指导临床科学合理用药具有实际意义。

(1)稳态血药浓度的高低与一日总药量成正比:一日总药量加倍,Css 也加倍。因此可通过改变一日的总药量改变 Css。如果一日总药量不变,改变给药次数,Css 不变。所以,临床上小儿用药时常规定一日的总药量,分几次给药则可酌情自定。

(2)稳态血药浓度的波动范围与每次用药量有关:合理的用药方案,应使 Css 在最小有效浓度和最小中毒浓度间波动。一日总药量相同,用药次数越多,每次用药量越少,血药浓度的波动也越小。安全范围小的药物,在一日总药量不变时,增加每日的用药次数较为安全。

(3)负荷量-维持量给药方案:对于病情危重的患者,临床上如需立即达到 Css 很快产生疗效时,首次用药可采用负荷量(负荷量定为每次维持量的加倍量,即"首剂加倍"),以后再改用维持量。

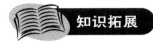 **知识拓展**

根据半衰期制定给药方案

1. 半衰期小于 30 min 维持药物有效治疗浓度有较大困难。治疗指数低的药物一般要静脉滴注给药;治疗指数高的药物也可分次给药,但维持量要随给药间隔时间的增大而增大,这样才能保证血药浓度始终高于最小有效浓度。

2. 半衰期在 0.5~8 h 主要考虑治疗指数和用药的方便性。治疗指数高的药物可每 1~3 个半衰期给药 1 次;治疗指数低的药物,每个半衰期给药 1 次,也可静脉滴注给药。

3. 半衰期在 8~24 h 每个半衰期给药 1 次,如果需要立即达到稳态,可首剂加倍。

4. 半衰期大于 24 h 每天给药 1 次较为方便,可提高患者对医嘱的依从性。如果需要立即达到治疗浓度,可首剂加倍。

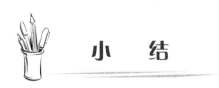

小 结

药动学研究药物的体内过程及体内药物浓度随时间变化的规律。药物体内过程包括吸收、分布、代谢和排泄,代谢和排泄为药物消除方式。影响药物吸收的因素主要有药物剂型、体液 pH 值、吸收面积与时间、给药局部血流量等,口服给药首关消除也影响着药物的吸收。影响药物分布的主要因素有药物与血浆蛋白结合率、药物的 pKa 及体

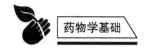

液的 pH 值、药物与组织的亲和力、器官的血流量及特殊屏障。肝药酶是促进药物代谢最主要的酶系统,它的数量或活性可在肝药酶诱导剂和抑制剂的作用下发生改变,从而影响药物的代谢。肾脏是药物最主要的排泄器官,通过改变尿液的 pH 值可影响尿药排泄。

药动学的基本参数对制定给药方案有着重要意义。生物利用度可用于评价药物制剂质量,半衰期可用于制定或调整给药方案,稳态血药浓度对指导临床科学合理用药具有实际意义。

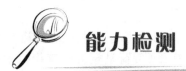

1. 名词解释:首关消除、生物利用度、半衰期、稳态血药浓度。
2. 弱酸性药物中毒时用何药解救?为什么?
3. 药物与药酶诱导剂、药酶抑制剂合用时应注意哪些问题?

任务四　影响药物效应的因素及合理用药原则

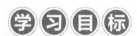

知识目标

(1) 掌握影响药物效应的因素;
(2) 熟悉耐受性与耐药性及精神依赖性与生理依赖性;
(3) 了解合理用药原则。

能力目标

(1) 能为患者提供个体化治疗方案;
(2) 在药物治疗过程中能做到合理化用药。

案例引导

采用药物辅助机体功能恢复时,应考虑哪些问题?

案例分析:药物效应(简称药效)常常受到多种因素的影响,如药物的剂量、剂型、给药途径、药物间相互作用、患者的生理因素及病理状态等,不仅影响药物作用的强度,有时可能会改变药物作用的性质。

一、药物方面的因素

（一）药物剂量

药物剂量与药物效应密切相关。在一定范围内随药物剂量的增加，药物效应逐渐增强。如果药物剂量过小，达不到预期的药物效应；剂量过大，则可能会改变药物作用的性质，甚至引起毒性反应。如地西泮剂量由小到大，相继会产生抗焦虑、镇静催眠、抗惊厥、抗癫痫和中枢性肌肉松弛的作用，剂量过大，则可引起深度昏迷、呼吸抑制。

（二）药物剂型

药物剂型主要影响药物的吸收速度和程度。口服制剂中，液体剂型比固体剂型吸收快，即使同是固体剂型，吸收速度也是不一样的，吸收速度排序：胶囊剂＞片剂＞丸剂。在注射剂中，水溶液制剂较混悬剂、油剂吸收快。此外，由于制剂的制备工艺及原辅料等的不同，也会影响到药物的吸收。如不同厂家生产的同一剂量的地高辛片，服用后血药浓度可差7倍。

近年来，随着生物药学的发展，新的剂型问世为临床药物治疗提供了很大便利。缓释剂能缓慢释出有效成分而产生稳定而持久的疗效，每日口服一次可维持有效血药浓度一日。控释剂可以控制药物恒量释放，恒速吸收。如硝酸甘油贴皮剂每日贴一次即可有效预防心绞痛发作。新的剂型不仅保证了长期疗效，也大大方便了患者。

（三）给药途径

给药途径不同，药物吸收速度和程度也有明显区别。静脉给药由于不存在吸收过程，因而起效最快。其他给药途径依产生药效时间的快慢，排序为：吸入＞肌内注射＞皮下注射＞口服＞直肠＞贴皮。临床上用药时要依病情需要和制剂特点选择适当的给药途径。如急重病症可采取静脉给药，一般病症多选用简便安全的口服给药。

（四）用药时间和次数

用药时间和次数要根据药物特点和病情需要而定。一般来说，食物会影响或延缓药物吸收，故饭前服药吸收好，起效快。有些药物对胃肠道刺激性较大，则需饭后服用。有些药物由于疾病治疗的需要，有着特殊的用药时间，如催眠药宜睡前服用，降糖药阿卡波糖需与食物同服。

用药次数要根据药物在体内的消除速率、病情需要及机体的机能状态综合考虑。通常情况下要参考药物的 $t_{1/2}$ 确定给药间隔时间，但患者肝、肾功能不全时药物的消除减慢，故要调整给药的次数及间隔时间。安全范围小的药物，在每日总药量不变时，增加用药次数可减少血药浓度波动。

（五）药物相互作用

药物相互作用是指两种或两种以上药物同时或先后使用时，使药物原有效应发生改变的现象。联合用药的目的是利用药物间的协同作用增加疗效或利用拮抗作用减少不良反应，但不恰当的联合用药则会因药物间相互作用，使药物疗效降低甚至引起意外

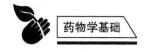

的毒性反应。

1. 药物在体外的相互作用　在体外配制药物,特别是配制液体药物时直接发生物理或化学性的相互作用,出现变质、变色、疗效减弱或毒性增强的现象称为配伍禁忌。在静脉滴注时加入药物是临床上常用的给药方法,尤应注意配伍禁忌。

2. 药物在药动学方面的相互作用　①影响吸收:与促进胃排空药合用能加速药物吸收,与抑制胃排空药合用能延缓药物吸收。有些药物通过改变理化性质影响其他药物吸收,如维生素 C 促进 Fe^{2+}、Ca^{2+} 的吸收。②影响分布:如阿司匹林从血浆蛋白上置换出香豆素类抗凝药或口服降血糖药引起出血或低血糖反应。③影响生物转化:如药物与肝药酶诱导剂或肝药酶抑制剂合用而影响药物疗效。④影响排泄:如静脉滴注碳酸氢钠碱化尿液加速弱酸性药物自肾排泄。

3. 药物在药效学方面的相互作用　药物在药效学方面的相互作用是指联合用药后,一种药物对另一种药物的药理效应产生影响,但不改变其血浆浓度。其表现为以下两种形式。

(1) 协同作用:两药合用后的药理效应不小于单用两药效应的总和。协同作用可分为三种。①相加作用:两药合用后的药理效应是两药单用药理效应之和。如合用硝酸甘油和普萘洛尔治疗心绞痛,二者作用机制不同,发挥相加作用而减少各药的剂量,使不良反应降低。②增强作用:两药合用后的药理效应大于两药单用药理效应之和。如合用磺胺甲噁唑与甲氧苄啶,可使抗菌作用明显增强,并能延缓耐药性的产生。③增敏作用:一种药物可使机体对另一种药的敏感性增强。如氢氯噻嗪与强心苷合用,可增加心肌对强心苷的敏感性,容易引起心律失常。

(2) 拮抗作用　拮抗作用是指两药合用后的药理效应小于单用两药效应的总和。可分为三种。①竞争性拮抗作用:两药在共同的作用部位上发生的拮抗作用。如纳洛酮可与吗啡竞争阿片受体,用于吗啡急性中毒的解救。②生理性拮抗作用:两药的作用部位不同,但产生相反的药理效应。如服用镇静催眠药后喝浓茶会减轻中枢抑制作用,影响疗效。③化学性拮抗:两种药物因化学性结合而使作用减弱或消失。如鱼精蛋白能够拮抗肝素的抗凝作用。

二、机体方面的因素

(一) 年龄

1. 小儿　小儿是指 14 岁以下的人群。小儿特别是新生儿和早产儿,肝肾功能及自身调节机制尚未发育完善,药物自体内消除能力差,容易引起中毒。如新生儿和早产儿使用主要经肝脏代谢的氯霉素极易中毒,引起灰婴综合征;新生儿使用主要经肾排泄的药物如氨苄西林、地高辛等须减少剂量。另外,小儿的体力和智力正处于迅速发育阶段,易受药物影响。如糖皮质激素能够影响蛋白质和钙、磷代谢,小儿长期应用可影响生长发育。

2. 老人　医学上一般将 65 岁以上者称为老人。老人的肝肾功能随年龄增长逐渐衰退,且衰退的迟早快慢因人而异,如地西泮主要由肝脏代谢,庆大霉素主要由肾排泄,

老人用药后可使其 $t_{1/2}$ 明显延长,增加不良反应的发生率。在药效学方面,老人对许多药物的耐受性较差,反应特别敏感,如服用心血管药易致血压下降及心律失常,服用中枢神经药易出现精神错乱。因此老人用药较为复杂,应根据实际情况适当调整给药剂量或间隔时间。

（二）性别

药物反应的性别差异不大,但妇女有月经期、妊娠期、分娩期和哺乳期,用药时要适当注意。月经期和妊娠期使用泻药,有引起月经过多、流产、早产的危险;妊娠期和哺乳期用药,有些药物可能通过胎盘和乳汁进入胎儿和乳儿体内,对他们产生影响,20 世纪 50 年代末期西欧孕妇服用沙利度胺（反应停）而生产了一万余例海豹畸形婴儿就是典型例子。临产前若使用吗啡,因吗啡可通过胎盘,有可能导致新生儿呼吸抑制。影响性功能的药物如性激素,作用则有性别差异,如女性长期使用雄激素,可能引起男性化,出现月经紊乱、多毛、长胡须、声音变粗等表现。

（三）遗传因素

遗传因素的影响主要表现为个体对药物敏感性的差异或药物在体内的转化异常,从而对药物效应产生影响。在同等条件下少数人对药物的反应有所不同,称为个体差异,包括量反应差异和质反应差异。①量反应差异:低于治疗量即可产生药物应有作用的,称为高敏性;必须用较大剂量才能产生药物应有的作用,称为低敏性或耐受性。②质反应差异:有些过敏体质的人在用药后产生变态反应。有些个体在用药后出现与常人不同的异常反应,称为特异质反应。如葡萄糖-6-磷酸脱氢酶缺乏者使用磺胺类药物、伯氨喹、奎宁、维生素 K 等药物,易发生溶血性贫血。

（四）病理状态

病理状态可通过改变药物的药动学过程而对药效产生影响。如结肠溃疡患者服用磺胺脒,由于药物从结肠溃疡面被大量吸收,易引起中毒;低蛋白血症患者药物与血浆蛋白结合率低,游离型药物浓度增加,可使药物作用增强甚至引起毒性反应;肝、肾功能不全时可影响多种药物的代谢和排泄,使药物作用持续时间延长。此外,还要注意患者有无潜在性疾病影响药物疗效,如氢氯噻嗪加重糖尿病,氯丙嗪诱发癫痫,水杨酸类药物诱发消化性溃疡等。

（五）精神状态

患者的精神状态与药物疗效关系密切。患者如果能以乐观的态度正确对待疾病,会提高药物的治疗效果。临床实验证明,不具有药理活性成分而外观上与有药理活性成分制剂一样的安慰剂,对许多慢性疾病如头痛、高血压、神经官能症等,能获得35％～45％的疗效。医护人员的言行举止、一切医疗活动都可能发挥安慰剂作用,因而建立良好的医患关系可提高药物的治疗效果。

（六）机体对药物反应的变化

连续用药一段时间后机体对药物的反应可发生如下变化。

1. 耐受性　连续用药后机体对药物的反应性降低,须增加剂量才能保持药效不减,称为耐受性(tolerance)。药物在短期内反复应用数次后即出现药效递减或消失,称为快速耐受性,如麻黄碱治疗支气管哮喘时,每日用药超过 3 次,2～3 日后就不再有效。耐受性产生后停药一段时间,机体可恢复对药物原有的敏感性。

2. 耐药性　病原体或肿瘤细胞与化学治疗药物多次接触后对药物的敏感性降低,称为耐药性(drug resistance),也称抗药性。耐药菌对一种抗菌药产生耐药性后,对其他作用机制类似的抗菌药的敏感性也降低,称为交叉耐药性。

3. 药物依赖性　有些药物(主要是作用于中枢神经系统的药物)在反复应用后,与机体相互作用造成一种精神或(和)躯体的适应状态。根据机体对药物的依赖程度和药物对机体危害程度的不同,可分为两种。

(1)躯体依赖性:又称生理依赖性或成瘾性,即反复用药后出现的一种生理功能的适应状态,一旦停药,即会导致严重的生理功能紊乱,出现强烈的戒断症状,患者会渴望再次用药缓解不适感。如连续使用吗啡镇痛成瘾后,中断用药后,患者常出现流涎、流涕、流泪、出汗、呕吐、腹痛、腹泻、肢体疼痛、焦虑,甚至虚脱和意识丧失等。

(2)精神依赖性:又称心理依赖性或习惯性,即反复用药后出现的一种精神上的适应状态,用药后能够产生愉快满足感,一旦停药,虽然不会产生戒断症状,但患者会在精神上渴望周期性或连续用药来体验药物的精神效应。易产生精神依赖性的药物或行为有镇静催眠药、中枢兴奋药或抑制药及吸烟、饮酒等。

由于麻醉药品和精神药品在反复使用后能够产生药物依赖性,对用药者和社会危害极大,因此要实行特殊管理。

三、合理用药原则

合理用药是要充分发挥药物的治疗效果,避免或减少药物的不良反应。由于疾病的多样性和临床用药的复杂性,给药物的选用带来很大困难。一般来说,合理用药应考虑以下几条原则。

1. 安全有效性　安全有效性是合理用药最基本的要求,选药、用药时应做到以下几点。

(1)明确用药目的:明确用药目的是合理用药的前提。选药前应充分了解病情,确定当前用药要解决的问题,据此有针对性地选药,尽量对因治疗与对症治疗相结合。选药时要关注药物的适应证和禁忌证,联合用药时要注意药物间的相互作用。

(2)制定适宜的给药方案:根据药动学和药效学的知识,结合患者病情和实际情况,确定用药剂量、给药途径、用药时间及间隔时间、疗程的长短等,并严格执行。制定给药方案时,要充分考虑到各种影响药效的因素,做到个体化用药。

(3)及时完善给药方案:在用药过程中要仔细观察患者用药后的反应及相应的检查指标,以判断药物的疗效和不良反应,据此及时修订和完善原定的给药方案,必要时采取新的措施。

2. 经济性 经济性是合理用药的基本要素。经济性并不意味着用药越少、越便宜越好,而是指消耗最小的成本,获得最大的效果。如果选择的药物超出了患者的支付能力,则会影响患者的依从性,所以合理用药要考虑到治疗成本、患者的经济状况、医疗保险情况等。

3. 方便性 方便性是合理用药的另一因素。选药时,要根据患者的实际情况和疾病的特点选择合适的剂型,尽量简化给药方案以方便患者。

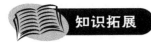 知识拓展

患者的依从性

患者的依从性是指患者对医嘱的执行程度,它是药物治疗有效的基础。不遵守、不执行医嘱的,称之为不依从,轻者贻误病情,导致药物治疗失败,重者会增加不良反应的发生率和加重不良反应。患者不依从的主要类型有以下几种。

1. 不按处方取药 如由于种种原因,患者擅自取舍处方中的药物。

2. 不按医嘱用药 它包括擅自更改药物的剂量、用药的次数、用药途径或方法、用药时间或顺序、药物治疗疗程等。

3. 不当的自行用药 如患者凭经验或直觉用药。

4. 重复就诊 如患者先后就诊于不同医院、科室,或同时正在使用其他药物而不告知就诊医生,导致相同或者相似药物重复使用。

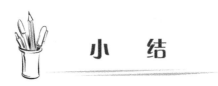 小 结

药物效应受两大方面因素的影响:药物方面与机体方面。药物方面的影响因素主要有药物剂量、药物剂型、给药途径、用药时间及次数、药物间的相互作用。机体方面的因素主要有年龄、性别、遗传、病理状态、精神状态等。有些药物如吗啡、镇静催眠药等连续使用后会产生耐受性、依赖性、成瘾性,因而这类药物须实行特殊管理。

合理用药原则是用药时要考虑药物的安全有效性、经济性与方便性。

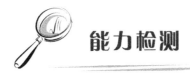 能力检测

1. 名词解释:耐受性、耐药性、躯体依赖性、精神依赖性。

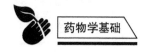

2. 影响药物效应的因素有哪些?

任务五　药物与药品的一般知识

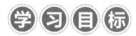

知识目标

(1) 掌握执行处方、医嘱的注意事项;

(2) 熟悉药物不良反应的监测与报告;

(3) 了解医用处方方法及药品的一般知识、药品管理的相关法律及法规。

能力目标

(1) 能正确执行处方、医嘱;

(2) 在医疗活动中能对新药的不良反应进行监测和报告。

案例引导

　　药品在疾病的防治和诊断中发挥着重要的作用。近些年来,新药层出不穷,重复用药、药物滥用现象屡见不鲜,影响到促进机体康复的用药目的。

　　案例分析:加强对药品一般知识的学习,如了解药品名称、常用的制剂与剂型特点、处方方法等,强化对药品的管理,对临床上使用的药物进行不良反应监测与报告,可有效地保障人们的用药安全。

一、药品的概念与名称

　　《中华人民共和国药品管理法》将药品定义为:用于预防、治疗、诊断人的疾病,有目的地调节人的生理机能并规定有适应证、用法和用量的物质,包括中药材、中药饮片、中成药、化学原料药及其制剂、抗生素、生物制品、放射药品、血清疫苗、血液制品和诊断药品等。

　　药品是一种特殊的商品。药品与其他商品一样,在生产、流通的过程中,基本经济规律起着主导作用;与一般商品不同的是,药品直接关系着个体的身体和生命安危,关系到千家万户的幸福与安宁。因此,药品不可盲目购买和使用。

　　市场上的药品种类繁多,一种药品往往有多个名称,这些名称可概括为:一般名、商品名和化学名。

　　1. 一般名(generic name)　一般名又称通用名,是由研发该药的制药公司命名,经国家药政管理部门或世界卫生组织认定,可被国家药典收载的法定名称。一般名是国际非专有名称,在全世界可通用,常在教科书、正规期刊杂志上使用,如普萘洛尔、阿司匹林。

2. 商品名(proprietary name)　商品名又称品牌名,是药品生产企业向政府管理部门申请药品生产许可证时所用的专属名称,如心得安为普萘洛尔的商品名,泰诺林是对乙酰氨基酚的商品名。在著作和学术刊物上不能使用商品名。医护人员在选药时必须通过药品说明书了解其所含成分,以免出现重复用药现象。

3. 化学名(chemical name)　化学名是依据药物的化学组成按照公认的命名法命名的名称,如普萘洛尔的化学名为 1-异丙氨基-3(1-萘氧基)-2-丙醇基。由于化学名过于烦琐,医护人员、消费者很少使用。

二、药品的制剂与剂型

制剂是指按照国家所颁布的药品规格和标准,根据临床需要,将药物制成符合一定质量标准的制品。各种原料药不是粉末,就是液体或半固体,有的有苦味或异臭,有的进入人体后作用时间太短,为了治疗需要和方便使用,把原料药加工制成适合患者使用的不同性状的制剂,称为剂型。如打针用的注射剂,口服的片剂、胶囊剂,吸入用的喷雾剂,五官用的滴眼剂、滴鼻剂,外用的软膏剂、乳膏剂(霜剂)、贴膜剂,用于腔道的栓剂、灌肠剂等。在片剂、胶囊剂中又发展出控释剂或缓释剂,肠溶片或肠溶胶囊。

三、药品管理

药品的特殊性决定了采取严格管理措施的必要性。国际上多数国家和地区实现了药品立法,依法管药。我国《药品管理法》修订后于 2001 年 12 月 1 日起施行,为安全用药提供了法律保障。

(一)特殊药品的管理

根据《药品管理法》第三十五条的规定,国家对麻醉药品、精神药品、医疗用毒性药品、放射性药品,实行特殊管理。

麻醉药品是指患者连续使用后易产生身体依赖性和精神依赖性的药品、药用植物及其制剂,包括天然和人工合成的阿片类、大麻类、可卡因等。麻醉药品管理应做到专人负责、专柜加锁、专用账册、专用处方、专册登记,并做好逐日消耗记录和旧空安瓿等容器回收记录。麻醉药品处方保存三年备查。

精神药品是指对中枢神经系统有直接的兴奋或抑制作用,连续使用能产生精神依赖性的药品,包括中枢兴奋剂、镇静催眠药等。精神药品需凭医生处方限量使用,对于一类精神药品,一张处方不能超过 3 日治疗量,对于二类精神药品,一张处方不能超过 7 日治疗量。精神药品处方保存两年备查。

毒性药品指毒性剧烈、治疗剂量与中毒剂量相近,使用不当会致人中毒或死亡的药品。毒性药品的管理和使用同精神药品。

放射性药品是指用于临床诊断或者治疗的放射性核素制剂或其标记药物。放射性

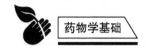

药品必须由单位统一保管,公安局备案,在指定的有防护设备的地点由经培训的核医学专业技术人员使用。放射性药品使用后的废物(包括患者排出物),必须按国家有关规定妥善处置。

(二)药品的分类管理

根据《药品管理法》第三十七条规定,国家对药品实行处方药与非处方药分类管理制度。

处方药(prescription drug,Rx)是指必须凭执业医师或执业助理医师处方才可调配、购买和使用的药品。处方药一般包括:①国家规定的特殊药品;②刚上市的新药,对其活性、副作用等还要进一步观察;③药物本身作用较大的药品,如抗癌药物等;④专属性较强的药品,如治疗心血管疾病药物;⑤非肠道给药的制剂,如注射剂等。

非处方药(over the counter drugs,OTC)是指不需要凭执业医师或执业助理医师处方即可自行判断、购买和使用的药品。非处方药主要包括:解热镇痛药、治疗感冒药、镇咳药、祛痰药、消化系统疾病用药、抗过敏药、营养补剂(如维生素、某些中药补剂)等。

四、处方的概念与定义

处方是指有处方权的医师在对疾病的诊治过程中为患者开具的用药凭证,需要由药学专业技术人员审核、调配、核对后将药品发放给患者,标注用法,指导患者正确用药。处方作为医疗文书,具有经济上、技术上和法律上的意义。

处方的正确与否对疾病的治疗有着重要意义,关系到患者的康复和生命安全。开具处方时,医师需根据实际需要,参照药品说明书中的药品药理作用、适应证、禁忌证、用量、用法、不良反应、注意事项等合理用药,以极端负责的态度对待处方,以免给患者带来不必要的损失。处方的好坏能够反映出医师的诊疗水平,处方的规范化程度也反映了医院的整体业务素质和管理水平。

1. 处方的种类　医院处方主要有以下几种分类方法。

(1)按性质分类:分为中药处方、西药处方。

(2)按部门分类:分为门诊处方、急诊处方和病房处方。

(3)按门诊性质分类:分为普通门诊处方、专家门诊处方、专科门诊处方。

(4)按药品分类:分为普通处方(医保处方、自费处方)、麻醉药品处方、第一类精神药品处方、第二类精神药品处方、毒性药品处方、放射性药品处方。

按规定,麻醉药品处方、急诊处方、儿科处方、普通处方的印刷用纸应分别为淡红色、淡黄色、淡绿色和白色,并在处方右上角以文字注明。

2. 处方的结构与内容　每张处方只限用于给一名患者用药。处方中的药品名称应当使用规范的中文或英文名称书写,其基本内容如下。

(1)前记:包括医疗机构的名称、处方编号、费别,医生需填写好患者姓名、性别、年龄、门诊或住院病历号、就诊诊室或住院科室及病室床位号、处方日期、临床诊断等,并可添列专科要求的项目。

（2）正文：以 Rp 或 R（拉丁文 Recipe"请取"的缩写）标示，医生需清楚地书写药品的名称、剂型（如片剂、胶囊、粉剂、注射剂或软膏等）、规格、剂量和数量、用法。一个处方中如有多种药品，一般依主药、辅药的次序排列。每种药品一般占用两行，药名、剂量和数量为一行，用法为另一行。药品规格和用量应写明单个剂量乘以总数，用法应包括每次用药的剂量、每日用药的次数和给药途径（如口服、皮下注射、肌内注射、静脉注射、外用等）。每日用药次数通常以分子式的形式书写，如每日三次写作 3 次/d，每 4 h 一次写作 4 h/次等，或用拉丁文的缩写。常用的拉丁文缩写见表 1-5-1。

（3）后记：有医生的签名和（或）加盖专用签章，药品金额以及审核、调配、核对、发药药师的签名或加盖专用签章。

3. 处方方法与处方管理办法　《处方管理办法》中规定，处方书写应当符合下列规则。

（1）患者的一般情况、临床诊断填写清晰、完整，并与病历记载一致。

（2）每张处方限于一名患者的用药。

（3）字迹清楚，不得涂改；如需修改，应当在修改处签名并注明修改日期。

（4）药品名称应当使用规范的中文名称书写，没有中文名称的可以使用规范的英文名称书写；医疗机构或者医师、药师不得自行编制药品缩写名称或者使用代号；书写药品名称、剂量、规格、用法、用量要准确规范，药品用法可用规范的中文、英文、拉丁文或者缩写体书写，但不得使用"遵医嘱"、"自用"等含糊不清字句。

（5）患者年龄应当填写实足年龄，新生儿、婴幼儿写日、月龄，必要时要注明体重。

（6）西药和中成药可以分别开具处方，也可以开具一张处方，中药饮片应当单独开具处方。

（7）开具西药、中成药处方，每一种药品应当另起一行，每张处方不得超过 5 种药品。

（8）中药饮片处方的书写，一般应当按照"君、臣、佐、使"的顺序排列；调剂、煎煮的特殊要求注明在药品右上方，并加括号，如布包、先煎、后下等；对饮片的产地、炮制有特殊要求的，应当在药品名称之前写明。

（9）药品用法用量应当按照药品说明书规定的常规用法用量使用，特殊情况需要超剂量使用时，应当注明原因并再次签名。

（10）除特殊情况外，应当注明临床诊断。

（11）开具处方后的空白处画一斜线以示处方完毕。

（12）处方医师的签名式样和专用签章应当与院内药学部门留样备查的式样相一致，不得任意改动，否则应当重新登记留样备案。

（13）药品剂量与数量用阿拉伯数字书写。剂量应当使用法定剂量单位：重量以克（g）、毫克（mg）、微克（μg）、纳克（ng）为单位；容量以升（L）、毫升（mL）为单位；国际单位（IU）、单位（U）；中药饮片以克（g）为单位；片剂、丸剂、胶囊剂、颗粒剂分别以片、丸、粒、袋为单位；溶液剂以支、瓶为单位；软膏及乳膏剂以支、盒为单位；注射剂以支、瓶为

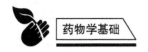

单位,应当注明含量。

开具处方时,应注意:①书写时忌迟疑不决或中途涂改,书写完毕后认真核对,确保无误;②如有涂改,涂改处须有医师签名;③药品名称避免使用缩写;④药品用量、数量规范书写,小数点及有效零不能省略;⑤急需用药时,处方上方应注明"急"字样,以示需立即配方发药;⑥使用规定处方笺。

4. 处方举例 处方标准由卫生部统一规定,处方格式由省、自治区、直辖市卫生行政部门统一制定,处方由医疗机构按照规定的标准和格式印制(图 1-5-1)。

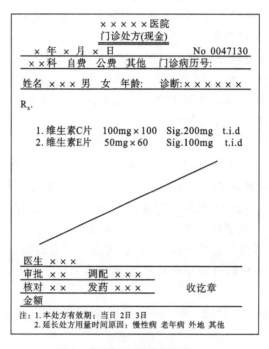

图 1-5-1 处方样例

5. 处方中常用拉丁文缩写 处方中常用拉丁文缩写见表 1-5-1。

表 1-5-1 常用的拉丁文缩写

拉丁文缩写	翻译	拉丁文缩写	翻译
a. c.	饭前	p. c.	饭后
s. o. s.	必要时	a. m.	上午
p. m.	下午	h. s.	临睡前
q. n.	每晚一次	q. d.	每日一次
b. i. d.	每日两次	t. i. d.	每日三次
q. 4h.	每四小时一次	p. o.	口服
i. h. (h)	皮下注射	i. m. (m)	肌内注射

续表

拉丁文缩写	翻　译	拉丁文缩写	翻　译
i. v.（v）	静脉注射	mL.	毫升
L. ;l.	升	g. ;gm.	克
mg.	毫克	amp.	安瓿
u.	单位	Inj.	注射剂
S. ;Sig.	标记、注明	Rp., ;R.	取

五、药物不良反应的监测与报告

1. 药物不良反应监测概述　药物不良反应监测是指药物不良反应的发现、报告、评价及控制的过程。其目的在于：尽早发现一些少见的不良反应，防止严重药害事件的发生、蔓延和重演；研究药物不良反应产生原因及诱发因素，为上市后药品评价、监管提供信息；为遴选、整顿和淘汰药品提供依据，保障公众用药安全；促进临床药学和药物流行病学研究。

药物不良反应监测是发现合格药品在正常的用法用量下新的和罕见不良反应以及药源性疾病的主要方法。由于新药上市前的研究具有局限性，如临床试验病例数较少、用药条件控制严格、试验观察期相应较短、受试者年龄范围窄及观察指标单纯等，往往只能发现最常见的急性剂量依赖性不良反应，一些发生概率低的不良反应在上市前是难以发现的。长期以来，药物的研发和应用重视药物的有效性，忽视了新药上市后的不良反应监测，这种状况直到 1961 年震惊世界的"反应停"事件后才有所转变。此后，各国严格了新药审批程序，尤其是加强了对药物不良反应的监测，相继又发现了许多重要的不良反应。例如，1975 年抗精神病药氯氮平在芬兰上市，上市前的临床试验仅有 200 例。上市后芬兰国家药物监测中心在 6 个月的时间里，即从 3200 例用药者中发现 17 例出现了严重的粒细胞缺乏症和中性粒细胞减少症。这个例子表明，新药上市后在全社会范围内对其安全性进行更深入研究，开展不良反应监测，有助于获取大量的药物不良反应信息，通过科学手段对药物进行客观的分析与评价，以达到指导临床合理用药、避免同样药害再次发生的目的，保护更多人的用药安全和身体健康。

2. 药物不良反应监测的主要内容　我国《药品不良反应报告和监测管理办法》明确规定了药品不良反应的监测范围：新药监测期内的药品应报告该药品发生的所有不良反应；新药监测期已满的药品，报告该药品引起的新的和严重的不良反应。

新、老药物的不良反应的监测内容及要求是不同的。

新药监测内容包括：十分轻微的不良反应，且不论是否有合用的药物；药物治疗期间所发生的一切意外事件或非正常现象。

老药对已知的副反应则不再需要报告，监测内容是：新出现的不良反应；严重的、罕见的不良反应，如引起器官功能损害，需住院治疗或延长住院时间的反应、发生三致反

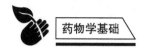

应甚至死亡。

3. 药物不良反应监测报告 我国药物不良反应监测报告系统由国家食品药品监督管理局主管,由国家药品不良反应检测中心、专家咨询委员会及省市级药品不良反应监测中心组成。

药物不良反应实行定期、逐级报告制度,必要时可以越级报告。一般情况下,不良反应要按季度报告,新的或严重的药物不良反应应于发现之日起 15 d 内报告,群体不良反应或死亡病例须及时报告。不良反应报告流程为:药品生产、经营企业和医疗卫生机构及个人填写《药品不良反应/事件报告表》,上报辖区药品不良反应监测中心汇总后,上报国家药品不良反应监测中心。国家药品不良反应监测中心每半年向国家食品药品监督管理局和卫生部报告药品不良反应监测统计资料,其中新的或严重的不良反应报告和群体不良反应报告资料应分析评价后及时报告。

药品不良反应监测中心应及时对药品不良反应报告进行核实,做出客观、科学、全面的分析,将相关信息反馈给报告药品不良反应的单位或个人。另外,根据分析评价结果,国家食品药品监督管理局可以采取责令修改药品说明书,暂停生产、销售和使用的措施;对不良反应大或者其他原因危害人体健康的药品,撤销该药品批准证明文件,并予以公布。已被撤销批准证明文件的药品,则不得生产或者进口、销售和使用;已经生产或者进口的,由当地食品药品监督管理部门监督销毁或者处理。

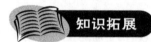知识拓展 ···

非处方药的遴选原则

根据"安全有效、慎重从严、结合国情、中西医并重"的指导思想,非处方药的遴选原则为:应用安全、疗效确切、质量稳定、使用方便。

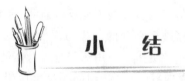

小　结

药品名称有一般名、商品名和化学名,一般名是国家药典收载的法定名称。国家对药品实行处方药与非处方药分类管理制度。处方药必须凭执业医师或执业助理医师处方才可调配、购买和使用。处方是有处方权的医师在对疾病的诊治过程中为患者开具的用药凭证,正确与否对疾病治疗有着重要意义,关系到患者的康复和生命安全,因此要严格按照规则书写。

药物不良反应监测是发现合格药品在正常的用法用量下新的和罕见的不良反应以及药源性疾病的主要方法,通过不良反应监测与报告,可达到指导临床合理用药、避免药害发生的目的,以保护人们的用药安全和身体健康。

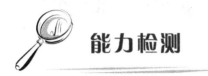

能力检测

1. 举例说明处方书写的规则。
2. 药物不良反应监测的主要内容有哪些?

参考文献

[1]　王迎新,弥曼.药理学[M].北京:人民卫生出版社,2009.

[2]　罗月娥.护理药理[M].北京:高等教育出版社,2006.

[3]　陈新谦,金有豫,汤光.新编药物学[M].17 版.北京:人民卫生出版社,2010.

[4]　黄玫.药物应用护理[M].北京:人民卫生出版社,2010.

[5]　徐叔云.临床药理学[M].北京:人民卫生出版社,2004.

[6]　贺伟,张淑芳.人体功能知识基础[M].北京:人民卫生出版社,2010.

[7]　曹红.临床药物治疗学[M].北京:人民卫生出版社,2009.

（张　健）

传出神经系统药物概论

任务一 传出神经系统药物的相关知识

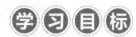

知识目标

（1）掌握传出神经系统的受体分类、分布及效应；

（2）熟悉传出神经按递质的分类及突触的化学传递；

（3）了解传出神经系统药物的作用方式和分类。

能力目标

能根据传出神经系统药物所作用的受体或影响的递质，分析出其主要的作用与应用。

案例引导

传出神经系统药物在临床上应用广泛，主要是通过作用于受体或影响递质而产生作用。对于有支气管哮喘病史的慢性病、老年病患者进行康复治疗时应慎用或禁用哪类传出神经系统药物？

案例分析：传出神经系统的受体分为肾上腺素受体和胆碱受体两大类。其中肾上腺素受体中的 β_2 受体分布于支气管平滑肌，其效应可使支气管平滑肌舒张；胆碱受体中的 M 受体也分布于支气管平滑肌，其效应可使支气管平滑肌收缩。所以对于有支气管哮喘病史的慢性病、老年病患者进行康复治疗时应慎用或禁用的传出神经系统药物有：①β 受体阻断药，如普萘洛尔、拉贝洛尔等；②拟胆碱药，如毛果芸香碱、新斯的明等。

一、传出神经系统的递质和受体

（一）传出神经系统的解剖学分类

传出神经系统包括自主神经系统和运动神经系统。自主神经系统也称植物神经系统,包括交感神经和副交感神经,主要支配心肌、平滑肌和腺体等效应器;运动神经系统则支配骨骼肌。

自主神经自中枢发出后,都要经过神经节更换神经元,然后才到达所支配的效应器,故自主神经有节前纤维和节后纤维之分;运动神经自中枢发出后,中途不更换神经元,直接到达骨骼肌,因此无节前和节后纤维之分(图 2-1-1)。

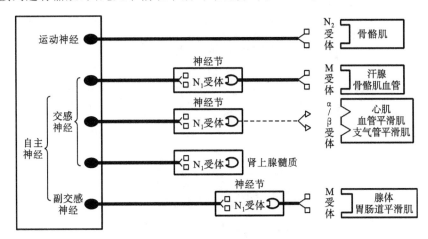

图 2-1-1 传出神经分类示意图

注:◀━━━━:胆碱能神经;┅┅┅┅┅◀:去甲肾上腺素能神经;□:乙酰胆碱;▷:去甲肾上腺素

(二)传出神经系统的递质及按递质分类

1. 传出神经系统的递质 传出神经末梢与效应器细胞或次一级神经元的交接处,称为突触。突触由突触前膜、突触间隙、突触后膜构成。当神经冲动到达神经末梢时,突触前膜释放的传递化学信息的物质称为递质,其通过突触间隙作用于次一级神经元或效应器的受体而产生效应,这一过程称为化学传递。传出神经系统药物主要是在突触影响递质或作用于受体而发挥作用。传出神经系统的递质主要有乙酰胆碱(acetylcholine,ACh)和去甲肾上腺素(noradrenaline,NA)。

2. 传出神经系统按递质分类

(1)胆碱能神经:兴奋时末梢释放乙酰胆碱(ACh)的神经,包括①运动神经;②交感神经和副交感神经的节前纤维;③副交感神经的节后纤维;④小部分交感神经的节后纤维,如支配汗腺分泌和骨骼肌血管舒张的神经。

(2)去甲肾上腺素能神经:兴奋时末梢释放去甲肾上腺素(NA)的神经,包括大部分的交感神经节后纤维(图 2-1-1)。

3. 传出神经递质的体内过程

(1)乙酰胆碱 ①合成:在胆碱能神经元内,由胆碱和乙酰辅酶 A 在胆碱乙酰化酶的催化下合成。②储存:合成好的乙酰胆碱转运到囊泡储存。③释放:当神经冲动传导至胆碱能神经末梢时,突触前膜通透性改变,Ca^{2+} 内流,使乙酰胆碱以胞裂外排的方式

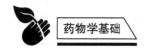

释放到突触间隙,释放出的乙酰胆碱通过作用于胆碱受体引起生理效应。④消除:释放到突触间隙的乙酰胆碱迅速被胆碱酯酶(AChE)水解生成乙酸和胆碱,部分胆碱可被胆碱能神经末梢摄取,再次参与合成乙酰胆碱(图 2-1-2)。

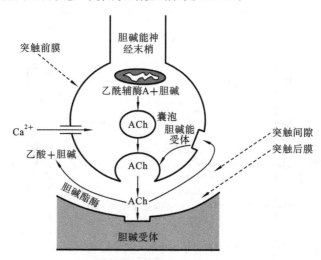

图 2-1-2　乙酰胆碱的体内过程

（2）去甲肾上腺素　①合成:在去甲肾上腺素能神经元内,由酪氨酸在酪氨酸羟化酶催化下生成多巴,多巴在多巴脱羧酶催化下生成多巴胺(DA)。②储存:多巴胺进入囊泡后在多巴胺 β-羟化酶的催化下生成去甲肾上腺素。③释放:当神经冲动传导至去甲肾上腺素能神经末梢时,突触前膜通透性改变,Ca^{2+} 内流,使去甲肾上腺素以胞裂外排的方式释放到突触间隙,释放出去的甲肾上腺素通过作用于肾上腺素受体引起生理效应。④消除:一小部分由突触间隙扩散到血液中,被肝、肾等组织中的儿茶酚胺氧位甲基转移酶(COMT)和单胺氧化酶(MAO)代谢;大部分(75%～90%)被突触前膜的胺泵摄取到神经末梢内,其中的大部分再通过囊泡膜胺泵的作用被摄入囊泡储存,其余的一小部分被线粒体膜所含的 MAO 代谢;另外,非神经组织如心肌、平滑肌等也能摄取去甲肾上腺素,所摄取的去甲肾上腺素被细胞内的 COMT 和 MAO 代谢(图 2-1-3)。

（三）传出神经系统的受体

1. 胆碱受体　胆碱受体是指能选择性地与 ACh 结合的受体,分为以下两类。

（1）毒蕈碱型胆碱受体(M 受体):能选择性地与毒蕈碱结合的胆碱受体,可分为 M_1、M_2 和 M_3 等亚型。M_1 受体主要分布于神经节、胃腺;M_2 受体主要分布于心脏;M_3 受体主要分布于平滑肌、腺体。

（2）烟碱型胆碱受体(N 受体):能选择性地与烟碱结合的胆碱受体,可分为 N_1 和 N_2 两种亚型。N_1 受体主要分布于自主神经节细胞与肾上腺髓质等处;N_2 受体分布于骨骼肌。

2. 肾上腺素受体　肾上腺素受体是指能选择性地与肾上腺素(adrenaline,AD)或

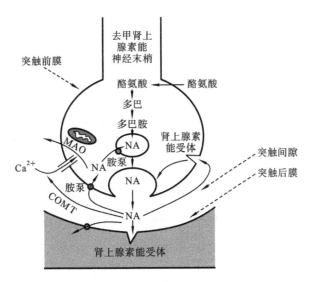

图 2-1-3　去甲肾上腺素的体内过程

NA 结合的受体,分为以下两类。

(1) α型肾上腺素受体(α受体):可分为 α_1 和 α_2 两种亚型。α_1 受体主要分布于突触后膜,如皮肤、黏膜、内脏的血管;α_2 受体主要分布于突触前膜。

(2) β型肾上腺素受体(β受体):可分为 β_1 和 β_2 等亚型,β_1 受体分布于心脏;β_2 受体主要分布于支气管、血管和去甲肾上腺素能神经末梢突触前膜。

二、传出神经系统的生理效应

传出神经系统通过神经末梢兴奋时所释放的递质与受体结合,并激动受体而产生效应。不同的递质可通过激动不同的受体而产生不同的生理效应。

(一)胆碱受体的效应

1. M 样作用　M 受体激动时主要表现为心脏抑制、血管扩张、内脏平滑肌收缩、瞳孔缩小、腺体分泌等。

2. N 样作用　N_1 受体激动时主要表现为自主神经节兴奋、肾上腺髓质分泌,血压升高;N_2 受体激动时主要表现为骨骼肌收缩。

(二)肾上腺素受体的效应

1. α型作用　α_1 受体激动时主要表现为皮肤、黏膜、内脏的血管收缩,血压升高等;突触前膜的 α_2 受体激动时可通过负反馈性调节,抑制去甲肾上腺素的释放。

2. β型作用　β_1 受体激动时主要表现为心脏兴奋;β_2 受体激动时主要表现为支气管平滑肌、骨骼肌血管和冠状血管舒张。突触前膜 β_2 受体激动可促进去甲肾上腺素的释放。

(三)受体作用的对立统一效应

机体多数效应器官受到了胆碱能神经和去甲肾上腺素能神经的双重支配,它们的

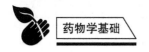

效应大多是相拮抗的,但从整体来看,在中枢神经系统的调控下又是统一的,共同维持所支配的效应器的正常功能活动。当两类神经同时兴奋时,则占优势的神经效应通常会显现出来(表 2-1-1)。如去甲肾上腺素能神经兴奋时,激动 β_1 受体使心率加快;当胆碱能神经兴奋时,激动 M 受体使心率减慢。当这两类神经同时兴奋时,胆碱能神经占有优势,故心率减慢。

表 2-1-1　传出神经系统的受体分布及生理效应

效应器		胆碱能神经兴奋		去甲肾上腺素能神经兴奋		
		受体	效应	受体	α 型效应	β 型效应
心脏	心肌	M	收缩力减弱	β_1	—	收缩力增强
	窦房结	M	心率减慢*	β_1	—	心率加快
	传导系统	M	传导减慢*	β_1	—	传导加快
血管	皮肤黏膜、内脏	M	舒张	α	收缩*	
	骨骼肌	M	舒张(交感)	α、β_2	收缩	舒张*
	冠状血管	—	—	α_1、β_2	收缩	舒张*
平滑肌	支气管	M	收缩*	β_2	—	松弛
	胃肠壁	M	收缩*	β_2	—	松弛
	胃肠括约肌	M	松弛	α_1	收缩	—
	膀胱逼尿肌	M	收缩*	β_2	—	松弛
	膀胱括约肌	M	松弛	α_1	收缩	
	胆囊	M	收缩*	β_2		松弛
眼	瞳孔括约肌	M	收缩(缩瞳)*	—	—	
	瞳孔开大肌	M	—	α_1	收缩(扩瞳)	
	睫状肌	M	收缩(近视)*	β_2		松弛(远视)
腺体	汗腺	M	全身分泌(交感)	α_1	手脚心分泌	
	唾液腺	M	分泌*	α_1	分泌	
	胃肠、呼吸道	M	分泌	—	—	
代谢	肝	—	—	α_1、β_2		糖原分解
	肌肉	—	—	β_2		糖原分解
	脂肪组织	—	—	α_2、β_1		脂肪分解
自主神经节		N_1	兴奋	—	—	
肾上腺髓质		N_1	分泌	—	—	
骨骼肌		N_2	收缩	—	—	

注:*号表示占优势。

三、传出神经系统药的作用方式和分类

（一）传出神经系统药的作用方式

1. 直接作用于受体 大部分传出神经系统药都是通过直接与受体结合而产生效应。具有内在活性的药物与受体结合后能激动受体，从而产生与递质相似的作用，如毛果芸香碱可激动 M 受体使瞳孔缩小；无内在活性或者内在活性很弱的药物与受体结合后能阻断受体，从而产生与递质相拮抗的作用，如阿托品可阻断 M 受体使瞳孔扩大。

2. 影响递质 有些药物可通过影响递质的合成、储存、释放或消除过程而产生作用。如有机磷酸酯类药物可抑制胆碱酯酶的活性，使 ACh 的水解减少，突触间隙内的 ACh 蓄积而引起中毒。

（二）传出神经系统药的分类

传出神经系统药根据作用部位和作用方式不同可进行如下分类，见表 2-1-2。

表 2-1-2　传出神经系统药分类

拟　似　药	拮　抗　药
（一）胆碱受体激动药	（一）胆碱受体阻断药
1. M、N 受体激动药（乙酰胆碱）	1. M 受体阻断药（阿托品）
2. M 受体激动药（毛果芸香碱）	2. N_1 受体阻断药（美卡拉明）
3. N 受体激动药（烟碱）	3. N_2 受体阻断药（筒箭毒）
（二）抗胆碱酯酶药	（二）胆碱酯酶复活药（氯解磷定）
1. 易逆性抗胆碱酯酶药（新斯的明）	（三）肾上腺素受体阻断药
2. 难逆性抗胆碱酯酶药（有机磷酸酯类化合物）	1. 非选择性 α 受体阻断药（酚妥拉明）
（三）肾上腺素受体激动药	2. α_1 受体阻断药（哌唑嗪）
1. α、β 受体激动药（肾上腺素）	3. α_2 受体阻断药（育亨宾）
2. α 受体激动药（去甲肾上腺素）	4. 非选择性 β 受体阻断药（普萘洛尔）
3. β 受体激动药（异丙肾上腺素）	5. 选择性 β_1 受体阻断药（美托洛尔）
4. β_1 受体激动药（多巴酚丁胺）	6. α、β 受体阻断药（拉贝洛尔）
5. β_2 受体激动药（沙丁胺醇）	

📖 知识拓展 ···

一、毒蕈碱

蕈是指生长在树林里或草地上的某些高等菌类植物，呈伞状，种类很多，有的可食用，有的有毒。毒蕈碱为经典 M 受体激动药，最初从捕蝇蕈中提取，但含量很低。在丝

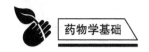
盖伞菌属和杯伞菌属中含有较高的毒蕈碱成分,食用这些菌属后,在 30～60 min 内可出现毒蕈碱样中毒症状,表现为恶心、呕吐、腹部绞痛、腹泻、流涎、流泪、头痛、视觉障碍、支气管痉挛、心动过缓、血压下降、休克等。可使用 M 受体阻断药阿托品 1～2 mg,每隔 30 min 肌内注射一次进行治疗。

二、多巴胺受体

能够选择性地与多巴胺(dopamine,DA)结合的受体称为多巴胺受体,可分为 D_1 和 D_2 两种亚型。D_1 受体主要分布于肠系膜、肾、心、脑等血管处,激动时主要引起血管扩张;D_2 受体主要分布于延髓催吐化学感受区、中脑边缘系统、黑质-纹状体、下丘脑、垂体等处,激动时主要导致呕吐、内分泌紊乱等。

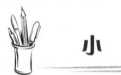

小 结

传出神经系统药是一类作用于传出神经系统的药物,临床上应用广泛。传出神经按所释放的递质可分为胆碱能神经和去甲肾上腺素能神经两大类,分别释放 ACh 和 NA。能够与 ACh 结合的受体称为胆碱受体,分为 M 受体和 N 受体两种类型;能够与 AD 或 NA 结合的受体称为肾上腺素受体,分为 α 受体和 β 受体两种类型。传出神经系统药通过直接作用于受体或影响递质而产生作用,最终可产生拟胆碱作用、抗胆碱作用、拟肾上腺素作用或者抗肾上腺素作用。

能力检测

1. 按释放的递质可将传出神经分为哪几类? 分别都包括哪些神经?
2. 简述传出神经系统的受体分布及效应。

任务二　胆碱受体激动药的基本知识

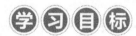

学习目标

知识目标

(1) 掌握毛果芸香碱、新斯的明的药理作用及临床应用;

(2) 了解毒扁豆碱、加兰他敏的作用和应用。

能力目标

(1) 能为青光眼、重症肌无力患者选择合适的药物；

(2) 使用胆碱受体激动药时能识别药物的不良反应，并实施预防和治疗措施。

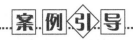

我国约有视力残疾人 900 多万，其中包括低视力患者及盲人。在各种致盲因素中首要的致盲因素是白内障，其次就是青光眼。低视力和盲的康复方法有哪些？对于青光眼应如何进行药物治疗？

案例分析：目前低视力的康复方法主要是对低视力患者配用合适的助视器，同时进行相应的训练。盲的康复方法主要是对盲人进行定向行走训练。青光眼是由于眼内压过高引起，表现为头痛、视力减退、甚至失明。青光眼的治疗包括药物治疗、激光治疗和手术治疗，药物治疗应选用毛果芸香碱、噻吗洛尔等能够降低眼内压的药物。

胆碱受体激动药又称为拟胆碱药，根据药物作用方式的不同分为两类：一类是直接作用于胆碱受体的激动药，如毛果芸香碱等；另一类是抗胆碱酯酶药，如新斯的明等。

一、胆碱受体激动药

（一）概述

胆碱受体激动药是一类直接激动胆碱受体的药物，按照对受体的选择性分为以下三类。

1. M、N 受体激动药 ①乙酰胆碱(acetylcholine，ACh)：因其在体内易被胆碱酯酶水解，作用时间短暂，且作用广泛，选择性差，故无临床实用价值，可作为实验研究的工具药。②卡巴胆碱(carbachol)：因副作用较多，且阿托品对它的解毒效果差，故目前主要用于局部滴眼治疗青光眼。

2. M 受体激动药 毛果芸香碱：目前治疗青光眼的常用药物。

3. N_1 受体激动药 烟碱(nicotine，尼古丁)：作用广泛、复杂，故无临床实用价值，仅具有毒理学意义。

（二）M 受体激动药

毛果芸香碱(pilocarpine，匹鲁卡品)

毛果芸香碱是从毛果芸香属植物中提取出的生物碱，现已能人工合成。

【作用与应用】

毛果芸香碱能选择性地激动 M 受体，产生 M 样作用。对眼和腺体的作用最明显。

1. 对眼的作用 使用该药滴眼后能引起缩瞳、降低眼内压和调节痉挛等作用(图 2-2-1)。

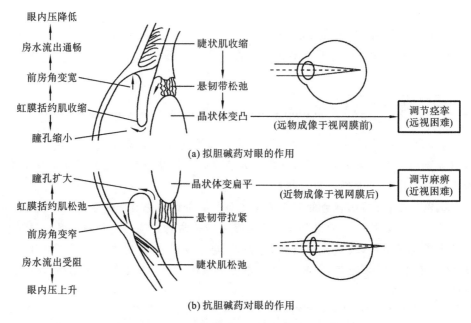

图 2-2-1　拟胆碱药和抗胆碱药对眼的作用

（1）缩瞳：激动瞳孔括约肌的 M 受体，瞳孔括约肌收缩，瞳孔缩小。可与扩瞳药交替应用治疗虹膜睫状体炎，可防止虹膜与晶状体粘连。

（2）降低眼内压：毛果芸香碱可通过缩瞳作用使虹膜向中心拉紧，虹膜根部变薄，从而使处在虹膜周围部分的前房角间隙扩大，房水易于通过小梁网及巩膜静脉窦而进入血液循环，结果使眼内压下降。主要用于治疗青光眼。青光眼患者由于眼内压过高可以引起头痛、视力减退，严重时可致失明。用药后能使眼内压迅速降低，从而缓解或消除青光眼症状。

（3）调节痉挛：激动瞳孔括约肌的 M 受体，使睫状肌向瞳孔中心方向收缩，悬韧带松弛，晶状体变凸，屈光度增加，使远物成像于视网膜前，视远物模糊，视近物清楚，这一作用称为调节痉挛。

2. 对腺体的作用　毛果芸香碱吸收后能激动腺体的 M 受体，使腺体分泌增加，汗腺和唾液腺分泌增加最明显。此作用临床意义不大。

此外，毛果芸香碱是 M 受体阻断药阿托品的拮抗剂，当阿托品中毒时可用本品解救。

【不良反应和用药注意】

本药滴眼浓度过高可引起眼痛，过量吸收可引起全身胆碱受体激动的症状，故浓度勿过高。滴眼时应用手指压迫内眦，避免药液流入鼻腔而导致中毒。

二、抗胆碱酯酶药

抗胆碱酯酶药又称为胆碱酯酶抑制药，能抑制胆碱酯酶的活性，使体内 ACh 蓄积而激动 M 受体和 N 受体，呈现 M 样及 N 样作用。可分为易逆性抗胆碱酯酶药和难逆性抗胆碱酯酶药两类。

（一）易逆性抗胆碱酯酶药

新斯的明（neostigmine）

新斯的明又名普鲁斯的明（prostigmine），是人工合成品。口服吸收少而不规则，不易透过血脑屏障，无明显的中枢作用。溶液滴眼时，不易透过角膜进入前房，故对眼的作用也较弱。

【作用与应用】

1. M 样作用

（1）兴奋平滑肌：对胃肠道和膀胱平滑肌有较强的兴奋作用，故可用于手术后腹气胀和尿潴留。

（2）减慢心率：可用于治疗阵发性室上性心动过速。

2. N 样作用　对骨骼肌有强大兴奋作用，常用于治疗重症肌无力。

【不良反应和用药注意】

本药副作用较小，过量服用可产生恶心、呕吐、腹痛、肌肉颤动等；禁用于机械性肠梗阻、尿路梗阻和支气管哮喘患者。

毒扁豆碱（physostigmine，eserine，依色林）

毒扁豆碱是从非洲出产的毒扁豆种子中提出的生物碱，现已能人工合成。毒扁豆碱具有与新斯的明相似的可逆性抑制胆碱酯酶的作用。对于中枢神经系统，毒扁豆碱小剂量可兴奋，大剂量则抑制，中毒时可引起呼吸麻痹。因其毒性较大，很少用于全身用药。现主要局部用于治疗青光眼，作用较毛果芸香碱强而持久，但刺激性较大。滴眼时应压迫内眦，避免药液流入鼻腔后吸收，引起中毒。

加兰他敏（galanthamine）

加兰他敏也属于易逆性抗胆碱酯酶药，作用较弱。本药可用于治疗重症肌无力，但疗效较差，也用于脊髓灰质炎后遗症的治疗。机械性肠梗阻、支气管哮喘、癫痫及心动过缓者禁用。

吡啶斯的明（pyridostigmine）

吡啶斯的明的作用较新斯的明稍弱，维持时间较久。本药主要用于治疗重症肌无力，也可用于手术后腹气胀和尿潴留。过量中毒的危险较小，较少引起胆碱能危象。

（二）难逆性抗胆碱酯酶药

有机磷酸酯类（organophosphate）

有机磷酸酯类与胆碱酯酶结合后，形成难以水解的磷酰化胆碱酯酶，使胆碱酯酶活性难以恢复，故称其为难逆性抗胆碱酯酶药，毒性很强。本类药主要用作农业杀虫剂，有的可用作环境卫生杀虫剂，如敌百虫（dipterex）、乐果（rogor）、马拉硫磷

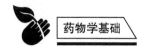

（malathion）、敌敌畏（DDVP）和内吸磷（E1059）等。本类药可经消化道、呼吸道以及完整的皮肤吸收而引起中毒，在农业生产使用过程中，经皮肤吸收是主要的中毒途径。

【中毒机制】

当有机磷酸酯类进入体内后，与胆碱酯酶结合形成难以水解的磷酰化胆碱酯酶，使胆碱酯酶难以恢复活性从而导致 ACh 在突触间隙内大量积聚，引起一系列中毒症状。如果中毒抢救不及时，磷酰化胆碱酯酶可进一步生成更稳定的单磷酰化胆碱酯酶，此时再用胆碱酯酶复活药也难以使其恢复活性，称为酶"老化"。故抢救有机磷酸酯类化合物中毒应及早使用胆碱酯酶复活药以恢复胆碱酯酶的活性。

【中毒症状】

有机磷酸酯类轻度中毒以 M 样症状为主，表现为瞳孔缩小、视物模糊、恶心、呕吐、腹痛、腹泻、出汗、呼吸道分泌物增多、呼吸困难、心动过缓等；中度中毒时同时出现 M 样症状和 N 样症状，N 样症状表现为血压升高、肌肉震颤或抽搐等，骨骼肌过度兴奋后可转为麻痹；重度中毒出现 M 样、N 样症状和中枢神经系统症状，中枢神经系统出现先兴奋后抑制的症状，表现为躁动不安、谵妄、失眠等，严重时出现昏迷、呼吸抑制、循环衰竭。

【急性中毒解救措施】

1. 一般处理 发现中毒后，应立即将患者移出现场，并去除污染的衣物。对于经皮肤黏膜吸收者，用温水或肥皂水清洗皮肤；对于经口中毒者，首先抽出胃液和毒物，并用 2%～5%碳酸氢钠溶液、1%氯化钠溶液或 1：5000 高锰酸钾溶液反复洗胃，直至洗出液不含农药味，然后再用硫酸镁导泻。敌百虫口服中毒时不宜用碳酸氢钠溶液或肥皂水洗胃，因为其在碱性溶液中会转变为毒性更大的敌敌畏。对于硫磷中毒者，不宜用高锰酸钾溶液洗胃，因其氧化后毒性增强。

2. 解毒药

（1）M 受体阻断药：首选阿托品。阿托品为治疗急性有机磷酸酯类中毒的特异性、高效能解毒药物，能迅速缓解有机磷酸酯类中毒时出现的 M 样症状。开始时可用阿托品 2～4 mg 静脉注射或肌内注射，如无效，每隔 5～10 min 再肌内注射 2 mg，直至中毒的 M 样症状消失或出现阿托品轻度中毒的症状（阿托品化）。抢救有机磷酸酯类中毒时，阿托品的用量不受药典极量的限制。在抢救中度或重度有机磷酸酯类中毒患者时，必须将阿托品与胆碱酯酶复活药合用。

（2）胆碱酯酶复活药：一类能使被有机磷酸酯类抑制的胆碱酯酶恢复活性的药物，该类药都属于肟类化合物。目前临床上常用的胆碱酯酶复活药是氯解磷定（pralidoxime chloride，PAM-Cl），其水溶液较稳定，使用方便，可肌内注射或静脉给药，起效快而且不良反应较小。氯解磷定的作用如下。①恢复胆碱酯酶的活性：氯解磷定通过与磷酰化胆碱酯酶结合成复合物，复合物再裂解形成磷酰化氯解磷定，使胆碱酯酶游离而复活。②直接解毒作用：氯解磷定直接与体内游离的有机磷酸酯类结合，成为无毒的磷酰化氯解磷定从尿中排出,从而阻止游离的有机磷酸酯类继续抑制胆碱酯酶活性。氯解磷定能缓解有机磷酸酯类中毒的 N 样症状,明显缓解肌肉震颤;对中枢神经系统的中毒症状也有一定的缓解作用,但对中毒的 M 样症状影响较小,故应与阿托品合用。

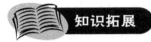 知识拓展

烟碱与吸烟的危害

烟碱又名尼古丁,是一种存在于茄科植物中的生物碱,也是烟草的重要成分。烟碱可激动 N 受体,作用广泛、复杂,故无临床实用价值,仅具有毒理学意义。综合国际上的研究结果,尼古丁对人体的健康风险主要表现在:①可造成血压升高、心率加快、心律失常,并诱发心脏病;②尼古丁可损害支气管黏膜,引发气管炎;③尼古丁可损伤脑细胞,可使吸烟者出现中枢神经系统症状,恶化相关疾病症状;④尼古丁与癌症的发生有关;⑤尼古丁可对孕妇和婴儿造成危害;⑥尼古丁可使手术后的患者切口出血,影响愈合。此外,吸烟者的烟雾中也含有烟碱和其他致病物质,可危害他人的健康,故对吸烟者应劝其戒烟。

 小　结

胆碱受体激动药是一类作用与胆碱能神经生理效应拟似的药物,又称为拟胆碱药。按其作用方式的不同,可分为直接激动胆碱受体药和抗胆碱酯酶药两类。常用的药物有 M 受体激动药,如毛果芸香碱,其主要用于治疗青光眼,滴眼时应用手指压迫内眦,避免药液流入鼻腔而导致中毒;易逆性抗胆碱酯酶药,如新斯的明,主要用于重症肌无力的治疗;难逆性抗胆碱酯酶药主要用作农业杀虫剂,急性中毒患者可用 M 受体阻断药和胆碱酯酶复活药解救。

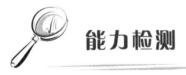 能力检测

1. 毛果芸香碱为什么能够治疗青光眼?
2. 新斯的明的药理作用、临床应用有哪些?又有哪些禁忌证?

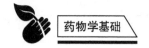

任务三 胆碱受体阻断药的基本知识

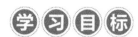

知识目标

(1) 掌握阿托品的药理作用、临床应用、不良反应及中毒处理；

(2) 熟悉东莨菪碱、山莨菪碱的作用特点及临床应用；

(3) 熟悉琥珀胆碱、筒箭毒碱的作用特点、临床应用及过量解救；

(4) 了解人工合成抗胆碱药的特点及应用。

能力目标

(1) 临床应用中能根据阿托品、东莨菪碱、山莨菪碱的作用特点选择用药；

(2) 使用胆碱受体阻断药时能识别药物的不良反应，并实施预防和治疗措施。

案例引导

　　小儿脑瘫患者中，有 25％～30％的患儿会出现流涎症，严重影响了患儿的身心健康。这种流涎症除了采取康复训练外，还可以辅助性使用阿托品治疗，请问使用阿托品的原理是什么？

　　案例分析：小儿脑瘫由于中枢神经系统的损伤，导致吞咽功能障碍和口唇闭合不良，可引起流涎症。此时选用阿托品治疗主要是通过阻断 M 受体，抑制唾液腺分泌从而缓解流涎的症状。

　　胆碱受体阻断药能够阻断胆碱受体，可阻碍 ACh 或胆碱受体激动药与受体结合，产生抗胆碱作用，故又称为抗胆碱药。按照药物对受体的选择性分为三类：M 受体阻断药（平滑肌松弛药）；N_1 受体阻断药（神经节阻断药）；N_2 受体阻断药（骨骼肌松弛药）。

一、M 受体阻断药

（一）阿托品类生物碱

阿托品（atropine）

阿托品是从茄科植物颠茄、曼陀罗和莨菪中提取出的生物碱，现已能人工合成。

【作用】

本药的作用机制为阿托品竞争性拮抗 ACh 或胆碱受体激动药对 M 受体的激动

作用,对 M_1、M_2、M_3 受体都有阻断作用。大剂量服用也有阻断神经节 N_1 受体的作用。

阿托品作用广泛,各器官对阿托品的敏感性不同。随着剂量的增大,依次作用于腺体、眼、平滑肌、心脏、中枢神经。

1. 腺体 阿托品通过阻断 M 受体而抑制腺体分泌。其中唾液腺和汗腺最敏感,在一般治疗量(0.3～0.5 mg)时,就受到明显抑制,引起口干和皮肤干燥,同时也抑制泪腺和呼吸道腺体分泌。服用较大剂量时可抑制胃液分泌,但对胃酸浓度影响较小。

2. 眼 阿托品能阻断 M 受体,使瞳孔括约肌和睫状肌松弛,出现扩瞳、眼内压升高和调节麻痹而导致远视(图 2-2-1)。对眼的作用与毛果芸香碱的相反。

3. 平滑肌 阿托品能阻断平滑肌上的 M 受体,松弛内脏平滑肌;对过度活动或痉挛的内脏平滑肌,松弛作用较显著;能抑制胃肠道平滑肌的痉挛,降低蠕动的幅度和频率,缓解胃肠绞痛;对膀胱逼尿肌也有解痉作用;对胆管、输尿管和支气管的解痉作用较弱;对子宫平滑肌影响较小。

4. 心血管系统

(1) 心脏:较大剂量(1～2 mg)的阿托品,能阻断心脏上的 M 受体,从而解除迷走神经对心脏的抑制,使心率加快,传导加速。

(2) 血管:治疗量对血管无显著影响。大剂量阿托品能解除小血管痉挛的作用,使血管扩张,因而能增加组织血流灌注量,改善微循环。扩血管作用与抗胆碱作用无关,可能是机体对阿托品所引起的体温升高产生的代偿性散热反应,也可能是阿托品的直接扩张血管的作用。

5. 中枢神经系统 较大剂量(1～2 mg)的阿托品可轻度兴奋延髓和大脑,更大剂量(2～5 mg)可使兴奋作用加强,出现烦躁、谵妄;中毒剂量(大于 10 mg)常致幻觉、定向障碍、运动失调和惊厥等,严重时由兴奋转入抑制,出现昏迷及呼吸麻痹。

【应用】

1. 解除平滑肌痉挛 本药适用于各种内脏胶痛,对胃肠绞痛和膀胱刺激症如尿频、尿急等疗效较好;对胆绞痛及肾绞痛的疗效较差,常和吗啡类镇痛药合用。也可治疗遗尿症。

2. 抑制腺体分泌 本药用于全身麻醉前给药,以减少呼吸道腺体和唾液腺的分泌,防止分泌物阻塞呼吸道及吸入性肺炎的发生,也可用于严重的盗汗和流涎症。

3. 眼科

(1) 虹膜睫状体炎:使用 0.5%～1% 阿托品溶液滴眼,可松弛虹膜括约肌和睫状肌,使之充分休息,有利于炎症的消退,也可预防虹膜与晶状体的粘连。

(2) 检查眼底:可用阿托品溶液滴眼扩瞳,但因其扩瞳作用可维持 1～2 周,调节麻痹也可维持 2～3 d,视力恢复较慢,目前常用作用时间较短的后马托品溶液取代。

(3) 验光配镜:阿托品可使睫状肌麻痹,晶状体固定,能准确地测定晶状体的屈光

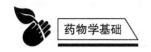

度,但作用持续时间过长,现已少用。阿托品可用于儿童验光,因儿童的睫状肌调节机能较强,而阿托品可充分发挥调节麻痹作用。

4. 缓慢型心律失常 临床上常用阿托品治疗迷走神经过度兴奋所致窦房阻滞、房室阻滞等缓慢型心律失常,也可用于治疗继发于窦房结功能低下而出现的室性异位节律。

5. 抗休克 对于暴发型流行性脑脊髓膜炎、中毒性细菌性痢疾、中毒性肺炎等所致的感染性休克,可在补足血容量的基础上使用大剂量阿托品治疗,以解除血管痉挛,改善微循环。

6. 解救有机磷酸酯类中毒 可缓解有机磷酸酯类中毒所表现出的 M 样症状和部分中枢症状。

【不良反应和用药注意】

阿托品的作用广泛,副作用较多。采用治疗量时可出现口干、皮肤干燥、视物模糊、心悸、排尿困难等。服用过量中毒时出现中枢兴奋症状,如谵妄、幻觉、惊厥等。重者可由中枢兴奋转入抑制,产生昏迷和呼吸麻痹等。

口服阿托品中毒者需洗胃、导泻;中枢过度兴奋者可选用地西泮或短效巴比妥类解救,但不宜使用氯丙嗪等吩噻嗪类药物,以免加重 M 受体阻断症状;呼吸抑制可采取吸氧、人工呼吸等措施;另外,可选用毛果芸香碱、新斯的明或毒扁豆碱对抗阿托品中毒症状。阿托品的最小致死量:成人为 80~130 mg,儿童约为 10 mg。

青光眼、前列腺增生及幽门梗阻患者禁用;老年人、心动过速者慎用。

东莨菪碱(scopolamine)

东莨菪碱是从洋金花、莨菪、颠茄等植物中提取的生物碱。

【作用与应用】

本药的外周作用和阿托品相似。本药扩瞳、调节麻痹和抑制腺体分泌的作用较阿托品的强,而对心血管的作用较弱。本药的中枢作用与阿托品不同,对中枢神经的抑制作用较强,小剂量产生镇静作用,较大剂量产生催眠作用,对呼吸中枢有兴奋作用。此外,还有防晕和抗帕金森病的作用。临床应用如下。

1. 麻醉前给药 因抑制腺体分泌的作用强于阿托品,又有镇静和兴奋呼吸中枢的作用,故东莨菪碱用于麻醉前给药优于阿托品。

2. 防晕止吐 东莨菪碱可用于缓解晕车、晕船等晕动病引起的头晕、恶心、呕吐症状,也可用于妊娠呕吐和放射性呕吐。

3. 治疗帕金森病 本药可缓解肌肉僵直、震颤和流涎等症状。

4. 解救有机磷酸酯类中毒 本药可缓解中毒所表现出的 M 样症状。

【不良反应和用药注意】

本药可引起嗜睡,其余不良反应和禁忌证与阿托品的相似。

山莨菪碱(anisodamine)

山莨菪碱是从茄科植物唐古特山莨菪中提取的生物碱,天然品称为 654-1,合成品称为 654-2。

【作用与应用】

1. 阻断 M 受体　其作用与阿托品相似,但扩瞳和抑制腺体分泌的作用较弱,仅为阿托品的 1/20～1/10,而对胃肠道平滑肌松弛作用较强。本药可用于治疗胃肠绞痛和解救有机磷酸酯类中毒。

2. 抗休克　大剂量山莨菪碱能解除血管痉挛,改善微循环而抗休克,可用于治疗感染性休克。和阿托品相比,山莨菪碱毒性较低,解痉作用的选择性相对较高,并且不易通过血脑屏障,目前可取代阿托品用于胃肠绞痛和感染性休克。

【不良反应和用药注意】

本药的不良反应与阿托品相似,但较阿托品轻。青光眼、颅内压增高、脑出血急性期患者禁用。

(二)阿托品的合成代用品

1. 合成扩瞳药

后马托品(homatropine)**和托吡卡胺**(tropicamide)

后马托品的扩瞳作用时间与调节麻痹作用时间都比阿托品的明显要短,调节麻痹作用约在用药后 24～36 h 消退,适用于一般眼科检查。其调节麻痹作用出现较快,但不如阿托品完全,特别是对于儿童。所以儿童验光仍应使用阿托品。

托吡卡胺的特点是起效快而持续时间最短,作用约维持 6 h。

2. 合成解痉药

丙胺太林(propantheline bromide)

丙胺太林又称普鲁本辛,为季铵类化合物,特点是对胃肠道 M 受体的选择性较高,治疗剂量时抑制胃肠道平滑肌的作用较强和持久,并能不同程度地减少胃液分泌,作用维持时间约 6 h,可用于胃十二指肠溃疡、胃肠痉挛和妊娠呕吐等。其不良反应与阿托品的相似,但较少。中毒量可致神经肌肉传递阻断,引起呼吸麻痹。

二、N_1 受体阻断药

N_1 受体阻断药能与 ACh 竞争自主神经节细胞膜上的 N_1 受体,妨碍 ACh 与 N_1 受体的结合,从而阻断神经冲动传递,故也称其为神经节阻断药。代表药物有美卡拉明(mecamylamine)和咪噻吩(trimethaphan)等。本类药物作用广泛,副作用多而且严重,目前主要用于麻醉时控制血压,以减少手术出血。

三、N_2 受体阻断药

N_2 受体阻断药也称骨骼肌松弛药,简称肌松药,能阻断神经肌肉接头的 N_2 受体,从而阻断神经冲动的传递,使骨骼肌松弛,便于在较浅的麻醉下进行外科手术。根据其作用方式的不同,可分为除极化型和非除极化型两类。

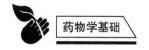
（一）除极化型肌松药

除极化型肌松药与运动终板膜上的 N_2 胆碱受体相结合，产生与 ACh 相似但较持久的除极化作用，使终板不能对 ACh 起反应，骨骼肌因而松弛。其主要特点是：①常先出现短暂的肌束颤动，这是由于不同部位的骨骼肌在药物作用下除极化出现的时间先后不同所致；②治疗量无神经节阻断作用，连续用药可产生快速耐受性；③与抗胆碱酯酶药有协同作用，过量不能用新斯的明解救。

琥珀胆碱（succinylcholine，司可林，scoline）

本药口服不吸收，注射后在血液中被血浆假性胆碱酯酶迅速水解。约 2% 的琥珀胆碱以原形形式经肾脏排泄。

【作用与应用】

静脉注射后先出现短时间肌束颤动，1 min 内出现肌肉松弛，2 min 时最强，5 min 左右肌松作用消失。静脉注射适用于气管内插管、气管镜、食管镜等操作。静脉滴注适用于时间较长的手术。

【不良反应和用药注意】

本药服用过量可引起呼吸肌麻痹，禁用新斯的明解救；可使血钾升高，高血钾患者禁用；可使眼外肌短暂收缩，升高眼内压，青光眼患者禁用；由于肌束颤动损伤肌梭，易引起肌肉酸痛。因氨基糖苷类抗生素大剂量使用可阻断神经-肌肉接头，故它不宜和本药合用。

（二）非除极化型肌松药

非除极化型肌松药又称竞争型肌松药，此类药物与运动神经终板膜上的 N_2 受体结合，能竞争性地阻断 ACh 的除极化作用，使骨骼肌松弛。其主要特点是：①在骨骼肌松弛前没有肌束颤动作用；②与抗胆碱酯酶药之间有拮抗作用，故服用过量时可用适量的新斯的明解救；③在同类阻断药之间有相加作用，肌松作用可被同类药物增强；④兼有程度不等的神经节阻断作用，可使血压下降。

筒箭毒碱（D-tubocurarine）

筒箭毒碱是从南美防己科植物中提取的生物碱。

【作用与应用】

本药口服难吸收，静脉注射后 3～4 min 即产生肌肉松弛作用，作用维持 20～40 min。临床上主要将其用作外科麻醉的辅助用药。

【不良反应和用药注意】

筒箭毒碱的服用剂量过大可引起呼吸肌麻痹，可用新斯的明解救。它具有神经节阻断和促进组胺释放等作用，故可使血压下降、心率减慢、支气管痉挛和唾液分泌过多。本药禁用于重症肌无力、支气管哮喘和严重休克患者。因其毒性大，来源有限，现临床上少用。

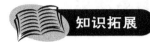**知识拓展** ···

肉毒毒素及其在康复治疗中的应用

肉毒毒素是肉毒杆菌产生的含有高分子蛋白的神经毒素,目前主要有 A、B、C、D、E、F 和 G 七种血清型。肉毒毒素可抑制运动神经末梢释放 ACh,引起肌肉松弛,中毒时可引起肌麻痹,特别是呼吸肌麻痹,是致死的主要原因。

A 型肉毒毒素可作为一种肌肉松弛剂可用于中枢神经系统疾病(如小儿脑瘫、颅脑外伤、脑血管疾病、脊髓损伤等)引起的肌肉痉挛。在康复治疗中,肉毒毒素作为一种辅助疗法,主要是为康复训练创造肌肉松弛的有利条件,以便进行功能训练及配合其他疗法。所以单独用肉毒毒素治疗对患者作用很小甚至没有作用,关键还是在于使用肉毒毒素后的功能训练。

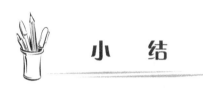

小 结

胆碱受体阻断药是一类作用与胆碱能神经生理效应相拮抗的药物,又称为抗胆碱药。按其对受体的选择性可分为:M 受体阻断药,如阿托品、东莨菪碱、山莨菪碱等,此类药物因能解除平滑肌痉挛,故又称为平滑肌解痉药,可用于缓解内脏绞痛;N_1 受体阻断药,又称为神经节阻断药,如美卡拉明等,因其作用广泛,副作用多而且严重,现已少用;N_2 受体阻断药,又称为骨骼肌松弛药,如琥珀胆碱、筒箭毒碱等,主要用作外科麻醉的辅助用药,过量可引起呼吸肌麻痹,用药时应备有人工呼吸机等抢救器材。

能力检测

1. 简述阿托品的药理作用及临床用途。

2. 比较阿托品、东莨菪碱、山莨菪碱的作用特点及临床应用。

3. 除极化型肌松药和非除极化型肌松药各有何特点,过量中毒应如何解救?

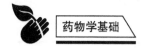

任务四 肾上腺素受体激动药的基本知识

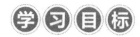

知识目标

(1) 掌握肾上腺素、去甲肾上腺素、异丙肾上腺素、多巴胺的药理作用、作用机制、临床应用及不良反应；

(2) 熟悉麻黄碱、间羟胺的作用特点及临床应用；

(3) 了解去氧肾上腺素的作用特点及临床应用。

能力目标

(1) 临床应用中能根据休克的类型选择用药；

(2) 使用肾上腺素受体激动药时能识别药物的不良反应，并实施预防和治疗措施。

案例引导

少数患者在输液或使用某些药物如青霉素时，可发生过敏性休克，突然出现心悸、胸闷、面色苍白、喉头水肿、冷汗、脉搏细弱、血压下降，甚至昏迷等，这时应如何抢救？

案例分析： 过敏性休克一旦发生，须及时抢救，抢救的首选药为肾上腺素。因为肾上腺素能兴奋心脏、收缩血管而升高血压，扩张支气管而缓解呼吸困难，并且能抑制过敏性介质的释放，减轻黏膜的充血水肿，从而能迅速缓解症状。此外可合用糖皮质激素，并采取人工呼吸、吸氧等措施，必要时行气管切开。

肾上腺素受体激动药通过直接激动肾上腺素受体或促进去甲肾上腺素能神经末梢释放递质间接激动受体，而产生与肾上腺素相似的作用，又称为拟肾上腺素药。因为其作用与交感神经兴奋的效应相似，故又称拟交感胺类，其基本化学结构是β-苯乙胺。苯环上有两个邻位羟基者为儿茶酚胺类，如肾上腺素、去甲肾上腺素、异丙肾上腺素、多巴胺等，其作用强，但由于在体内易被甲基转移酶（COMT）和单胺氧化酶（MAO）破坏，故作用维持时间短；无邻位羟基者为非儿茶酚胺类，如麻黄碱、间羟胺等，作用减弱，但作用维持时间延长。根据药物对肾上腺素受体的选择性可分为 α、β 受体激动药，α 受体激动药和 β 受体激动药三类。

一、α、β受体激动药

肾上腺素（adrenaline,epinephrine,AD）

肾上腺素是肾上腺髓质分泌的主要激素,药用肾上腺素是从家畜肾上腺中提取或人工合成的,其化学性质不稳定,遇光易分解,在碱性溶液中迅速氧化,变为粉红色或棕色而失效。

【作用】

肾上腺素能激动 α 和 β 两类受体,产生较强的 α 型和 β 型作用。

1. 心脏　肾上腺素可激动心脏的 β_1 受体,对心脏产生强大的兴奋作用,使心肌收缩力加强、传导加速、心率加快,心输出量增加。其不利的一面是提高心肌代谢,使心肌氧耗量增加,加上心肌兴奋性提高,如剂量大或静脉注射快,可引起心律失常,甚至引起心室颤动。

2. 血管　肾上腺素可激动血管平滑肌的 α_1 受体,使血管收缩,以皮肤黏膜血管收缩为最强烈;内脏血管,尤其是肾血管,也显著收缩;对脑和肺血管收缩作用十分微弱,有时由于血压升高而被动地舒张。可激动 β_2 受体,使骨骼肌血管和冠状血管舒张。

3. 血压　肾上腺素对血压的影响主要与剂量有关。注射一般剂量时,由于心脏兴奋,心排出量增加而收缩压升高,由于骨骼肌血管的扩张作用抵消或超过了皮肤黏膜及内脏血管的收缩作用,故舒张压不变或稍降,脉压差加大;较大剂量静脉注射时,收缩压和舒张压均升高,其血压升高后,在恢复正常前有微弱的降压作用。如预先使用 α 受体阻断药,则肾上腺素出现明显的降压作用,充分表现了其对血管 β_2 受体的激动作用,此现象称为"肾上腺素升压作用的翻转"。此外,肾上腺素还能激动肾小球旁细胞的 β_1 受体,促进肾素的分泌。肾上腺素对心血管系统的作用见图 2-4-1。

4. 支气管　肾上腺素能激动支气管平滑肌的 β_2 受体,使支气管扩张;能抑制肥大

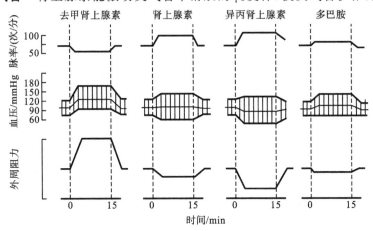

图 2-4-1　肾上腺素受体激动药对心血管系统的作用示意图

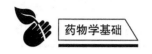

细胞释放过敏性物质;可通过激动 α₁ 受体使支气管黏膜血管收缩,降低毛细血管的通透性,有利于消除支气管黏膜水肿。

5. 代谢 肾上腺素能提高机体代谢,在治疗量时,可使耗氧量升高 20%～30%;能促进肝糖原分解,并降低外周组织对葡萄糖的摄取从而使血糖升高;肾上腺素还能激活甘油三酯酶加速脂肪分解,使血液中游离脂肪酸升高。

【应用】

1. 心跳骤停 肾上腺素可用于溺水、麻醉和手术过程中的意外、药物中毒、传染病和心脏传导阻滞等所致的心跳骤停。一般采用心室内注射,同时必须进行有效的人工呼吸和胸外心脏按压等。对电击所致的心跳骤停应配合心脏除颤器或利多卡因等除颤。

2. 过敏性休克 过敏性休克时由于组胺等过敏介质的释放,使小血管舒张和毛细血管通透性增加,引起血压下降;支气管平滑肌痉挛引起呼吸困难。肾上腺素能兴奋心脏、收缩血管而升高血压;可扩张支气管而缓解呼吸困难;能抑制过敏性介质的释放,减轻黏膜充血水肿,从而能迅速缓解症状。本药是抢救过敏性休克的首选药。

3. 支气管哮喘 肾上腺素可控制支气管哮喘的急性发作,皮下或肌内注射能在数分钟内奏效,但作用短暂,且副作用较多,现已少用。

4. 与局部麻醉药合用 在局部麻醉药中加入适量肾上腺素,可延缓局部麻醉药的吸收,减少吸收中毒的可能性,同时又可延长局部麻醉药的麻醉时间。一般局部麻醉药中肾上腺素的浓度为 1:250 000,一次用量不超过 0.3 mg。

5. 局部止血 当鼻黏膜和齿龈出血时可将浸有 0.1% 肾上腺素的纱布或棉球填塞出血处,使局部血管收缩而止血。

【不良反应和用药注意】

本药主要不良反应有心悸、烦躁、头痛和血压升高等。服用剂量过大可引起血压骤升,有发生脑出血的危险,也能引起心律失常,甚至心室颤动。故应严格掌握剂量。高血压、脑动脉硬化、器质性心脏病、糖尿病、甲状腺功能亢进患者禁用。

麻黄碱(ephedrine)

麻黄碱是从中药麻黄中提取的生物碱,现已可人工合成,药用其左旋体或消旋体。

【作用与应用】

本药可直接激动 α、β 受体,也能促进 NA 释放,作用与肾上腺素相似,其主要特点有:①性质稳定,口服有效;②兴奋心脏、收缩血管、升高血压和扩张支气管作用弱而持久;③中枢兴奋作用较显著;④易产生快速耐受性。

本药主要用于:防治某些低血压,如硬膜外麻醉和蛛网膜下腔麻醉所引起的低血压;预防支气管哮喘发作和轻症的治疗;治疗鼻黏膜充血引起的鼻塞,常用 0.5%～1% 麻黄碱溶液滴鼻,可消除黏膜肿胀;缓解荨麻疹和血管神经性水肿出现的皮肤黏膜症状。

【不良反应和用药注意】

用服本药可出现中枢兴奋所致的不安、失眠等,晚间服用宜加镇静催眠药以防止失眠。其禁忌证同肾上腺素。

多 巴 胺(dopamine,DA)

多巴胺是去甲肾上腺素生物合成的前体,药用的是其人工合成品。

【作用】

多巴胺主要激动 α、β 受体和 DA(D_1)受体,也可以促进 NA 释放。

1. 心脏 多巴胺主要激动心脏 $β_1$ 受体,也促进 NA 释放,能使心肌收缩力加强,心排出量增加。一般剂量对心率影响不明显,很少引起心律失常。

2. 血管 多巴胺能激动血管的 α 受体和 D_1 受体,而对 $β_2$ 受体的影响非常小。小剂量多巴胺能激动 D_1 受体,使肾、肠系膜血管和冠状血管扩张。大剂量多巴胺可激动血管的 α 受体,引起血管收缩。

3. 血压 小剂量多巴胺可使收缩压升高,舒张压无明显变化或稍增加,脉压差增大;大剂量多巴胺可使收缩压和舒张压均升高。

4. 肾脏 小剂量多巴胺可激动 D_1 受体,使肾血管舒张,增加肾血流量和肾小球滤过率,并能抑制肾小管的重吸收而排钠利尿,故可改善肾功能。大剂量多巴胺可激动 α 受体,使肾血管收缩,故用药应控制剂量。

【应用】

1. 抗休克 多巴胺可用于感染性休克、出血性休克及心源性休克等,对于伴有心肌收缩力减弱及尿量减少而血容量已补足的休克患者疗效较好。

2. 急性肾功能衰竭 多巴胺常与利尿药合用。

【不良反应和用药注意】

服用本药偶见恶心、呕吐,如剂量过大或滴注过快可出现心动过速、心律失常和肾血管收缩引致肾功能下降等,而一旦发生,应减慢滴注速度或停药。

二、α 受体激动药

去甲肾上腺素(noradrenaline,NA;norepinephrine,NE)

去甲肾上腺素是去甲肾上腺素能神经末梢释放的主要递质,也可由肾上腺髓质少量分泌,药用的是其人工合成品。本药化学性质不稳定,见光易失效,应避光保存,在碱性溶液中迅速氧化而失效。

【作用】

去甲肾上腺素主要激动 $α_1$ 和 $α_2$ 受体,对心脏 $β_1$ 受体作用较弱,对 $β_2$ 受体几乎无作用。

1. 血管 激动血管平滑肌的 $α_1$ 受体,主要使小动脉和小静脉收缩,以皮肤黏膜血管收缩最明显,其次是肾血管的收缩。由于心脏兴奋,心肌的代谢产物(如肌苷)增加,使冠状血管舒张。

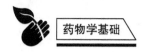

2. 心脏 激动心脏的 β_1 受体,使心肌收缩力加强,心率加快,传导加速,心排出量增加。在整体情况下,心率可由于血压升高后反射性兴奋迷走神经而减慢。剂量过大可导致心律失常。

3. 血压 小剂量滴注可使心肌收缩力加强,可使收缩压明显升高,但此时收缩血管作用并不强烈,舒张压仅轻度升高,脉压差加大。较大剂量使用本药时,因血管强烈收缩使外周阻力明显增高,故收缩压升高的同时舒张压也明显升高,脉压变小。

【应用】

1. 抗休克 本药主要用于神经源性休克早期,使用小剂量去甲肾上腺素静脉滴注,使收缩压维持在 12 kPa(90 mmHg)左右,以保证心、脑、肾等主要器官的血液供应。大剂量或长时间使用本药,可使血管强烈收缩,导致微循环障碍而加重休克。

2. 上消化道出血 使用去甲肾上腺素 1~3 mg,稀释后口服,可使食管或胃黏膜血管收缩而止血。

【不良反应和用药注意】

1. 局部组织缺血坏死 静脉滴注时间过长、浓度过高或药液漏出血管,可引起局部组织缺血坏死。如发现药液外漏或注射部位皮肤苍白,应更换注射部位,进行热敷,并用普鲁卡因或酚妥拉明作局部浸润注射,以扩张血管。

2. 急性肾功能衰竭 静脉滴注时间过长或剂量过大,可使肾脏血管剧烈收缩,产生少尿、无尿,故用药期间尿量至少应保持在每小时 25 mL 以上。

高血压、动脉硬化症及器质性心脏病患者禁用。

间羟胺(metaraminol;阿拉明,aramine)

间羟胺为人工合成品,不易被 COMT 和 MAO 代谢,故作用较持久。本药主要激动 α 受体,对 β_1 受体作用较弱。它可被肾上腺素能神经末梢摄取、进入囊泡,通过置换作用促使囊泡中的 NA 释放,间接地发挥拟肾上腺素作用。本药具有以下特点:①收缩血管、升高血压作用较弱、缓慢而持久;②对肾血管收缩作用弱,故很少发生少尿、无尿和肾功能衰竭;③给药方便,可肌内注射或静脉滴注。目前其主要取代去甲肾上腺素用于各种低血压和休克早期。

去氧肾上腺素(phenylephrine,苯肾上腺素;新福林,neosynephrine)

去氧肾上腺素为人工合成品,主要激动 α_1 受体。其收缩血管、升高血压的作用较去甲肾上腺素的弱而持久,可用于防治蛛网膜下腔麻醉和全身麻醉引起的低血压;由于血压升高反射性引起心率减慢,可用于阵发性室上性心动过速;激动瞳孔开大肌上的 α_1 受体而产生扩瞳作用,但无调节麻痹和升高眼内压作用,可作为快速、短效的扩瞳药用于眼底检查。

三、β 受体激动药

异丙肾上腺素(isoprenaline,ISO,IA)

异丙肾上腺素又名喘息定、治喘灵,为人工合成品,其化学结构是去甲肾上腺素氨基上的一个氢原子被异丙基所取代。口服无效,舌下和气雾吸入给药吸收迅速,吸收后主要被 COMT 代谢,较少被 MAO 代谢,持续时间略长于肾上腺素。

【作用】

异丙肾上腺素对 β_1 和 β_2 受体有很强的激动作用,对 α 受体几乎无作用。

1. 心脏 异丙肾上腺素激动心脏的 β_1 受体,使心肌收缩力加强、传导加速、心率加快。与肾上腺素比较,它加快心率、加速传导的作用较强。对窦房结兴奋作用较强,也能引起心律失常,但较少产生心室颤动。

2. 血管 异丙肾上腺素激动 β_2 受体,使血管舒张,对骨骼肌血管、冠状血管舒张作用强,对肾和肠系膜血管舒张作用较弱。

3. 血压 当以每分钟 $2\sim10\ \mu g$ 静脉滴注异丙肾上腺素时,由于心脏兴奋和外周血管舒张,导致收缩压升高而舒张压略下降,脉压差增大,但如静脉注射给药,则可引起舒张压明显下降、冠状血管的灌注压下降、冠状动脉有效血流量不增加、收缩压和舒张压均下降。

4. 支气管 异丙肾上腺素能激动支气管平滑肌的 β_2 受体,使支气管平滑肌松弛,特别是当支气管平滑肌处于痉挛状态时,其松弛作用更明显,此作用比肾上腺素强,但异丙肾上腺素不能消除支气管黏膜水肿。

5. 代谢 异丙肾上腺素促进糖原和脂肪分解,使血糖升高,血中游离脂肪酸含量增加,并能增加组织的耗氧量。与肾上腺素比较,其升高血糖的作用较弱。

【应用】

1. 支气管哮喘 舌下或气雾吸入给药,用于控制支气管哮喘急性发作,起效快而强,但反复用药,易产生耐受性。

2. 房室传导阻滞 治疗Ⅱ、Ⅲ度房室传导阻滞,易采用舌下含药,或静脉滴注给药。

3. 心跳骤停 本药主要适用于Ⅲ度房室传导阻滞等引起的心跳骤停,常采用心室内注射。

4. 抗休克 本药适用于心排出量减少、外周阻力较高的感染性休克,但需补足血容量。因易使心肌耗氧增加和诱发心律失常等,现已少用。

【不良反应和用药注意】

本药的不良反应:常见心悸、头晕,如剂量过大,可致心肌耗氧量增加,易引起心律失常,甚至引起心室颤动。本药禁用于冠心病、心肌炎和甲状腺功能亢进症的患者。

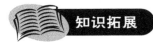 知识拓展

传出神经系统药在休克治疗中的应用

休克是由各种原因引起的急性循环功能障碍,使组织器官微循环血液灌流量严重不足,导致重要器官功能、代谢发生严重障碍的全身性病理过程。其主要临床表现有面

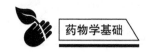

色苍白、发绀、四肢湿冷、血压下降、脉搏细速、尿量减少,甚至昏迷等。一旦发生应及时抢救。传出神经系统药中有很多药物可用于治疗休克,在临床应用中应根据病情的需要合理选择。

1. **过敏性休克** 宜首选肾上腺素,可同时配合抗组胺药或糖皮质激素提高疗效。

2. **失血性休克** 主要治疗措施是止血和补充血容量。对已补足血容量而微循环障碍未改善者,可酌情使用去甲肾上腺素或多巴胺。

3. **心源性休克** 宜选用能增加心肌收缩力、改善冠状血管循环的药物,如多巴胺、间羟胺、去甲肾上腺素等。

4. **神经源性休克** 可选用能收缩血管的间羟胺、去甲肾上腺素治疗,通过升高血压、缓解休克症状,此外需同时补充血容量。

5. **感染性休克** 采取综合治疗措施,如抗感染、补充血容量、纠正酸中毒等。如果休克仍未缓解,可应用血管扩张药如阿托品、山莨菪碱、多巴胺、异丙肾上腺素或酚妥拉明等以扩张血管,改善微循环。对于伴有心功能不全者,可考虑血管扩张药与血管收缩药合用。如酚妥拉明与去甲肾上腺素合用,酚妥拉明可对抗去甲肾上腺素过强的缩血管作用,同时使增强心肌收缩力的作用加强,有利于提高疗效。

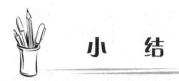

小 结

肾上腺素受体激动药又称为拟肾上腺素药或拟交感胺。常按照对受体的选择性分为三类:α、β受体激动药,如肾上腺素、麻黄碱、多巴胺等;α受体激动药,如去甲肾上腺素、间羟胺等;β受体激动药,如异丙肾上腺素等。按照化学结构可分为两类:儿茶酚胺类,如肾上腺素、去甲肾上腺素、异丙肾上腺素和多巴胺等,此类药物作用强,但维持时间短暂;非儿茶酚胺类,如麻黄碱、间羟胺等,此类药物作用弱、起效缓慢而作用持久。

肾上腺素受体激动药临床应用广泛,尤其是在休克中的应用。如肾上腺素可作为首选药抢救过敏性休克;去甲肾上腺素可用于休克早期血压骤降时升高血压;多巴胺则适合于血容量已补足而伴有心肌收缩力减弱、尿量减少的休克患者。使用肾上腺素受体激动药时应注意不良反应的监测,并采取有效的预防和治疗措施。

能力检测

1. 比较肾上腺素、去甲肾上腺素和异丙肾上腺素在作用与应用上的异同。
2. 简述肾上腺素作为首选药用于过敏性休克的机制。

3. 简述去甲肾上腺素的主要不良反应及防治措施。

任务五 肾上腺素受体阻断药的基本知识

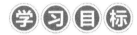

知识目标

(1) 掌握酚妥拉明的药理作用及临床应用；

(2) 掌握 β 受体阻断药的药理作用、临床应用、不良反应、用药注意及禁忌证；

(3) 熟悉 β 受体阻断药的分类和代表药；

(4) 了解酚苄明的作用与应用。

能力目标

(1) 临床应用中能根据各种 β 受体阻断药的作用特点选择用药；

(2) 使用肾上腺素受体阻断药时能识别药物的不良反应，并实施预防和治疗措施。

案例引导

酚妥拉明在心血管疾病康复中可用于治疗老年充血性心力衰竭，可以产生较好的疗效，但是当其过量服用而中毒时可引起体位性低血压，这时的低血压能否用肾上腺素解救？

案例分析：α 受体阻断药中毒引起的低血压不能用肾上腺素解救。因为 α 受体阻断药可将肾上腺素的升压作用翻转为降压作用，会使血压进一步降低，病情加重。应使用 α 受体激动药去甲肾上腺素解救。

肾上腺素受体阻断药又称为抗肾上腺素药，能阻断肾上腺素受体从而拮抗去甲肾上腺素能神经递质或肾上腺素受体激动药的作用。按照对受体的选择性可分为 α 受体阻断药和 β 受体阻断药两类。

一、α 受体阻断药

α 受体阻断药能选择性地阻断 α 受体，对 β 受体几乎无影响。它们能将肾上腺素的升压作用翻转为降压，这个现象称为"肾上腺素升压作用的翻转"，这是因为 α 受体阻断药选择性地阻断了与血管收缩有关的 α 受体，但不影响与血管舒张有关的 β 受体，对于主要作用于血管 α 受体的去甲肾上腺素，它们只能取消或减弱其升压效应而无"翻转作用"。对于主要作用于 β 受体的异丙肾上腺素的降压作用则无影响(图 2-5-1)。

根据药物对 α 受体的选择性不同，可分为：非选择性 α 受体阻断药，如酚妥拉明、酚

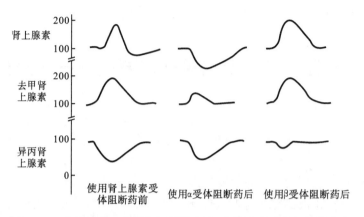

图 2-5-1 使用肾上腺素受体阻断药前后,儿茶酚胺对犬血压的影响

苄明等;选择性 α_1 受体阻断药,如哌唑嗪等;选择性 α_2 受体阻断药,如育亨宾等。

酚妥拉明(phentolamine,利其丁,regitine)

【作用】

酚妥拉明选择性地阻断 α 受体,作用较弱,对 α_1、α_2 受体选择性低。

1. 血管 阻断血管平滑肌的 α_1 受体并能直接松弛血管平滑肌,使血管舒张、血压下降,组织血流灌注量增加,改善微循环。

2. 心脏 对心脏有兴奋作用,使心肌收缩力加强,心率加快,排出量增加。其机制部分是血管舒张,血压下降,反射性兴奋交感神经引起;部分是阻断神经末梢突触前膜 α_2 受体,从而促进 NA 释放的结果。

3. 其他 有拟胆碱作用,使胃肠平滑肌兴奋;有组胺样作用,使胃酸分泌增加、皮肤出现潮红等。

【应用】

1. 外周血管痉挛性疾病 酚妥拉明可用于肢端动脉痉挛的雷诺综合征、血栓闭塞性脉管炎等。

2. 诊断和治疗嗜铬细胞瘤 酚妥拉明可用于嗜铬细胞瘤骤发高血压危象以及手术前的准备。

3. 抗休克 在补足血容量的前提下,酚妥拉明能使心排出量增加,血管舒张,外周阻力降低,从而增加组织血流灌注量,改善微循环;能降低肺循环阻力,防止肺水肿的发生。

4. 难治性充血性心力衰竭和急性心肌梗死 酚妥拉明能解除心力衰竭时小动脉和小静脉的反射性收缩,降低外周血管阻力,降低心脏的前、后负荷,使心排出量增加,从而缓解患者症状。

5. 去甲肾上腺素静滴外漏 可用酚妥拉明 10 mg 溶于 10～20 mL 生理盐水中,作皮下浸润注射,以对抗去甲肾上腺素的收缩血管作用,防止组织坏死。

【不良反应和用药注意】

常见的不良反应有体位性低血压、心动过速,本药还可致恶心、呕吐、腹痛、腹泻、胃酸分泌增多等反应。消化性溃疡和冠心病患者慎用。

酚苄明(phenoxybenzamine,苯苄胺,dibenzyline)

【作用与应用】

酚苄明阻断 α 受体的作用起效慢,但作用强大而持久。本药可用于外周血管痉挛性疾病,也可用于休克和嗜铬细胞瘤的治疗。

【不良反应和用药注意】

本药的常见不良反应有体位性低血压、心悸和鼻塞;口服可致恶心,呕吐;另外可抑制中枢神经,引起嗜睡、疲乏等。静脉注射或用于休克时必须缓慢,并充分补液和密切监护。

二、β受体阻断药

(一)概述

β 受体阻断药能竞争性地与 β 受体结合,从而拮抗去甲肾上腺素能神经递质或肾上腺素受体激动药的 β 型作用。可根据药物对 β 受体的选择性不同分为:非选择性 β 受体阻断药,如普萘洛尔等;选择性 $β_1$ 受体阻断药,如美托洛尔等;α、β 受体阻断药,如拉贝洛尔等。β 受体阻断药分类及药理学特性见表 2-5-1。

表 2-5-1 β受体阻断药分类及药理学特性

药 物 名 称	作用强度*	内在拟交感活性	膜稳定作用	血浆半衰期/h	主要消除器官
非选择性β受体阻断药					
普萘洛尔	1	0	++	3～5	肝
吲哚洛尔	5～10	0	±	3～4	肝、肾
噻吗洛尔	6～100	0	0	3～5	肝
纳多洛尔	2～4	++	0	10～20	肾
选择性β₁受体阻断药					
美托洛尔	1	0	±	3～4	肝
阿替洛尔	0.5～1	0	0	5～8	肾
醋丁洛尔	0.5	+	+	2～4	肝
α、β受体阻断药					
拉贝洛尔	0.25	±	±	4～6	肝

注:* 表示在犬,对抗标准剂量异丙肾上腺素加速心率的作用比较。

(二)作用

1. 阻断 β 受体

(1)心血管:本类药阻断心脏 $β_1$ 受体,可使心率减慢,心肌收缩力减弱,心排出量减少,心肌耗氧量下降,血压降低;阻断肾小球球旁细胞的 $β_1$ 受体,抑制肾素的分泌也可使

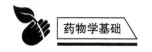

血压下降。非选择性β受体阻断药可阻断β_2受体并反射性兴奋交感神经,使血管收缩,外周阻力增加,冠状动脉血流量减少。

(2) 支气管:本类药阻断支气管平滑肌β_2受体,使支气管平滑肌收缩而增加气道阻力,对正常人影响较小,对支气管哮喘的患者,可诱发或加重哮喘的急性发作。选择性β_1受体阻断药的此作用较弱。

(3) 代谢:脂肪的分解与β受体有关,β受体阻断药可抑制交感神经兴奋所引起的脂肪分解;肝糖原的分解与激动α受体及β受体均有关,β受体阻断药与α受体阻断药合用时可拮抗肾上腺素的升高血糖的作用。

2. 内在拟交感活性 有些β受体阻断药与β受体结合后,除能阻断受体外还能对β受体产生部分激动作用,称为内在拟交感活性(intrinsic sympathomimetic activity, ISA)。一般这种作用较弱,会被其β受体阻断作用所掩盖。ISA 较强的药物在临床应用时,其减弱心肌收缩力、减慢心率和收缩支气管作用,一般比不具有内在 ISA 的药物为弱。

3. 膜稳定作用 有些β受体阻断药具有局麻作用和奎尼丁样的作用,这是由于其降低细胞膜对阳离子的通透性所致,故称为膜稳定作用。

(三) 应用

1. 心律失常 β受体阻断药可用于多种原因引起的快速型心律失常,如窦性心动过速等。

2. 心绞痛和心肌梗死 心肌梗死患者长期应用β受体阻断药可降低复发率和猝死率。

3. 高血压 β受体阻断药是我国目前常用的抗高血压药,降压的同时可减慢心率。

4. 其他 β受体阻断药用于甲状腺功能亢进症及甲状腺危象,对控制激动不安、心动过速和心律失常等症状有效,并能降低基础代谢率;用于青光眼,噻吗洛尔可减少房水生成而降低眼内压,通过局部滴眼可治疗青光眼。

(四) 不良反应和用药注意

本药一般的不良反应主要有恶心、呕吐、轻度腹泻等;偶见皮疹、血小板减少等;严重不良反应可引起急性心力衰竭;此外由于阻断β_2受体,可增加呼吸道阻力,诱发支气管哮喘;长期用药突然停药可引起反跳现象,使原有病情加重。

本药禁用于心功能不全、窦性心动过缓、重度房室传导阻滞和支气管哮喘等患者。

(五) 常用β受体阻断药

普萘洛尔(propranolol,心得安)

普萘洛尔具有较强的β受体阻断作用,对β_1和β_2受体的选择性低,无内在拟交感活性。口服吸收快而完全,有明显的首关消除,不同个体口服相同剂量时血药浓度可以相差 20 倍。用药后使心率减慢,心肌收缩力减弱,心排出量减少,冠状动脉血流量下降,心肌耗氧量明显降低。本药可用于治疗心律失常、心绞痛、高血压、甲状腺功能亢进症等。

噻吗洛尔(timolol,噻吗心安)

噻吗洛尔是已知作用最强的 β 受体阻断药,常用其滴眼剂,降低眼内压治疗青光眼。其作用机制主要是减少房水的生成。本药无缩瞳、调节痉挛等副作用。

阿替洛尔(atenolol,氨酰心安)和美托洛尔(metoprolol,美多心安)

两药对 $β_1$ 受体有选择性阻断作用,对 $β_2$ 受体作用较弱,故一般不诱发或加重支气管哮喘,但对哮喘患者仍需慎用。两药主要用于治疗各型高血压、心绞痛及室上性心律失常。

拉贝洛尔(labetalol,柳胺苄心定)

拉贝洛尔在阻断 β 受体的同时,兼具有阻断 α 受体的作用。其中对 β 受体的阻断作用强于对 α 受体的阻断作用。本药在临床上多用于治疗中、重度高血压和心绞痛。

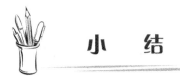

小 结

肾上腺素受体阻断药又称为抗肾上腺素药。按照对受体的选择性可分为 α 受体阻断药和 β 受体阻断药两类。其中 α 受体阻断药常用的药物有酚妥拉明,可用于治疗外周血管痉挛性疾病、抗休克、治疗难治性心力衰竭等,过量使用可引起体位性低血压,应用去甲肾上腺素解救;β 受体阻断药常用的药物有普萘洛尔、美托洛尔、拉贝洛尔等,可用于高血压、心绞痛、心肌梗死和心律失常等的治疗,过量使用可诱发、加重支气管哮喘或诱发心力衰竭,用药时应注意。

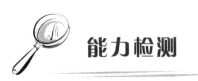

能力检测

1. 简述酚妥拉明的药理作用及临床应用。
2. 简述 β 受体阻断药的作用、应用、不良反应、用药注意及禁忌证。
3. 酚妥拉明过量引起的体位性低血压能否用肾上腺素解救?请分析其原因。

参考文献

[1] 杨宝峰.药理学[M].7 版.北京:人民卫生出版社,2008.
[2] 侯晞,武继彪.药理学[M].2 版.北京:人民卫生出版社,2010.

(彭 飞)

中枢神经系统药物概论

任务一　镇静催眠药的基本知识

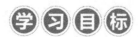

知识目标

(1) 掌握地西泮作用、应用、不良反应和应用的注意事项;

(2) 熟悉其他苯二氮䓬类药物、苯巴比妥、硫喷妥钠、水合氯醛、多塞平、丁螺环酮等的作用特点、用途、常见不良反应及防治措施;

(3) 了解各类药物的作用机制、体内过程与药物作用的关系。

能力目标

(1) 能根据失眠特点,为患者选用安全有效的催眠药;

(2) 能根据临床需要,合理选用镇静催眠药;

(3) 使用镇静催眠药时能识别药物的不良反应,并实施防治措施和健康宣教。

案例引导

病例介绍:男,73 岁,退休,已婚,汉族,初中学历,2005 年 9 月 19 日入院。

入院诊断:①镇静催眠药(利眠宁、苯巴比妥、地西泮、芬拿露)所致依赖综合征;②脑萎缩;③轻度白内障;④脑梗塞。

患者反复使用多种催眠药 35 年,近 10 年强制性使用。1970 年(37 岁)因工作紧张而失眠,开始使用艾司唑仑 1 mg 用于改善睡眠,后剂量不断加大,最高剂量 34 mg 才能达到预期睡眠的目的,停止或减量则出现失眠加重、焦虑、烦躁等情况,故需强制性使用。1994 年 12 月因突然停用艾司唑仑而出现眩晕、不认识亲人、看东西漂浮、焦虑、易激动、冲动打家人,而到医院精神科诊治,28 d 后出院,10 个月未复发。

请予以治疗和健康宣教。

(1) 镇静催眠药对身体的危害很大,长期使用可导致一系列症状的产生,如烦躁、紧张、出汗、震颤、焦虑不安、睡眠障碍,在戒断治疗过程中,可能会出现一些身体不适,如失眠、身体疼痛、心里难受、焦虑,坐立不安,甚至出现一些冲动或伤人的举动,或癫痫大发作。可给予三种药物治疗:地西泮可以稳定情绪,如缓解焦虑、紧张和不安,使患者晚上易于入睡,使其睡眠时间延长,副反应主要有嗜睡、乏力,大剂量服用可引起共济失调、震颤;丙戊酸钠可调节情绪,副作用有胃肠道反应,长期应用可出现肝功能损害;帕罗西汀可以对抗焦虑和睡眠障碍,副作用主要是食欲减退,恶心等。

(2)养成良好的生活习惯和睡眠的习惯,在遇到困难或心情不舒畅时,与朋友及家属多沟通。学会自我调节,转移注意力,善于宣泄,及时疏通。学会不用药物解决问题的方法。经常户外活动。在饮食上少食油腻、高脂肪食物,多食蔬菜水果;少食细粮,多食粗粮,提倡饮食多样化。

一、苯二氮䓬类

苯二氮䓬类(benzodiazepine,BZ)药物多为1,4-苯并二氮䓬的衍生物,作用相似,但不同衍生物的抗焦虑、镇静、催眠、抗惊厥和中枢性肌肉松弛的作用各有侧重。主要用于镇静催眠的苯二氮䓬类药物有地西泮(diazepam,安定)、氟西泮(flurazepam,氟安定)、氯氮卓(chlordiazepoxide,利眠宁)、硝西泮(nitrazepam,硝基安定)、氯硝西泮(clonazepam,氯硝安定)、奥沙西泮(oxazepam,去甲羟基安定,舒宁)、艾司唑仑(estazolam,舒乐安定)、三唑仑(triazolam,酣乐欣)、劳拉西泮(lorazepam,氯羟安定)等。

地西泮(diazepam,安定,valium)

地西泮为BZ的代表药。因该药血浆蛋白结合率高达99%,且其肝脏代谢物去甲地西泮仍有镇静催眠作用,经肾排泄缓慢,属长效类药物,长期反复用药易致蓄积中毒。

【作用与应用】

(一)作用

1. 抗焦虑 小剂量地西泮(2.5～5 mg/次,3 次/日)可产生良好的抗焦虑作用,选择性高,疗效确切,能明显改善患者的恐惧、忧虑、紧张、失眠等症状。

临床应用如下。①地西泮可治疗各种原因所致的焦虑症,是目前最好的抗焦虑药之一,但因久用可致依赖性,近年来临床上多采用无依赖性的多虑平和丁螺环酮。目前临床上治疗广泛性焦虑症的首选药物为新型抗抑郁药,如帕罗西汀等。②麻醉前给药。③心脏电击复律和内镜检查前给药。后两个应用的药理学基础是地西泮静注给药后,产生暂时性记忆缺失,缓解患者对手术和检查操作的恐惧情绪,减少麻醉药用量,产生协同麻醉作用,并使患者对术中的不良刺激术后无记忆。

2. 镇静催眠 地西泮剂量增至(5～15 mg/次,临睡前服)可产生镇静催眠作用。地西泮具有以下优点。①安全范围较大,对呼吸、循环影响小,过量不引起麻醉;②不影

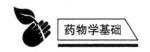

响快动眼睡眠(rapid eye movement,REM),停药后反跳现象及连续用药依赖性均较巴比妥类的轻;③无肝药酶诱导作用,联合用药相互干扰少;④后遗效应小,醒后无明显宿醉现象。本类药物现已取代了巴比妥类药物,成为临床上最常用的镇静催眠药,广泛用于各种原因导致的失眠症。因其是长效类药物,常用于易醒和早醒患者。

3. 抗惊厥、抗癫痫 地西泮有较强的抗惊厥和抗癫痫作用,常用于小儿高热、破伤风、子痫及药物中毒所致惊厥的治疗;静脉注射给药(5~20 mg/次)是治疗癫痫持续状态的首选方法。

4. 中枢性肌肉松弛 在降低肌张力的同时,不影响机体的正常活动。地西泮常用于缓解中枢性肌肉僵直(脑血管意外、脊髓损伤等)及外周性肌肉痉挛(腰肌劳损)。

(二)作用机制

目前认为BZ类药物对中枢神经系统的抑制作用与增强γ-氨基丁酸(GABA)的抑制作用有关。GABA是中枢神经系统内重要的抑制性递质,$GABA_A$受体是脑内主要的GABA受体,该受体与Cl^-通道耦联为$GABA_A$受体-Cl^-通道复合体的形式存在,是药物作用的结合部位。BZ类药物与BZ受体结合后,促进GABA与$GABA_A$受体结合,导致Cl^-通道开放的频率增加,使神经细胞膜超极化,从而增强GABA的中枢抑制效应。

【不良反应及用药注意】

①中枢神经系统:治疗量连续应用可出现头晕、嗜睡、乏力等副反应,大剂量服用可致共济失调、口齿不清、精神错乱等。用药期间不宜从事高空作业、精细及驾驶等工作。②急性中毒:过量使用或静脉注射过快可引起昏迷和呼吸、循环抑制,血压下降,心率减慢,重者可致呼吸及心跳停止。饮酒或合用其他中枢抑制药时尤易发生,故应缓慢注射,呼吸中枢抑制严重者可用BZ受体阻断药氟马西尼(flumazenil)抢救。③依赖性:长期用药可产生耐受性和依赖性,突然停药可出现戒断症状,表现为失眠、焦虑、激动、震颤等。本药应避免长期应用,宜短期或间断性用药。停药时逐渐减量至停药,以避免戒断症状。④其他:长期应用可致畸;偶有过敏反应,如皮疹、白细胞减少等;较大剂量服用可致尿潴留、呼吸性酸中毒等。孕妇、哺乳妇女、新生儿、阻塞性肺部疾病患者忌用。有过敏史者、青光眼患者、重症肌无力者、老年慎用,老年人剂量应减半。

其他常用BZ类药物见表3-1-1。

表 3-1-1 其他常用苯二氮卓类药物的比较

类别	常用药物	作用特点和临床应用	不良反应及应用注意
长效类	氟西泮	催眠作用强而持久。各型失眠,尤其适用于不能耐受其他催眠药的患者	眩晕、嗜睡、共济失调等;肝、肾功能不全者及孕妇慎用,15岁以下小儿禁用
	氯氮卓	抗焦虑、镇静催眠、抗惊厥、抗癫痫、中枢性肌肉松弛等作用;用于焦虑症,早醒、易醒,乙醇戒断症状等	嗜睡、便秘等,长期服用可产生耐受性和成瘾性;老人慎用,孕妇和哺乳期妇女禁用

续表

类 别	常用药物	作用特点和临床应用	不良反应及应用注意
中效类	硝西泮	催眠、抗癫痫作用显著；适用于入睡困难者，癫痫持续状态、婴儿痉挛及阵性肌痉挛	眩晕、嗜睡、共济失调等；服药期间禁酒，重症肌无力患者禁用
	氯硝西泮	催眠、抗惊厥、抗癫痫作用显著；适用于入睡困难者，诱导麻醉	常见嗜睡、共济失调及行为紊乱，偶见焦虑、抑郁等；肝、肾功能不良者慎用，青光眼患者禁用
	艾司唑仑	镇静催眠、抗惊厥、抗焦虑作用显著；用于失眠，焦虑症，癫痫，麻醉前给药	可见嗜睡、乏力，1～2 h后可消失
短效类	三唑仑	镇静催眠作用强、快、短，不良反应少，但依赖性较强；适用于入睡困难者	眩晕、乏力、嗜睡等；孕妇和哺乳期妇女慎用，急性闭角型青光眼、重症肌无力患者禁用

二、巴比妥类

巴比妥类为巴比妥酸的衍生物，根据其脂溶性大小、起效快慢和持续时间长短可分为长效、中效、短效和超短效四类。本类药物主要有苯巴比妥(phenobarbital)、异戊巴比妥(amobarbital)、司可巴比妥(secobarbital)和硫喷妥钠(thiopental sodium)。各药作用特点见表3-1-2。

表 3-1-2　巴比妥类药物作用特点和应用比较

类 别	药 物	显效时间/h	维持时间/h	消除方式	临床应用
长效类	苯巴比妥	0.5～1	6～8	肾排泄 肝代谢	癫痫大发作 抗惊厥
中效类	戊巴比妥 异戊巴比妥	0.25～0.5 0.25～0.5	3～6 3～6	肝代谢 肝代谢	失眠症 失眠、抗惊厥
短效类	司可巴比妥	0.25	2～3	肝代谢	失眠、抗惊厥
超短效类	硫喷妥钠	立即(静脉注射)	0.25	肝代谢	静脉麻醉

【作用与应用】

对中枢神经系统可产生普遍的抑制作用。随着剂量增大，依次出现镇静、催眠、抗惊厥、抗癫痫和麻醉作用。过量可抑制延髓呼吸中枢和血管运动中枢，导致呼吸麻痹死亡。

1. 镇静催眠 与 BZ 类相比具有以下特点：①安全范围小，过量可引起呼吸麻痹而致死，大剂量可引起麻醉；②对 REM 缩短明显，久用停药易出现反跳现象，患者停药困难，被迫继续用药，进而产生依赖性和成瘾性；③有肝药酶诱导作用（苯巴比妥），联合用药相互干扰大；④后遗效应明显。故治疗失眠被 BZ 类取代。长效及中效巴比妥类可用作麻醉前给药，以消除患者手术前紧张情绪，但效果不及地西泮。

2. 抗惊厥、抗癫痫 大于催眠量时具有强大的抗惊厥作用，临床上常用于治疗小儿高热、破伤风、子痫、脑膜炎、中枢兴奋药中毒所致的惊厥，可选用苯巴比妥钠、异戊巴比妥钠；小剂量即有抗癫痫作用，苯巴比妥可用于治疗癫痫大发作和癫痫持续状态。

3. 麻醉 硫喷妥钠和美索比妥可用于静脉麻醉或诱导麻醉。

4. 增强中枢抑制药作用 与镇痛药、解热镇痛药配伍，以增强疗效，也能增强其他药物的中枢抑制作用。

作用机制如下：选择性抑制脑干网状上行激活系统，使大脑皮层兴奋性降低而转入抑制。

近年来认为，巴比妥类能增强 GABA 介导的 Cl^- 内流（Cl^- 通道开放的时间增加），使神经细胞膜超极化，从而发挥抑制中枢神经系统的作用。

【不良反应】

①后遗效应：服用催眠量的巴比妥类后，次晨有头晕、嗜睡、精神不振及定向障碍等"宿醉"现象。②耐受性及依赖性：反复或长期服用可使患者对该类药产生耐受性及依赖性，耐受性产生的原因与其诱导肝药酶加速自身代谢和机体对巴比妥类药物产生适应性有关。突然停药易产生"反跳现象"和戒断症状。③急性中毒：大剂量（5～10 倍催眠量）或静脉注射速度过快可发生急性中毒，主要表现为昏迷、呼吸深度抑制、血压下降甚至消失，患者多死于呼吸衰竭。④过敏反应：少数人可引起药源性发热、荨麻疹、血管神经性水肿、哮喘、粒细胞减少、血小板减少性紫癜、剥脱性皮炎等。

【用药注意】

①高空作业和驾驶员服用后应注意后遗效应。②对该类药物实施严格管理，以防滥用。③急性中毒抢救措施：a. 清除体内毒物，如洗胃、灌肠、输液、碱化尿液、利尿、血液透析等；b. 支持和对症治疗，维持呼吸和循环功能，保持呼吸道通畅，必要时进行人工呼吸、吸氧，或实施气管切开，并用呼吸兴奋药等。④过敏者，哮喘患者，严重肺功能不全者，心、肝、肾功能不良者及老年患者慎用或禁用。⑤本类药物可透过胎盘并经乳汁排泄，影响胎儿和乳儿的呼吸。临产妇服用后可使新生儿发生低凝血酶原血症及出血。孕妇、哺乳妇女、临产妇女禁用。⑥苯巴比妥是药酶诱导剂，可加速其自身及双香豆素、皮质激素、口服避孕药、强心苷、苯妥英钠等药物的代谢，使上述药物作用减弱、时间缩短，需加大剂量才能达到原有的作用。但停用苯巴比妥前，需减少合用药的剂量，以防中毒。

三、其他镇静催眠药

水合氯醛（chloral hydrate）

本药性质稳定，口服吸收快。其作用特点如下：①催眠作用强，不缩短 REM 睡眠，无宿醉现象；②大剂量有抗惊厥作用；③久用可产生耐受性和依赖性，戒断症状严重，应防止滥用。因胃肠刺激性强，常以 10% 稀释溶液口服或灌肠给药，可用于子痫、破伤风、小儿高热惊厥和其他催眠药无效的患者和顽固性失眠；亦可用于子痫、破伤风、小儿高热及惊厥。但安全范围较小，较易损害心、肝、肾等重要脏器，严重心、肝、肾疾病患者禁用。

丁螺环酮（buspirone）

口服吸收快而完全，其作用特点如下：①与 BZ 类不同，无镇静、中枢性肌肉松弛和抗惊厥作用；②为 5-羟色胺$_{1A}$（5-HT$_{1A}$）受体部分激动剂，有显著抗焦虑作用，适用于对各种类型的焦虑症和焦虑引起的失眠治疗；③无明显依赖性。主要不良反应为头晕、头痛及胃肠功能紊乱等。对本品过敏者、严重肝肾功能不良者、重症肌无力者、分娩期妇女及 18 岁以下儿童禁用。

甲丙氨酯（meprobamate，眠尔通）

口服易吸收，催眠效果较好。具有镇静、催眠、抗焦虑和较弱的中枢性肌肉松弛作用，临床上短期用于焦虑症和失眠的治疗，尤其适用于老年失眠患者。不良反应有嗜睡、运动失调；偶见过敏反应；久用有依赖性。

多塞平（doxepin，多虑平）

多塞平是 5-HT 再摄取抑制剂，为三环类镇静功能较强的抗抑郁药。其作用特点如下：①有较强的抗焦虑作用，兼有抗抑郁作用；②无依赖性。常用于治疗焦虑性抑郁症或神经性抑郁症，也可用于镇静催眠。不良反应少，可出现口干、便秘、视力模糊、排尿困难等症状。青光眼、对三环类抗抑郁药过敏者、心肌梗死恢复期患者禁用。

褪黑素（melatonin，MT）

褪黑素又名脑白金，是大脑松果体分泌的激素。能调节人体昼夜睡眠节律，改善睡眠质量。外源性褪黑素的 $t_{1/2}$ 短，在体内能维持 2～4 h，可用于治疗各种类型的睡眠障碍，尤其适用于航空时差及昼夜节律性睡眠失调者。

佐匹克隆（zopiclone）

佐匹克隆为新型镇静催眠药，具有同 BZ 类相似的镇静、抗焦虑、中枢性肌肉松弛及抗惊厥作用。口服吸收迅速，体内分布广，主要经尿排泄，也可经唾液和乳汁排出。其催眠特点为入睡快，延长睡眠时间，明显增加深睡眠，轻度缩短 REM 睡眠，睡眠质量高。临床上主要用于治疗失眠。不良反应少，可出现口干、恶心、便秘、晨间嗜睡、肌无力等，长期用药突然停药也可出现戒断症状。

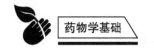

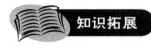知识拓展 ....

细胞因子与睡眠调节

细胞因子的研究在近年取得了极大的进展。最初认为细胞因子只是免疫系统的产物,仅在机体免疫应答和炎症反应等方面发挥作用。近年研究表明,细胞因子参与神经、内分泌、免疫系统网络的构成,是三者联系的重要桥梁。越来越多的证据提示,这些由多种免疫和非免疫细胞分泌的小分子多肽类物质不仅是机体面临炎症和免疫挑战时的"卫士",而且在机体正常的睡眠/觉醒生理调节中发挥作用。睡眠/觉醒周期是动物最原始的生理节律,睡眠对健康和疾病的康复都起着重要的作用。

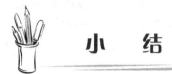 小 结

睡眠是一个复杂而又重要的生理过程,失眠在每个人的一生中几乎都会涉及。理想的催眠药,不仅要缩短入睡时间,还要求达到一定的睡眠深度和充足的睡眠时间,同时要求撤去药物后无反跳。目前尚无理想化的药物,故在选择药物时,更多的要考虑其不良反应的一面。长期服用此类药物均易产生耐药性和依赖性,宜短期、间断、交替使用,尽量避免长期应用,过量服用还会导致生命危险,应保持高度警惕。

了解患者失眠的特点,对入睡困难者宜选用起效快、作用维持时间较短的催眠药;对睡眠不实或易醒者,则宜选择起效慢而作用持久的药物。

用药注意如下。

(1) 地西泮静脉注射过快可发生呼吸中枢抑制,严重者致呼吸及心跳停止。饮酒或同时应用其他中枢抑制药尤为容易发生,应缓慢注射。呼吸中枢抑制严重者,必要时可用苯二氮卓类受体阻断药氟马西尼进行抢救。

(2) 长期应用地西泮可产生耐受性、依赖性,应避免长期应用,宜短期或间断性用药。不可随意增加剂量,停药时逐渐减量至停药,以避免出现戒断症状。劝诚患者用药期间不可吸烟、饮酒,以防增强中枢抑制作用,导致严重后果。

(3) 服用催眠量的巴比妥类药物后,次晨有头晕、嗜睡、精神不振及定向障碍等"宿醉"现象。高空作业和驾驶员服用后应注意"宿醉"现象,避免造成事故。

(4) 巴比妥类药物使用催眠量时对正常人呼吸影响小,使用大剂量或静脉注射速度过快可发生急性中毒。抢救措施如下:①清除体内毒物,如洗胃、灌肠、输液、碱化尿液、利尿、血液透析等;②支持和对症治疗,维持呼吸和循环功能,保持呼吸道通畅,人工呼吸、吸氧,必要时实施气管切开,并用呼吸兴奋药等。

(5) 大剂量水合氯醛损害心、肝、肾重要脏器,应严格掌握用药剂量。严重心、肝、肾疾病患者禁用。

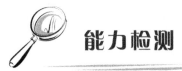

能力检测

1. 简述地西泮的作用及临床应用。
2. 试比较大剂量地西泮和苯巴比妥类药物所致中毒表现及解救方法的区别。
3. 在镇静催眠方面,地西泮取代巴比妥类药物的主要理由是什么?

参考文献

[1] 唐迪生,毛娟红.临床实用药物及其药理学基础[M].上海:复旦大学出版社,2003.

[2] 李端.药理学[M].6 版.北京:人民卫生出版社,2007.

任务二 抗癫痫药和抗惊厥药的基本知识

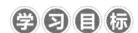

知识目标

(1) 掌握苯妥英钠、苯巴比妥、乙琥胺、丙戊酸钠、卡马西平及地西泮的作用、应用、不良反应及应用注意;

(2) 熟悉硫酸镁的作用、应用、不良反应及应用注意;

(3) 了解抗癫痫药物应用的一般原则。

能力目标

(1) 能根据癫痫发作类型,为患者选用安全有效的抗癫痫药;

(2) 能识别抗癫痫药的药物不良反应,并实施防治措施和健康宣教;

(3) 能说出硫酸镁治疗惊厥适应证、不良反应及防治措施。

案例引导

癫痫是比较常见的一种精神疾病,一般来说,癫痫的治疗方法主要是药物治疗,并且需要长期坚持用药。在这一问题上,部分患者或家属存在认知偏见,总是想追求短时间内治愈而相信一些偏方,结果导致病情恶化,严重者可引起药物中毒。

长期服用抗癫痫药时必须进行血药浓度检测,而部分偏方中用药的说明书均未标明西药成分含量,因而较容易给患者以一种"纯中药,安全药"的感觉,从而导致患者忽略了血药浓度的监测。实际上大多数这类中成药内含有西药卡马西平、苯妥英钠和苯巴比妥等成分,致使患者体内药物浓度过高而引起中毒反应,或血药浓度达不到有效范围而无法控制癫痫发作。

除此之外,市场上还有很多偏方内含有黄丹、朱砂等成分,长期服用会引起铅中毒,这样不仅会加重癫痫症状,还会引起对身体其他器官的损害。

总之,盲目治疗癫痫易导致中毒,即便是正规服用抗癫痫药物,要达到临床治愈的效果也需要一个长期的过程。所以,根据科学的治疗方法,坚持正确的治疗方案,加强平时的康复锻炼,合理的膳食营养,对癫痫患者至关重要。

一、抗癫痫药

癫痫是一类慢性、突然发作、反复性大脑机能失调的疾病。多数患者脑组织有局部病灶,呈异常、高频率放电,并向周围正常脑组织扩散。由于病灶的部位和扩散范围不同,会出现不同的临床表现和脑电图波形,被视为临床诊断的重要依据。癫痫的主要发作类型和症状表现的主要特点见表 3-2-1。

表 3-2-1　癫痫的主要发作类型和症状表现的主要特点

发 作 类 型	症状表现的主要特点
1. 癫痫大发作(全身强直-阵挛性发作)	此型常见。患者突然全身抽搐,意识丧失,脑电波呈每秒 15～40 次的高幅慢波,持续数分钟
（1）癫痫持续状态	它是指大发作持续状态,患者反复抽搐,持续昏迷,可危及生命,应及时抢救
（2）局限性发作(单纯性局限性发作)	表现为单侧肢体或面部的感觉异常或肌肉抽搐。如单侧抽搐发展到对侧,表现为意识丧失,全身抽搐如大发作
2. 小发作(失神性发作)	好发于儿童,表现为短暂意识丧失,双目凝视失神,无抽搐,不跌倒,脑电波呈每秒 3 次圆波和高幅尖波间隔出现,数秒钟后消失
3. 精神运动性发作(复杂性发作)	表现为伴无意识动作及阵发性精神失常。典型脑电波异常呈每秒 4 次方波,可持续数分钟或数日

药物减轻或抑制癫痫发作的方式有两种:①直接抑制病灶神经元过度、高频放电;②阻止异常放电向周围正常组织扩散。

（一）常用药物

苯妥英钠（phenytoin sodium，大仑丁）

【体内过程】

苯妥英钠呈碱性，刺激性强，不宜肌内注射给药。口服吸收缓慢而不规则。分布广，易进入脑组织。血浆蛋白结合率高达 90%，起效慢，个体差异大，临床用药应根据血药浓度调整剂量，有效血药浓度为 $10\sim20\ \mu g/mL$。

【作用与应用】

①抗癫痫：对大脑皮层运动区有高度选择性抑制作用，一般认为是通过稳定脑细胞的功能及增加脑内抑制性神经递质 5-羟色胺（5-HT）和 γ-氨基丁酸（GABA）的作用，防止异常放电的传播而治疗癫痫，是癫痫大发作首选药之一，也可治疗局限性发作和癫痫持续状态。但对小发作无效，甚至可使病情恶化。②抗外周神经痛：可治疗三叉神经痛、舌咽神经痛和坐骨神经痛。③抗心律失常：是治疗强心苷中毒所致的室性心律失常的首选药，详见项目四相关内容。

【不良反应及用药注意】

（1）局部刺激性：由于该药碱性强，口服易致恶心、呕吐、腹痛等胃肠道不良反应；静脉注射易发生静脉炎。

（2）齿龈增生：为慢性毒性反应，长期用药发生率约为 20%，多见于儿童和青少年。用药时注意口腔卫生，经常按摩齿龈可减轻增生。

（3）神经系统反应：血药浓度超过 $20\ \mu g/mL$ 可出现头晕、复视、共济失调；超过 $40\ \mu g/mL$ 时可出现语言障碍、精神异常及昏睡等。用药期间应监测血药浓度，以防发生毒性反应。

（4）血液系统反应：长期应用会影响叶酸代谢，导致药物性巨幼红细胞性贫血，用甲酰四氢叶酸钙治疗有效。

（5）过敏反应：用药后可出现皮疹、药源性发热、白细胞和血小板减少、再生障碍性贫血及肝坏死。久用宜定期查血常规和肝功能，防止过敏反应的发生。

（6）影响骨骼生长：本药能诱导肝药酶，加速维生素 D 的代谢，导致低钙血症，可加服钙剂和维生素 D 的预防。

（7）其他反应：致畸胎，禁用于生育期妇女和妊娠期妇女；偶见男性乳房增大、女性多毛症、淋巴结肿大等；久用突然停药可诱发癫痫发作，甚至出现癫痫持续状态，宜逐渐减量至停药。

【药物相互作用】

苯妥英钠为肝药酶诱导剂，与某些药物合用时可发生相互作用，主要表现在以下几方面：①能加速多种药物（如糖皮质激素、强心苷、避孕药）的代谢，使后者疗效降低，需适当增加剂量；②与肝药酶诱导剂（如苯巴比妥、卡马西平）合用，疗效降低，也需适当增加剂量；③与肝药酶抑制剂（如氯霉素、异烟肼等）合用，作用增强，宜适当减少剂量；④与蛋白结合能力强的药物（如水杨酸类、磺胺药、保泰松等）合用，游离量增多，作用增

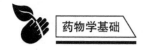

强,也宜适当减少剂量。

苯巴比妥(phenobarbital,luminal,鲁米那)

【作用与应用】

苯巴比妥是用于抗癫痫的第一个有机化合物,具有速效、高效、低毒、广谱、价廉等优点,是治疗癫痫大发作的首选药之一,也可治疗癫痫持续状态。

【不良反应及用药注意】

较大剂量有嗜睡甚至共济失调等不良反应。偶见血细胞异常,如药物性巨幼红细胞性贫血、白细胞缺乏、血小板减少,长期用药应注意查血常规。该药为肝药酶诱导剂,能加快其他合用药的代谢,需随时调整剂量。

扑米酮(primidone)

扑米酮又名去氧苯比妥、扑癫酮,为苯巴比妥衍生物,因其代谢物苯巴比妥和苯乙基丙二酰胺仍有抗癫痫作用,故作用时间较长,需注意其蓄积作用。与卡马西平、苯妥英钠合用有协同作用,不能与苯巴比妥合用。常用于其他药物不能控制的大发作和局限性发作患者。不良反应同苯巴比妥。

抗痫灵(antiepilepsirin)

抗痫灵为胡椒碱衍生物,是我国合成的新型广谱抗癫痫药。其主要对癫痫大发作效果显著,作用机制与升高脑内 5-HT 含量有关。不良反应少,偶见恶心、嗜睡、共济失调。尚未见对肝、肾及血液系统的毒性反应。

卡马西平(carbamazepine,CBZ)

卡马西平又名酰胺咪嗪,是广谱抗癫痫药。口服吸收慢而不规则,单次给药 $t_{1/2}$ 可达 36h。因该药是肝药酶诱导剂,使自身代谢加快,故反复用药后作用时间缩短。

【作用及应用】

①抗癫痫:对精神运动性发作、全身强直阵挛性发作、强直性发作、阵挛性发作及继发全身性发作均为首选药物,对大发作也有效,但对小发作(失神发作)不但无效,反而会加重其病情。因不良反应相对较少,也可用于育龄妇女及儿童癫痫。②抗外周神经痛:对外周神经痛(如三叉神经痛、舌咽神经痛)疗效优于苯妥英钠。③抗躁狂、抗抑郁:适用于对碳酸锂无效或不能耐受的躁狂症、抑郁症患者。④抗利尿:促进抗利尿激素分泌,用于治疗神经性尿崩症。

【不良反应】

常见不良反应有眩晕、嗜睡、恶心,偶见精神失常、共济失调、皮疹、白细胞和血小板减少、肝损害及心血管系统毒性反应。应定期查血常规和肝功能。青光眼、严重心血管疾病患者、老年患者慎用。严重肝功能不良者、哺乳期妇女禁用。

乙琥胺(ethosuximide)

乙琥胺属琥珀酰亚胺类。临床上主要用于癫痫小发作(失神性发作)。疗效虽稍逊于氯硝西泮,但不良反应及耐受性产生较少,故为防治小发作的首选药。混合型发作宜合用苯妥英钠或苯巴比妥。儿童达稳态血浓度需 4～6 d，成人需更长时间。偶见粒细胞减少、再生障碍性贫血、肝肾功能损害，应定期查血常规、尿常规及肝肾功能。

丙戊酸钠（sodium valproate）

丙戊酸钠为新型广谱抗癫痫药，对各型癫痫均有一定疗效。对大发作疗效不及苯妥英钠和苯巴比妥，对小发作疗效优于乙琥胺。由于本药有严重的肝毒性故不作首选药。用药期间需严密监测肝功能。有致畸胎作用，孕妇禁用。

苯二氮卓类（benzodiazepine，BZ）

苯二氮卓类常用于治疗癫痫的药物有地西泮、硝西泮、氯硝西泮。地西泮静脉注射是抢救癫痫持续状态的首选药，且速效、安全。硝西泮主要用于失神性发作、肌痉挛性发作和婴儿痉挛等。氯硝西泮为广谱抗癫痫药，适用于癫痫小发作、不典型小发作、肌痉挛性发作、婴儿痉挛及癫痫持续状态。

氟桂利嗪（flunarizine）

氟桂利嗪是强效钙拮抗药，近年来发现具有较强的抗惊厥作用。临床上常适用于各型癫痫，尤其对局限性发作和大发作有良好治疗效果。注意其嗜睡、体重增加等不良反应。

拉莫三嗪（lamotrigine，利必通）

拉莫三嗪为新型抗癫痫药，口服吸收迅速而完全，$t_{1/2}$ 为 25～30 h，抗癫痫作用主要通过阻断电压依赖性 Na^+ 通道，稳定突触前膜，减少兴奋性氨基酸的释放来实现。可用于各型癫痫治疗，对部分发作有中度作用，对全身发作更有效，特别是不典型、失神及强直发作，主要用于添加治疗，也可用于合并有 Lannox-Gastaut 综合征的癫痫发作，但对严重肌阵挛性发作无效，还可使病情加重。美国癫痫学会（AES）和神经病学学会（AAN）于 2004 年发表的癫痫诊治指南中将其定位为部分发作、全身强直阵挛性发作等癫痫类型的一线药物。常见不良反应为头晕、嗜睡、头痛、共济失调及复视，还可出现恶心、呕吐、弱视，减量即可好转。

托吡酯（topiramate，妥泰，topamax）

托吡酯为新型抗癫痫药，$t_{1/2}$ 为 20～30 h，可每日服药 1 次。与其他抗癫痫药少有相互作用，临床上主要用于难治性部分性发作、部分性发作继发全身性强直阵挛发作、婴儿痉挛及全身性发作等的加用治疗。本药已获得美国食品药品管理局（FDA）和中国食品药品监督局（SFDA）的批准，用于癫痫的单药治疗。AES 和 AAN 于 2004 年发表的癫痫诊治指南中，已把托吡酯推荐为治疗部分发作、全身强直阵挛发作、肌阵挛发作等癫痫类型的一线治疗药物。其主要不良反应为中枢神经系统症状，如眩晕、感觉异常、嗜睡、语言障碍、遗忘等，久用可自行消退；胃肠道反应，如食欲不振、恶心、腹泻等，单药治疗毒副反应发生率低。

（二）抗癫痫药物治疗一般原则

1. 合理选药 大发作首选苯妥英钠或苯巴比妥；典型小发作首选乙琥胺；精神运

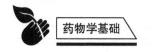

动性发作首选卡马西平;混合型发作首选丙戊酸钠;癫痫持续状态首选地西泮。

2. 用药个体化 宜从小剂量开始,根据血药浓度测定值,制订个体化用药方案,合理调整用药剂量和方法,逐渐增至疗效明显又无严重不良反应时,以维持量治疗。

3. 坚持单药治疗和联合用药原则 癫痫患者尽可能采用单药治疗,若单药治疗不能有效控制发作,则需更换另一种抗癫痫药单药治疗,且必须采用规范的换药方法。原则上应先加上要替换的药物,达治疗目标剂量后,再逐周减少要撤下的药物,直至完全撤出。只有在正规使用多种单药治疗后仍不能控制发作的患者,才考虑采用联合用药。

4. 长期用药与停药 癫痫的治疗贵在坚持,患者的依从性差造成疾病的迁延不愈。只有完全控制发作3～5年后才考虑停用抗癫痫药。用药与停药之间,需要有缓慢减少药量的过程,通常全身性强直阵挛发作不少于1年,失神发作不少于6个月。

二、抗惊厥药

惊厥是一种临床症状,是由于中枢神经过度兴奋所致全身骨骼肌强烈收缩,呈强直性或痉挛性抽搐,如高热、子痫、破伤风、大发作、药物中毒等都可引起惊厥。常用抗惊厥药有地西泮、巴比妥类、水合氯醛、硫酸镁等。

硫酸镁(magnesium sulfate)

【**作用与应用**】

Mg^{2+}是机体重要的金属离子,参与体内许多生理、生化过程,影响神经冲动传递和神经肌肉应激性维持等。硫酸镁不同的给药途径有不同的作用和应用。①导泻、利胆作用(口服):用于便秘及食物或药物中毒,阻塞性黄疸及慢性胆囊炎。②抗惊厥和降低血压(注射):Mg^{2+}和Ca^{2+}化学性质相似,可特异性地竞争Ca^{2+}受点,拮抗Ca^{2+}的兴奋作用,引起骨骼肌、心肌、血管平滑肌松弛,从而产生抗惊厥、降血压作用。用于缓解子痫、破伤风所致惊厥,也可作为高血压危象、高血压脑病抢救用药。常用的给药途径是肌内注射或静脉滴注。③消炎去肿(外用):常用50%溶液外用热敷患处。

【**不良反应及用药注意**】

安全范围小,需特别注意用量,过量可致外周性呼吸抑制、血压骤降、心跳骤停。呼吸抑制先兆是腱反射消失,需注意检查腱反射。中毒时立即进行人工呼吸,并缓注葡萄糖酸钙或氯化钙抢救。

📖 **知识拓展** ∙∙

1. 音乐有益于癫痫的治疗 就目前来说,癫痫病的治疗一直是医学界研究的难题,因为癫痫的病因十分复杂,难以准确的找到发病源头,所以不能单一的开展针对性的治疗。目前很多学者认为音乐有益于癫痫的治疗。

科学家表示,莫扎特的乐曲对癫痫有辅助疗效,可减少癫痫发作次数。英国的音乐疗法专家一直研究音乐治疗癫痫病,他指出,其他人的音乐很可能也会触发"莫扎特乐曲效应"。音乐疗法专家认为,莫扎特和巴赫的音乐有类似的结构。在一项实验中,研究人员让癫痫症病患者听十分钟莫扎特的奏鸣曲作品第448号,结果发现患者听完音乐后,其剪纸和折叠等涉及空间感的技能有所长进。

总之,音乐有益于癫痫的治疗。不过用音乐治疗癫痫病也只是会对病情好转有益,只是一种辅助治疗,可以有效地缓解患者病情,减轻患者痛苦。

2. 超导基因调控疗法 这种方法是通过神经激活因子、神经修复因子、神经营养因子的协同作用,产生一系列的生物物理刺激和生物化学效应,释放出强烈的刺激信息和巨大的生物能量,使生物活性因子能像通过超导体一样,透过血-脑屏障,直达受损的神经元及大脑细胞,调控并改变其基因表达,进而调控脑细胞的生命活动规律,恢复脑内高级神经功能,快速阻断大脑神经元异常放电,促进新细胞再生,使神经细胞生长调节因子对中枢神经元及周围神经元的发育、分化、生长、再生和功能特性的表达发挥巨大的调控作用,构建神经系统、内分泌系统、免疫系统的稳态平衡,彻底杜绝癫痫再次发作,达到癫痫临床治愈的目的。

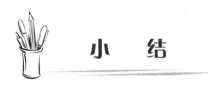

小 结

在癫痫发作的治疗中,抗癫痫药有特殊重要的意义。抗癫痫药可通过两种方式来消除或减轻癫痫发作:一是影响中枢神经元,以防止或减少病理性过度放电;二是提高正常脑组织的兴奋阈,减弱病灶兴奋的扩散,防止癫痫复发。一般将20世纪60年代前合成的抗癫痫药(如苯妥英钠、卡马西平、乙琥胺、丙戊酸钠等)称为老抗癫痫药,其中苯巴比妥、苯妥英钠、卡马西平、丙戊酸钠是目前广泛应用的一线抗癫痫药。抗癫痫新药的不断面世,为广大患者带来了希望和福音。坚持用药原则,合理制订治疗方案是癫痫患者康复的根本。

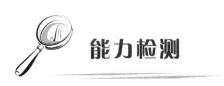

能力检测

1. 抗癫痫药应用的一般原则有哪些?
2. 试述苯妥英钠的临床应用、主要不良反应及应用注意事项?

参考文献

[1] 唐迪生,毛娟红.临床实用药物及其药理学基础[M].上海:复旦大学出版社,2003.

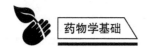

[2]　李端.药理学[M].北京:人民卫生出版社,2007.

任务三　抗中枢神经系统退行性疾病药的基本知识

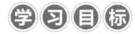

知识目标

(1) 掌握左旋多巴的作用、作用机制、不良反应及用药注意事项;

(2) 熟悉卡比多巴、司来吉兰、溴隐停、金刚烷胺的作用、作用机制、不良反应及用药注意事项;

(3) 了解抗胆碱酯酶药治疗 AD 的作用、不良反应及用药注意。

能力目标

(1) 能说出中枢神经系统退行性疾病各病症名称;

(2) 能为患者选用安全有效的抗中枢神经系统退行性疾病药;

(3) 使用抗中枢神经系统退行性疾病药的过程中,能识别药物的不良反应,并实施防治措施和健康宣教。

案例引导

患者,男,60 岁,患帕金森病 5 年,长期应用左旋多巴类药物控制。而真正让患者对生活逐渐丧失信心的是,使用左旋多巴类药物虽然能控制震颤等运动症状,但用药 5 年后,患者出现"剂末现象"、"异动症"等运动并发症,如身体不由自主地摇摆、点头等,并且药物疗效逐渐减退。如何合理用药,减少不良反应,为进一步康复治疗打基础?

案例分析: 当前治疗帕金森病的策略是给刚发病的相对年轻患者尽可能推迟使用左旋多巴类药物,早期选择非麦角类多巴胺受体激动剂(如普拉克索、吡贝地尔等)既能有效控制震颤,减少运动并发症的发生和严重程度,又能同时缓解患者抑郁、情绪障碍等非运动症状的药物。国内外《帕金森病治疗指南》已收录非麦角类多巴胺受体激动剂,并推荐此类药作为治疗的首选,以提高疗效,减少运动并发症的发生,改善患者生活质量,有利于患者的进一步康复治疗。

中枢神经系统退行性疾病是指一组由慢性进行性中枢神经组织退行性变性而产生的疾病总称。其主要包括帕金森病(Parkinson's disease,PD)、阿尔茨海默病(Alzheimer's,AD)及亨廷顿病(Huntington disease,HD)等。目前人口老龄化问题日益突出,本组疾病已成为仅次于心血管疾病和恶性肿瘤的严重影响人类健康和生活质量的第三位因素。该类疾病的确切病因和发病机制尚未完全清楚,药物治疗效果(除震颤麻痹外)还难以令人满意,但近些年来在药物的研发方面已有了长足的进步。本任务重点介绍抗帕金森病药和抗阿尔茨海默病药。

一、抗帕金森病药

帕金森病(PD)又称震颤麻痹,常见于中老年患者。其主要病变部位是中枢黑质-纹状体多巴胺通路,该通路上抑制性神经递质多巴胺(DA)与兴奋性神经递质乙酰胆碱(ACh)功能失衡,多巴胺能神经功能障碍而乙酰胆碱能神经功能相对亢进,致患者肢体运动不协调,出现一系列临床症状,如震颤、强直、行走困难、姿势异常等。故治疗 PD 的药物主要分为拟多巴胺类药(补充脑内多巴胺含量和激动脑内多巴胺受体)和抗胆碱药(通过中枢抗胆碱作用以缓解症状)。

(一)拟多巴胺类药

左旋多巴(levodopa,L-多巴)

【作用与应用】

1. 抗帕金森病　左旋多巴是多巴胺的前体物,本身无作用,口服后仅 1% 进入中枢神经系统,脱羧后变成多巴胺发挥治疗作用。吸收快、个体差异大、用药后需数周才起效,是目前临床上最常用的抗 PD 药物,主要用于治疗原发性震颤麻痹及帕金森综合征(继发性震颤麻痹),但对由阻断中枢 DA 受体的药物,如吩噻嗪类、利血平中毒所致的帕金森综合征无效。

2. 治疗肝性脑病　左旋多巴在脑内进一步代谢成 NA,使肝性脑病患者苏醒,但不能改善肝功能。

【不良反应】

由于 L-多巴大部分是在外周脱羧后变成多巴胺,故常引起许多不良反应。①胃肠道反应:恶心、呕吐、厌食等,宜饭后服药。②心血管反应:常见直立性低血压,部分患者可出现心动过速、心律失常。③神经系统反应:a. 不自主异常运动,长期用药引起张口、咬牙、伸舌、皱眉、头颈部扭动等不随意运动;b. 症状波动(开-关现象),即症状突然被控制(开)和症状不能被控制或明显加重(关);c. 精神障碍,可有失眠、焦虑、躁狂、抑郁等,停药后好转。

【用药注意】

①为预防神经系统反应,用药期间应密切观察患者,注意减量或停药;②维生素 B_6 是多巴脱羧酶的辅酶,可加速其在外周脱羧而加重不良反应,并减少左旋多巴进入脑内的量而降低疗效,故不宜同时应用。

卡比多巴(carbidopa)

卡比多巴又名 α-甲基多巴,为外周多巴脱羧酶抑制剂,能减少左旋多巴在外周脱羧生成多巴胺,增加其进入脑内的量,在脑内转变成多巴胺,提高疗效,减少不良反应。常

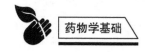

与左旋多巴配伍成片剂或胶囊剂,是目前最有效的抗 PD 复方制剂组成成分。本品与左旋多巴的复方制剂称为心宁美(sinemet),现已有心宁美控释片(sinemet,CR)。

同类药还有将苄丝肼(benserazide)与左旋多巴制成复方制剂,取名为美多巴,是临床常用制剂。

司来吉兰(selegiline)

司来吉兰为选择性中枢单胺氧化酶抑制剂,减少中枢多巴胺的降解,提高多巴胺浓度。与左旋多巴合用,可减少后者用量和"开-关"现象。

溴隐亭(bromocriptine)

溴隐亭为中枢多巴胺受体激动剂,治疗帕金森病疗效与左旋多巴相当,较少引起运动障碍。该药可抑制催乳素和生长激素的分泌,可用于催乳素分泌过高所致的闭经和产后回乳。

金刚烷胺(amantadine)

金刚烷胺既是抗病毒药,又是抗 PD 药。治疗 PD 疗效不及左旋多巴,但优于中枢抗胆碱药。起效快,维持时间短,与左旋多巴有协同作用。不良反应较多,常见有头痛、眩晕、共济失调、直立性低血压,偶致惊厥。癫痫患者禁用。老年患者减少剂量。

(二)抗胆碱药

苯海索(benzhexol,安坦,artane)

苯海索为中枢抗胆碱药,能阻断黑质纹状体上 M 受体,降低该多巴胺通路上的ACh 兴奋性,从而缓解 PD 症状。不良反应较多,常见有口干、尿潴留、便秘、视力模糊、眩晕等症状,部分患者可有精神障碍。青光眼患者禁用。

(三)非麦角类多巴胺受体激动剂

普拉克索(Pramipexole、森福罗)

非麦角类多巴胺激动剂。体外研究显示,普拉克索对 D_2 受体的特异性较高并具有完全的内在活性,对 D_3 受体的亲和力高于 D_2 和 D_4 受体。动物电生理试验显示,普拉克索可通过激活纹状体与黑质的多巴胺受体而影响纹状体神经元放电频率。早期使用普拉克索较早期使用左旋多巴治疗能够延缓运动症状的出现,并较左旋多巴能改善患者的生存质量;与左旋多巴合用治疗晚期帕金森病能够减少左旋多巴的剂量并改善患者的 UPDRS 评分;与其他麦角类多巴胺受体激动剂相比不会造成心瓣膜损害。同时,普拉克索有抗抑郁作用及不良反应小等一系列优点。总之,普拉克索治疗帕金森病是安全、有效的。

药代动力学特点如下:口服吸收迅速完全。绝对生物利用度高于 90%,最大血浆浓度在服药后 $1\sim3$ h 之间出现。与食物一起服用不会降低普拉克索吸收的程度,但会降低其吸收速率。原形从肾脏排泄,年轻人和老年人的普拉克索清除半衰期为 $8\sim12$ h。

吡贝地尔缓释片(trastal)

吡贝地尔缓释片可刺激大脑黑质纹状体突触后的 D_2 受体及中脑皮质、中脑边缘叶通路的 D_2 和 D_3 受体,提供有效的多巴胺效应。作为单一药物疗法或与左旋多巴合用治疗帕金森病,改善老年患者的病理性认知和感觉神经功能障碍,如注意力和记忆力下降、眩晕、动脉病变的痛性症状(如步行时痛性痉挛)及循环源性的眼科障碍。

药代动力学特点如下:口服后经胃肠迅速吸收,1 h 后达到血浆峰值浓度,随后的血浓度下降呈双相,半衰期为 $1.7\sim6.9$ h。吡贝地尔的蛋白结合力较低,与其他药物发生相互作用的可能性很小。本药能够逐渐释放活性成分,治疗作用可持续 24 h 以上。

二、抗阿尔茨海默病药

阿尔茨海默病(AD)又称为原发性老年性痴呆,是一种与年龄高度相关、以进行性认知障碍和记忆力损害为主的中枢性退行性疾病,是由于患者脑内 ACh 合成减少及胆碱能神经系统功能减退所致。目前采用的比较有特异性的治疗方法是增加中枢胆碱能神经功能,其中胆碱酯酶抑制药效果相对肯定,M 受体激动药正在临床试验中。

(一)胆碱酯酶抑制药

他克林(tacrine)

他克林可选择性与胆碱酯酶(AChE)结合并抑制其活性,减少 ACh 代谢,提高脑内 ACh 的浓度,缓解痴呆症状,提高认知和改善记忆功能,长期应用可缓解病程。多与卵磷脂合用治疗 AD,可延缓病程 $6\sim12$ 个月,食物可影响其吸收、个体差异大。其主要不良反应为肝毒性,用药时需定期查肝功能。由于不良反应较大,限制了其临床应用。

同类药物有依斯的明(eptastigmine)、加兰他敏(galathamine)、石杉碱甲(huperzine A,哈伯因)、多奈哌齐(donepezil,安理申,aricept)等。其中多奈哌齐具有剂量小、毒性低、价格相对低廉、不影响饮食吸收等优点,用于轻、中度 AD 治疗,患者耐受性较好,临床上较为常用。

(二)M 受体激动药

占诺美林(xanomeline)

占诺美林对脑部 M_1 受体有高度的选择性,可改善 AD 患者的行为能力和认知功能。其主要不良反应为胃肠道和心血管系统反应,如不能耐受者可改用皮肤给药。

(三)其他类药物

本类药化学结构不同,而且作用方式与机制各异。目前已用于临床的药物有 4-氨基吡啶(4-aminopyridine)、吡拉西坦(piracetam)、茴拉西坦(aniracetam)、奥拉西坦(oxiracetam)、尼莫地平(nimodipine)等。据报道,该类药物可改善痴呆症状,提高智能活动,但不改变 AD 的基本病程。

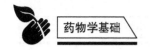

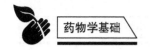 **知识拓展** ●●●●●●●●●●●●●●●●●●●●●●●●●●●●●●●●●●●●●

目前,全世界有数千万人受帕金森病折磨。高龄和高铁(患者大脑中有铁的沉积)是 PD 发病的首要危险因素,丧偶、强脑力劳动等可加重病情。随着社会老龄化的进展,PD 的发病率将会日趋增长。

治疗帕金森病的药物的应用应注意以下几方面。

(1)抗帕金森病药物宜在饭前 1 h、饭后 2 h 规律性服药。

(2)平时,患者可多食瓜子、杏仁、芝麻和牛奶等食物,以促进多巴胺合成,改善症状。

(3)抗帕金森病药物有恶心的不良反应,服药时,患者可摄入少量碳水化合物,以减轻恶心症状。

(4)抗帕金森病药物需使用足够疗程(往往需要经过数月)和足够剂量,方能判断是否有效。因此,患者不要频繁换药。

帕金森病是发生于中老年人的一种慢性、进展性中枢神经系统退行性疾病。其主要临床特征是震颤、肌强直和运动减少。帕金森病在临床上分为原发性和继发性两种。原发性帕金森病是慢性神经系统退行性病变的结果,继发性帕金森病多由脑炎、脑动脉硬化或锰、一氧化碳中毒等所致。

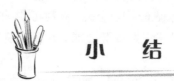

小 结

本任务介绍治疗中枢神经系统退行性疾病药物:抗帕金森病药和抗阿尔茨海默病药。主要掌握多巴胺能神经与胆碱能神经对锥体外系的影响;抗帕金森病药物的分类,左旋多巴在中枢经脱羧转化为多巴胺发挥作用,与 α-甲基多巴肼合用的效果及原理、不良反应及禁忌证;治疗阿尔茨海默病药物的分类;胆碱酯酶抑制药他克林的作用、用途及主要不良反应;M_1 受体激动药占诺美林的作用和用途。熟悉多巴胺能神经与胆碱能神经对锥体外系的影响,以及两类抗帕金森病药物治疗学的基础。

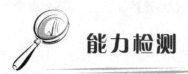

能力检测

1. 左旋多巴与苯海索合用为什么能产生协同作用?

2. 左旋多巴与 α-甲基多巴肼合用的药理学基础。

3. 试述左旋多巴治疗帕金森病外周主要不良反应及其预防措施。

4. 为什么不可应用左旋多巴治疗氯丙嗪引起的帕金森综合征？

5. 试述他克林和占诺美林的作用、用途及主要不良反应。

参考文献

[1] 唐迪生,毛娟红.临床实用药物及其药理学基础[M].上海:复旦大学出版社,2003.

[2] 李端.药理学[M].6版.北京:人民卫生出版社,2007.

任务四 抗精神失常药的基本知识

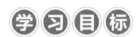

知识目标

(1) 掌握氯丙嗪、丙咪嗪和碳酸锂的作用、应用、不良反应及用药注意；

(2) 熟悉其他吩噻嗪类药物、硫杂蒽类、丁酰苯类的作用特点及应用；

(3) 了解抗精神失常药分类及代表药。

能力目标

(1) 能说出抗精神失常药分类及代表药；

(2) 能为患者选用安全有效的抗精神失常药；

(3) 使用抗精神失常药中能识别药物的不良反应,并实施防治措施和健康宣教。

案例引导

　　精神分裂症患者在症状得到控制,病情趋向稳定后,需要回归家庭与社区进行康复。在此期间,如何选择药物及进行有效的康复治疗？

　　许多抗精神病药物在控制精神病症状的同时,也会给躯体带来一些不良影响,如引起过度镇静,使造血系统、运动系统和内分泌功能受影响等。因此,精神分裂症患者应选择不良反应较少,对患者社会生活、工作、学习无严重影响的药物,如舒必利、维思通、氯氮平等对精神分裂症恢复期患者的不良反应相对较少。大多数患者只用单一药物,部分患者可联合使用两种药物,急性期与亚急性期一般用短效药物维持,慢性期患者常用长效或周效药物维持。在维持治疗的同时,必须作血液、内分泌功能的监测,以便及时发现问题。

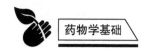

由于大多数抗精神病药物半衰期短,而且排泄快,因此给药方式以每天口服三次为常见。为正确预防复发,应训练家属或相关社会人员使用社会功能缺陷筛选量表及世界卫生组织生存质量测定量表对药物疗效进行评定。

精神分裂症患者回归家庭与社区后维持治疗的时间应该因人而异,有的 2~3 年,有的 5~6 年,亦有终身维持,主要取决于病情的发展与控制情况。病情反复波动明显的,其维持疗程要相对长。

影响精神分裂症患者疗程与预后的因素除了药物的选择外,还取决于患者服药的依从性及其躯体疾病等,家庭成员的情感表达也是十分敏感的因素。因此,要大力开展家庭、社会的心理卫生指导。

一、抗精神病药

本类药物按化学结构特点可分为四大类:吩噻嗪类、硫杂蒽类、丁酰苯类及其他类。主要治疗精神分裂症及躁狂症。

(一)吩噻嗪类

氯丙嗪(chlorpromazine,冬眠灵)

【体内过程】

氯丙嗪为吩噻嗪类代表药。口服吸收慢而不规则,有首关消除。肌内注射起效快。脂溶性高、分布广、脑内浓度高。体内消除速度随年龄增大而明显减慢,需注意药物的蓄积作用,必要时减量。

【作用】

1. 中枢神经系统

(1)抗精神病:可迅速控制兴奋、躁动等行为紊乱症状,长期用药可缓解幻觉、妄想等思维障碍,恢复理智和自制力。抗精神病的作用机制是阻断了中脑-边缘和中脑-皮层通路上的 D_2 受体,使药物能发挥较强的神经安定作用。其特点是不易产生耐受性;加大剂量无麻醉作用;不影响感觉功能。正常人服药后会出现镇静、感情淡漠、对周围事物不感兴趣、活动减少等症状;易入睡,也易唤醒,醒后神志正常。对抑郁症无效,且可加重。

(2)镇吐:小剂量抑制延髓催吐化学感受器的 D_2 受体,大剂量直接抑制呕吐中枢,具有强大的镇吐作用,但不能对抗前庭刺激引起的呕吐。

(3)对体温调节中枢的影响:直接抑制下丘脑体温调节中枢,使体温调节功能失衡。特点如下:①随环境温度变化而异,环境温度低,降温明显,环境温度高反使体温升高,因此氯丙嗪用于人工冬眠必须配合物理降温;②能使异常和正常体温下降。该点是氯丙嗪用于人工冬眠的重要依据。

2. 植物神经系统 植物神经系统具有 α 受体和 M 受体阻断作用。阻断 α 受体,可使血管扩张,血压下降;阻断 M 受体,可致口干、视力模糊、便秘等不良反应。

3. 内分泌系统 抑制促性腺激素的释放,可引起闭经;促进催乳素的释放,可使乳房增大或溢乳(包括男性);抑制生长激素的分泌,影响生长发育,故儿童不宜长期使用。

【应用】

1. 治疗精神病 可治疗急、慢性精神分裂症。对急性精神分裂症疗效好,能缓解患者的躁狂、攻击行为;消除幻觉与妄想;改善思维、情感和行为障碍,使患者恢复生活自理能力。对慢性精神分裂症患者有效。也可消除躁狂症患者及其他精神病患者的兴奋、紧张和妄想症状。对所有精神病都没有根治作用,需长期服药维持疗效。

2. 止吐 可治疗顽固性呃逆。对多种疾病(如尿毒症、胃肠炎、放射性疾病、恶性肿瘤等)引起的呕吐及多种药物(如吗啡、四环素、强心苷等)所致的呕吐都有强大的镇吐作用。但对前庭神经紊乱所致的晕动病(如晕车、晕船)无效。

3. 人工冬眠 与抗组胺药异丙嗪和镇痛药哌替啶组成冬眠合剂,配合物理降温,用于人工冬眠疗法。人工冬眠的目的是使患者机体新陈代谢下降,对外界病理刺激的反应性降低,耗氧量减少,对缺氧的耐受性提高。人工冬眠是严重感染、高热惊厥、甲状腺亢进危象、妊娠毒血症等疾病重要的辅助治疗方法,也可用于低温麻醉。

【不良反应】

(1)一般不良反应:植物神经系统反应常见的有血压下降、口干、视力模糊、便秘等;中枢神经系统反应有嗜睡、乏力等;内分泌紊乱导致闭经、生长缓慢、乳房增大、溢乳。

(2)锥体外系反应:①帕金森综合征,出现面具脸、动作迟缓、肌震颤等,老年人多见;②静坐不能,患者反复坐立不安,好发于中年人;③急性肌张力障碍,出现强迫性张口、伸舌、呼吸运动障碍等,多见于青少年,以上三种症状是长期大剂量应用氯丙嗪阻断黑质-纹状体上的 D_2 受体,使 ACh 功能相对增强所致;④迟发性运动障碍,发生机制不明。

(3)过敏反应:常见光敏性皮炎、皮疹,少数患者出现肝功能受损、溶血性贫血、粒细胞减少等,应定期查血常规,一旦发生,立即停药。

(4)急性中毒:大剂量给药可致急性中毒。出现昏睡、血压骤降,甚至休克、心动过速、心电图异常等。

【用药注意】

(1)局部刺激性强,常用的给药方法是口服、深部肌内注射及用生理盐水或葡萄糖溶液稀释后缓慢静脉注射。静脉注射或肌内注射后,可出现体位性低血压,应嘱咐患者卧床休息 1~2 h 后,缓慢起立。

(2)锥体外系反应的防治:①帕金森综合征、静坐不能及急性肌张力障碍三种症状,氯丙嗪最好减量;必要时用中枢抗胆碱药苯海索或东莨菪碱对抗;②迟发性运动障碍,中枢抗胆碱药苯海索防治无效,反而使症状加重,可改用硫必利或氯氮平。长期用药应用小剂量维持,以防止不良反应的发生。

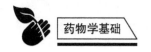

（3）出现急性中毒，应立即停药并对症治疗，必要时用 NA 升血压。

（4）其他：①诱发癫痫，有癫痫史者禁用；②致药源性精神异常，如意识障碍、兴奋、躁动、抑郁等，需与原有疾病区别，并减量或停药；③伴冠心病患者用药后易致猝死，冠心病及患有心血管疾病的老年人慎用。

其他吩噻嗪类药物

其中主要包括奋乃静（perphenazine）、氟奋乃静（fluphenazine）、三氟拉嗪（trifluoperazine）和硫利达嗪（thioridazine）。前三者作用和临床应用与氯丙嗪相似，抗精神病作用比氯丙嗪强，而锥体外系不良反应也相应增强，镇静作用弱。硫利达嗪镇静作用强，但抗精神病作用不及氯丙嗪，最大的优点是锥体外系反应少，适用于门诊患者及年老体弱者。

（二）硫杂蒽类

氯普噻吨（chlorprothixene）

氯普噻吨又名泰尔登，抗精神分裂症、消除幻觉、妄想作用比氯丙嗪弱，镇静作用强，兼有抗抑郁、抗焦虑作用。其主要用于伴焦虑、抑郁症状的精神分裂症、焦虑性神经官能症及更年期抑郁症患者。锥体外系反应较少。

同类药氯哌噻吨（clopenthixol）、氟哌噻吨（flupenthixol）为选择性多巴胺受体阻断剂，抗精神病作用较强，起效较快。前者可消除患者的阳性症状（以兴奋、幻觉、妄想为主），缓解患者躁狂和慢性精神分裂症的急性发作；后者可消除患者的阴性症状（以痴呆木僵、情感淡漠为主），也可治疗抑郁症或伴焦虑的抑郁症，因有特殊的激动效应，禁用于躁狂症。不良反应同氯丙嗪。

（三）丁酰苯类

氟哌啶醇（haloperidol）

氟哌啶醇为本类药的代表药，抗精神病作用及锥体外系作用均比氯丙嗪强，主要用于精神分裂症和躁狂症。因镇吐作用较强，也可治疗多种疾病、药物引起的呕吐和持续性呃逆。久用可致心肌损伤。孕妇禁用。

同类药氟哌利多（droperidol）又名氟哌啶，维持时间短。除抗精神病外，还可加强镇痛药、麻醉剂的作用。临床上常与麻醉性镇痛药芬太尼合用，使患者产生一种精神恍惚，不入睡而痛觉消失的特殊麻醉状态，被称为神经阻滞镇痛术，可用于烧伤大面积换药、各种内镜检查、外科清创、造影及各种手术的全身麻醉诱导和维持等。主要不良反应是锥体外系反应。

（四）其他类

五氟利多（penfluridol）

五氟利多为氟哌利多衍生物，口服长效制剂，一周服药一次。临床上用于治疗急、慢性精神分裂症，尤适用于慢性患者的维持与巩固治疗。主要不良反应是锥体外系反应。孕妇慎用。

同类药有匹莫齐特(pimozide),也是氟哌利多衍生物,具长效作用,每日服药一次,对幻觉、妄想、懒散退缩、情绪淡漠等症状疗效较好,一般在用药 3 周内见效。主治精神分裂症。常见不良反应为锥体外系反应和室性心律失常。伴心脏疾病的患者禁用。

氯氮平(clozapine)

氯氮平又名氯扎平,属于 BZ 类药物,为新型抗精神病药,最大的优点是几乎无锥体外系反应。但曾发生用药后因粒细胞缺乏致死,故不作为治疗精神分裂症首选药,适用于其他药物无效者及锥体外系反应严重者。用药过程中应定期查血常规,警惕粒细胞缺乏。

舒必利(sulpiride)

舒必利具有起效快、兼有抗抑郁作用、镇吐作用强、锥体外系反应轻等特点。适用于妄想型、单纯型精神分裂症及慢性退缩和幻觉妄想症患者,也用于难治性精神分裂症患者。对各种呕吐和晕动病有效。

利培酮(risperidone)

利培酮是近年治疗精神分裂症的一线药物,具有用药剂量小、使用方便、起效快、锥体外系反应小等优点。可改善精神分裂症的阳性症状和阴性症状,适用于首发患者和慢性精神分裂症患者。

二、抗躁狂药

躁狂症的临床表现为活动、思维、言语不能自制,烦躁不安、情绪高涨。发病机制可能与脑内 5-HT 减少,而与 NA 释放过多有关。除氯丙嗪等药物有抗躁狂作用外,卡马西平、丙戊酸钠、碳酸锂也有效。

碳酸锂(lithium carbonate)

碳酸锂可抑制脑内 NA 及 DA 的释放,并促进两者再摄取和灭活,同时减少二磷酸肌醇含量。对正常人没有影响,对躁狂症尤其是急性躁狂和轻度躁狂有显著疗效,也可治疗躁狂抑郁症。长期使用既减少躁狂复发次数,又可预防抑郁复发。

锂盐不良反应多,用药时应注意以下几点。①安全范围较窄,适用浓度为 0.8~1.5 mmol/L,超过 2 mmol/L 可出现中毒反应,主要表现为腹痛、腹泻、恶心,甚至出现精神紊乱、反射亢进、惊厥、昏迷、死亡。需随时测定血药浓度,当血药浓度升至 1.6 mmol/L 时,应立即停药,并静脉滴注生理盐水以加速锂盐的排出。碳酸氢钠及甘露醇等也可应用,必要时可进行血液透析。②抗甲状腺作用,引起甲状腺功能低下或甲状腺肿大,缓释片副作用较轻。③妊娠妇女、肾病患者及电解质紊乱者禁用。

三、抗抑郁药

抑郁症临床表现为思维迟钝、情绪低落、语言减少、自责消极,甚至有自杀倾向。发

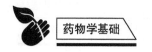

病机制与脑内 5-HT、NA 和 DA 减少有关。大多数抗抑郁药是通过作用于单胺类递质（尤其是 NA 和 5-HT）的代谢及其受体而发挥作用，即通过抑制脑内 5-HT 和 NA 的再摄取、抑制单胺氧化酶（MAO）活性或减少脑内 5-HT 和 NA 的降解，从而使脑内受体部位的 5-HT 或 NA 含量增高，促进突触传递而发挥抗抑郁活性。抗抑郁药分为三环类抗抑郁药（同时抑制 5-HT 和 NA 再摄取）、NA 再摄取抑制剂及 5-HT 再摄取抑制剂三类。

（一）三环类抗抑郁药（TCAs）

丙米嗪（imipramine，米帕明）

【作用与应用】

丙米嗪抗抑郁作用起效慢，需 2～3 周显效。正常人口服可出现嗜睡、思维能力下降、血压略降等症状。抑郁症患者用药后，可振奋精神、改善思维和情绪，并有抗焦虑作用。其主要用于各种原因引起的抑郁症，对内源性、反应性和更年期抑郁症效果显著；也可治疗小儿遗尿症、强迫症和恐惧症。

【不良反应】

（1）植物神经系统：M 受体阻断症状，如口干、便秘、视力模糊、排尿困难、眼内压升高、心悸、体位性低血压等，与阻断 α 受体有关。

（2）中枢症状：乏力、肌肉震颤，少数患者可由抑制转为躁狂，剂量大时更易发生。可诱发癫痫发作、意识障碍等。

（3）心血管系统：剂量过大可发生心律失常及传导阻滞，甚至心室颤动及心跳骤停。

（4）其他：粒细胞缺乏症、闭经、肝功能异常。

【用药注意】

（1）嘱咐患者家属由于本药起效缓慢，用药后仍需对患者进行监护，以防自杀等意外发生。

（2）严重心、肝、肾疾病和青光眼、癫痫、孕妇、儿童、过敏者禁用。

（3）注意药物相互作用：①与巴比妥类、乙醇及口服避孕药合用，会降低疗效；②与吩噻嗪类抗精神病药合用，可增强疗效；③与单胺氧化酶抑制剂合用，可相互增强毒性，换药时需停药 2 周；④与儿茶酚胺类合用，可致高血压反应。

其他 TCAs 有地昔帕明（desipramine）、阿米替林（amitriptyline）、多塞平（doxepin）。三环类抗抑郁药的作用特点、不良反应及用药注意比较见表 3-4-1。

表 3-4-1　三环类抗抑郁药的作用特点、不良反应及用药注意比较

药　物	作　用　特　点	不良反应及用药注意
丙米嗪	起效慢，2～3 周起效	不良反应多。与其他药物合用时需注意药物相互作用

续表

药　物	作　用　特　点	不良反应及用药注意
地昔帕明	起效快,作用比丙米嗪强,1周后起效	不良反应较少。与其他药物合用需注意药物相互作用
阿米替林	起效快,作用比丙米嗪强,1～2周后起效。且有催眠和抗焦虑作用	抗胆碱作用多见,如口干、视力模糊、排尿困难。心血管副作用较轻,偶致心律失常。不能与单胺氧化酶抑制剂合用
多塞平	作用比丙米嗪弱,但有抗焦虑作用	同阿米替林

（二）NA 再摄取抑制剂

本类药有马普替林(maprotiline)、米安色林(mianserin),为广谱抗抑郁药,具有起效快、不良反应小等优点,适用于各型抑郁症,特别适用于老年患者。

（三）5-HT 再摄取抑制剂

5-HT 再摄取抑制剂为第三代抗抑郁药,常用药物有氟西汀(fluoxetine,百忧解)、帕罗西汀(paroxetine,赛洛特)、舍曲林(sertraline,郁乐复)、曲唑酮(trazodone)等。该类药物发展较快,已开发的品种达 30 余个,作用与三环类药物相似,但心血管的不良反应小,也不损害精神运动功能,对心血管和自主神经系统功能影响小,具有抗抑郁和抗焦虑双重作用。本药适用于各型抑郁症及伴有的焦虑症,也可用于病因不清且其他药物疗效不佳或不能耐受其他药物的抑郁症患者。不能与单胺氧化酶抑制剂合用。哺乳期妇女及儿童禁用。

📖 **知识拓展** ••••••••••••••••••••••••••••••••••

1. 社会功能缺陷筛选量表

社会功能缺陷筛选量表(Social Disability Screening Schedule,SDSS)主要用于评定社区精神病患者的社会功能缺陷程度,是进行精神医学调查中,较为常用的评定工具。但该量表不适合于住院期间的评定或住院时间少于 2 周的患者。适用年龄在 15～59 岁之间。评定时由经过培训的评定员,重点通过对知情人的询问,参照每个项目的具体评分标准对患者做三级评定,评定范围为最近一个月的行为表现。

施测时间建议:约 5～10 分钟

结果评定:统计指标为总分和单项分,总分大于或等于 2 分者,为有社会功能缺陷。

应用评价:本量表信度良好,根据流行协作组资料,经过训练后的评定员,SDSS 的评定一致性为 85%～99%,Kappa 值为 0.6～1.0。用以筛查精神疾病所致功能缺损,效度亦满意,以≥2 为分界值,精神病患者阳性者为 55.5%,神经症为 7.7%,正常人为 4%。

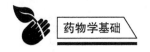药物学基础

2. 世界卫生组织生存质量测定量表（WHOQOL）

世界卫生组织与健康有关生存质量测定量表（WHOQOL）是由世界卫生组织研制，用于测量个体与健康有关的生存质量的国际性量表。该量表不仅具有较好的信度、效度、反应度等心理测量学性质，而且具有国际可比性，即不同文化背景下测定的生存质量得分具有可比性。

按照世界卫生组织的定义，与健康有关的生存质量是指不同文化和价值体系中的个体与对他们的目标、期望、标准以及所关心的事情有关的生存状况的体验。包含了个体的生理健康、心理状态、独立能力、社会关系、个人信仰和与周围环境的关系。因此生存质量主要指个体的主观评价，这种对自我的评价是根植于所处的文化、社会环境之中的。根据上述定义，世界卫生组织研制了 WHOQOL-100 量表，该量表覆盖了生存质量有关的 6 个领域和 24 个方面，每个方面有 4 个问题条目；另外，再加上 4 个有关总体健康和总体生存质量的问题，共计 100 个问题。除了原版的 100 个问题，中文版还附加了 3 个问题。

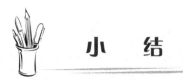

小　结

精神失常是由多种原因引起的精神活动障碍的一类疾病。治疗这类疾病的药物统称为抗精神失常药。根据临床用途可分为三类：抗精神病药、抗躁狂药及抗抑郁药。

用药原则为剂量、疗程、选择药物要因人而异，以获最大疗效和最小的不良反应为目的。此类药物都有一定的毒副作用，开始宜分次小量，以后逐渐增量，疗效稳定后再减少服药次数。药物的选择，同类药物因化学结构不同，其作用略有差异，各类结构相近的药物则作用较为接近，但不同个体对不同药物可能有不同的反应，总之须结合临床经验，根据患者具体情况谨慎用药。

除上述抗精神失常药外，还要注意按疗程坚持规律，定时、定量服药。在家庭用药时，必须按医嘱要求去做，并定期找专科医师会诊，及时修改或确定治疗方案。严禁随意换药、停药。

精神失常是人类一种常见疾病，涉及人的心理、行为，以及心理发育上的种种问题。现代医学观点认为，药物治疗只是一部分，不能单纯依靠药物，应采取综合性措施，包括药物治疗、心理治疗、工作治疗、社区康复等诸方面。

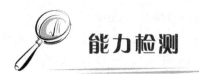

能力检测

1. 氯丙嗪引起锥体外系症状的原因是什么？如何防治？

2. 氯丙嗪引起直立性低血压时能否用肾上腺素治疗？为什么？

3. 简述丙米嗪的适应证及主要不良反应。

参考文献

[1] 唐迪生,毛娟红.临床实用药物及其药理学基础[M].上海:复旦大学出版社,2003.

[2] 李端.药理学[M].6版.北京:人民卫生出版社,2007.

任务五　麻醉性镇痛药的基本知识

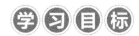

知识目标

(1) 掌握吗啡、哌替啶的临床应用、不良反应、禁忌证、急性中毒及应用注意；

(2) 熟悉芬太尼、美沙酮、喷他佐辛、罗通定及纳洛酮作用特点和临床应用；

(3) 了解癌症患者的"三级止痛阶梯疗法"。

能力目标

(1) 能为癌症、创伤等重度疼痛选择合理的镇痛药；

(2) 合理运用麻醉性镇痛药,严格掌握适应证,防止不良反应特别是依赖性的产生。

案例引导

　　患者张某,胆结石手术后每天使用哌替啶(杜冷丁)镇痛,连续使用两周,出院后张某开始出现烦躁不安、失眠、呕吐、腹泻等症状,经诊断,张某已对杜冷丁产生依赖性。

　　案例分析:本章所阐述的药物绝大部分属于麻醉药品,如吗啡、杜冷丁、美沙酮等,还有少部分属于精神药品,如曲马多。这些药品具有明显的两重性,一方面有很强的镇痛等作用,是医疗上必不可少的药品;另一方面不规范地连续使用又易产生依赖性,若流入非法渠道则成为毒品,造成严重社会危害。为加强麻醉药品的管理,国务院于1987年颁布了《麻醉药品管理办法》,对这类药品的生产、供应、使用、运输和进出口管理等均作出了明确规定。2005年8月,国务院重新修订并颁布了《麻醉药品和精神药品管理条例》,于2005年11月1日起实行。根据《麻醉药品和精神药品管理条例》第三十八条规定:医务人员应当根据国务院卫生主管部门制定的临床应用指导原则,使用麻醉药品和精神药品。

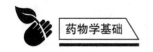

　　镇痛药是一类主要作用于中枢神经系统,在意识清醒的情况下能选择性消除或缓解疼痛而不影响其他感觉(触觉、视觉、听觉)的药物。由于多数药物反复应用易于成瘾,故又称为麻醉性镇痛药。

　　疼痛是许多疾病的常见症状,是机体受到伤害性刺激产生的一种防御性反应,是伤害性刺激通过传入神经将冲动传至中枢,经大脑皮质综合分析产生的一种感觉。疼痛根据性质可分为锐痛和钝痛两类。锐痛指痛觉和痛反应均比较强烈,持续时间较短,如刺痛、绞痛、灼痛等;钝痛指痛觉和痛反应均比较轻,持续时间较长,如酸痛、胀痛、闷痛。根据疼痛程度还可以分为微痛、轻痛、剧痛等。

　　剧痛不仅给患者带来痛苦和紧张不安,而且还会导致生理功能的紊乱,引起失眠,甚至诱发休克而危及生命。镇痛药不仅能够解除病痛,防止休克的发生,同时还可缓解疼痛引起的紧张、不安的情绪。但疼痛的部位及性质是诊断疾病的重要依据,未确诊前不宜轻率使用镇痛药,以免掩盖病情,延误疾病的诊断及治疗。

一、阿片生物碱类镇痛药

　　阿片(opium)为罂粟科植物罂粟未成熟蒴果浆汁的干燥物,含 20 余种生物碱,其中有药用价值的为吗啡、可待因和罂粟碱等,故将其统称为阿片生物碱。能够与之结合的受体统称为阿片受体。

　　目前已知的阿片受体主要有 μ、κ、δ、σ 四种类型,每种受体都有不同的亚型。激动不同部位的阿片受体,产生的作用不同。在丘脑内侧、脊髓胶质区、脑室和导水管周围的阿片受体,与痛刺激的传入、痛觉的整合及感受有关;边缘系统与蓝板核的阿片受体和情绪、精神活动有关;中脑盖前核的阿片受体与缩瞳有关;延脑孤束核的阿片受体和镇咳、呼吸抑制、外周交感活性降低、胃液分泌有关;脑干极后区、孤束核、迷走神经背核和肠肌中的阿片受体则与吗啡对肠胃活动的影响有关。

吗啡(morphine)

【体内过程】

　　吗啡口服后胃肠道吸收快,但首过消除明显,生物利用度低,故常采用皮下或肌内注射,作用大约维持 4.5 h。约 1/3 能与血浆蛋白结合,游离型吗啡迅速分布于全身,以肺、肝、肾等组织浓度最高。本品脂溶性低,虽仅有少量透过血脑屏障,但足以发挥药理作用。吗啡也可通过胎盘进入胎儿体内。主要在肝内和葡萄糖醛酸结合或脱甲基成为去甲吗啡,绝大多数经肾排泄,少量经胆汁及乳汁排泄。血浆 $t_{1/2}$ 为 2~3 h。

【药理作用】

1. 中枢神经系统作用

　　(1)镇痛、镇静　吗啡具有强大的镇痛作用,对各种疼痛均有效,其中对慢性持续性钝痛效果强于对间断性锐痛。皮下注射 5~10 mg 能明显消除或减轻疼痛。本品选择性高,在镇痛时意识清醒,其他感觉(如触觉、视觉、听觉等)不受影响。镇痛作用可持续 4~5 h。同时吗啡具有明显的镇静作用,能消除疼痛引起的紧张、焦虑和恐惧等情绪反应,提高痛阈,降低对有害刺激的反应性。部分患者可产生欣快感,这是患者反复追求用药而导致成瘾的原因之一。

(2)抑制呼吸　吗啡对呼吸中枢有很强的选择性抑制作用,治疗量即可抑制呼吸中枢,使呼吸频率减慢、肺潮气量降低、每分钟通气量减少。随着剂量增加,呼吸抑制作用加深,中毒剂量时呼吸极度抑制,呼吸频率可减少至 $3\sim4$ 次/分,这与吗啡降低呼吸中枢对 CO_2 敏感性及抑制脑桥呼吸调整中枢有关。呼吸麻痹是吗啡中毒致死的主要原因。

(3)镇咳　吗啡可抑制咳嗽中枢,产生强大的镇咳作用,对各种剧烈咳嗽均有良好的疗效,但易产生身体依赖性,故不作镇咳药使用。

(4)缩瞳作用　吗啡可与中脑盖前核阿片受体结合,兴奋动眼神经缩瞳核,引起瞳孔缩小,瞳孔极度缩小呈针尖样,为吗啡中毒的明显特征。

(5)其他　刺激延髓催吐化学感受区(CTZ)多巴胺受体,可引起恶心和呕吐,可用氯丙嗪和纳洛酮对抗;降低血浆促肾上腺皮质激素(ACTH)、黄体生成素(LH)的浓度等。

2. 平滑肌作用

(1)胃肠道平滑肌　有止泻作用。其机制为吗啡能提高胃肠平滑肌及其括约肌张力,使胃排空延缓,肠推进性蠕动减弱;同时抑制胃、肠、胰液及胆汁的分泌,延缓食物消化,并减弱便意。因此有止泻作用并可引起便秘。

(2)胆道平滑肌　治疗量吗啡可使胆道平滑肌和奥狄括约肌痉挛性收缩,胆汁排空受阻,胆道压力上升,引起腹部不适,甚至诱发胆绞痛。

(3)其他平滑肌　吗啡可提高输尿管平滑肌和膀胱括约肌张力,引起排尿困难,导致尿潴留;大剂量收缩支气管平滑肌,诱发或加重哮喘;还可对抗缩宫素对子宫的兴奋作用,使产程延长。

3. 心血管系统作用　治疗量吗啡对心率、心律及心肌收缩力无影响,但能扩张血管,引起直立性低血压。这是吗啡激动阿片受体,抑制血管运动中枢,降低中枢交感张力和促进组胺释放,使外周血管扩张所致。另外,吗啡抑制呼吸使 CO_2 蓄积,引起脑血管扩张,颅内压升高。

4. 抑制免疫　吗啡对免疫系统表现为抑制,包括抑制淋巴细胞增殖及减少细胞因子分泌,减弱自然杀伤细胞(NKC)的细胞毒作用。

【临床应用】

1. 治疗急性锐痛　吗啡对减缓锐痛、钝痛和内脏绞痛均有效,但连续应用易成瘾,故主要用于其他镇痛药无效时的急性锐痛,如严重创伤、战伤、烧伤和恶性肿瘤晚期锐痛等。也可用于血压正常的心肌梗死止痛,除能缓解疼痛及减轻焦虑外,其扩张血管作用可减轻患者心脏负荷。对内脏平滑肌痉挛所致的胆绞痛、肾绞痛宜合用解痉药(如阿托品)治疗。对于恶性肿瘤患者的止痛应遵循癌症三级止痛原则。

2. 治疗心源性哮喘　急性左心衰竭突然肺循环压力升高,可出现急性肺水肿,引起通气功能降低、呼吸急促和窒息,称为心源性哮喘。除采用速效强心苷、氨茶碱和吸

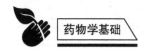

氧外,静脉注射吗啡可产生良好疗效。吗啡通过扩张外周血管,降低外周阻力,减少回心血量,减轻心脏前、后负荷,有助于消除肺水肿;同时降低呼吸中枢对 CO_2 的敏感性,减弱过度反射性呼吸兴奋,使急促浅表的呼吸得以缓解;此外吗啡的镇静作用可消除患者的焦虑、恐惧情绪,但伴有昏迷、休克、严重的肺部疾病或痰液过多者禁用。

3. 止泻　用于急、慢性消耗性腹泻,常选用阿片酊或复方樟脑酊。

【不良反应及用药注意】

(1)一般反应治疗量的吗啡可引起嗜睡、眩晕、呼吸抑制、恶心、呕吐、便秘、排尿困难(老年人多见)和直立性低血压(低血容量者容易发生)等。

(2)耐受性和成瘾性:反复多次应用吗啡后,其效力逐渐减弱,产生耐受性,需增加剂量才能获得原来的镇痛、镇静和精神欣快等作用。连续应用极易产生成瘾性,一旦停药会出现严重的戒断症状,表现为烦躁不安、失眠、打哈欠、流泪、流涕、出汗、肌肉震颤、呕吐、腹泻,甚至出现虚脱、意识丧失等,若再次用药症状立即消失,依赖者为体验吗啡的欣快感和消除戒断症状常不择手段获取药物,对社会危害极大,故须严格按照国家《麻醉药品和精神药品管理条例》规定而使用此类药品,控制用药指征、用量和疗程,防止成瘾。

(3)急性中毒用量过大可致急性中毒,表现为昏迷、瞳孔极度缩小呈针尖样、呼吸深度抑制三大特征,还常伴有发绀、尿少、体温及血压下降甚至休克等,最终可因呼吸麻痹而死亡。需立即采用人工呼吸、适量吸氧、静脉注射阿片受体阻断药纳洛酮及呼吸中枢兴奋药尼可刹米等措施进行抢救。

(4)镇静催眠药、三环类抗抑郁药等可加重吗啡的中枢抑制作用。

【禁忌证】

(1)诊断未明的急性腹痛者禁用。

(2)禁用于分娩止痛和哺乳期妇女止痛。

(3)支气管哮喘和肺心病患者禁用,由于吗啡抑制呼吸中枢及咳嗽反射,释放组胺收缩支气管,诱发或加重哮喘及缺氧。

(4)颅脑损伤致颅内压增高的患者(因吗啡可扩张脑血管、升高颅内压)、肝功能严重减退的患者、新生儿及婴儿禁用。

可待因(codeine,甲基吗啡)

本品口服易吸收,其本身并无药理活性,在体内约有 10% 脱甲基后转变为吗啡。血浆半衰期为 3～4 h。其特点是镇痛作用为吗啡的 1/12～1/10,持续时间相似;镇咳作用为吗啡的 1/4;对呼吸中枢抑制较轻,无明显镇静作用,也无明显便秘、尿潴留及体位性低血压等不良反应。临床上主要用于剧烈干咳及中等程度的疼痛。

二、人工合成镇痛药

(一)人工合成阿片受体激动剂

该类药物与吗啡作用机制相似,常在临床上作为吗啡的合成代用品。代表药物有哌替啶、美沙酮、芬太尼等。

哌替啶(pethidine,杜冷丁)

【体内过程】

本品为化学合成品,临床上一般采用注射给药。大部分通过肝脏代谢为哌替啶酸及去甲哌替啶,后者有中枢兴奋作用,其中毒时发生惊厥与此有关。主要经肾排泄,少量自乳汁排泄。哌替啶半衰期约为 3 h。

【药理作用】

哌替啶的药理作用及作用机制基本与吗啡相同。

1. 中枢神经系统

(1)镇痛、镇静:作用及原理与吗啡相似,镇痛效力较吗啡弱而短,其镇痛作用约为吗啡的 1/10,持续 2～4 h。镇痛同时有明显镇静作用。10%～20% 的患者可出现欣快感。

(2)抑制呼吸:镇痛等效剂量时抑制呼吸程度与吗啡相似,但持续时间短,一般在 2 h 内开始恢复,对呼吸功能正常者无明显影响,但对肺功能不良及颅脑损伤者可危及生命。

(3)兴奋延髓可催吐化学感受区(CTZ)并增加前庭器官的敏感性,易发生眩晕、恶心、呕吐。

2. 平滑肌兴奋

(1)兴奋胃肠道平滑肌及括约肌的作用类似吗啡,但作用弱而短暂,不引起便秘,亦无止泻作用。

(2)能兴奋胆道括约肌,升高胆内压,但作用较吗啡弱。

(3)治疗量对支气管平滑肌无明显影响,大剂量可引起收缩。

(4)对妊娠末期子宫的正常节律无明显影响,不对抗缩宫素对子宫的兴奋作用,故用于分娩止痛时不延长产程。

3. 心血管系统 治疗量能降低中枢交感张力,促进组胺释放,扩张血管,引起体位性低血压。由于抑制呼吸,亦能使体内 CO_2 蓄积而扩张脑血管,致颅内压升高。

【临床应用】

1. 治疗各种锐痛 由于哌替啶的成瘾性产生较吗啡轻而且慢,故临床上几乎将其取代吗啡用于各种锐痛,如创伤性疼痛、手术后疼痛、内脏绞痛和晚期癌症痛等。胆绞痛、肾绞痛需合用解痉药,如阿托品。可用于分娩止痛,但临产前 2～4 h 应禁用。

2. 治疗心源性哮喘 可替代吗啡应用,机制同吗啡。

3. 用于麻醉前给药 改善患者术前紧张、焦虑、恐惧等情绪,减少麻醉药物的用量和缩短诱导期。

4. 人工冬眠 本品可与氯丙嗪、异丙嗪组成冬眠合剂,用于人工冬眠疗法。但对年老体弱者、婴幼儿及呼吸功能不全者不宜加入本品,以免抑制呼吸。

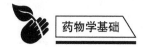

【不良反应及用药注意事项】

1. 不良反应　治疗量可引起眩晕、出汗、恶心、呕吐、心悸和直立性低血压等不良反应。

2. 耐受性和成瘾性　连用 1 周可产生耐受性，连用 2 周可产生成瘾性，虽较吗啡小，但仍属麻醉药品，需控制使用。

3. 急性中毒　可出现昏迷、呼吸抑制、肌肉痉挛、反射亢进和类似阿托品的中毒症状，如瞳孔散大、心率加快、谵妄，甚至惊厥等，可能与其代谢产物去甲哌替啶兴奋中枢神经系统有关。除应用阿片受体阻断剂外，还可合用抗惊厥药用于抢救。

4. 禁忌证　与吗啡相似。

芬太尼(fentanyl)

本品为短效、强效镇痛药，镇痛作用强，为吗啡的 80 倍。镇痛作用产生快，但持续时间短，静脉注射后 1 min 起效，维持作用 30 min。肌内注射约 7 min 起效，维持 1～2 h。抑制呼吸作用较吗啡弱，不良反应比吗啡小。适用于各种疼痛及外科、妇科等术后和术中的镇痛；也用于防止或减轻手术后的谵妄；还可与麻醉药合用，作为麻醉辅助用药；与氟哌利多配伍成"神经安定镇痛剂"用于大面积换药及小手术麻醉。

不良反应有眩晕、恶心、呕吐及胆绞痛，耐受性和药物依赖性发生较慢，禁用于支气管哮喘、脑部肿瘤、颅脑损伤致昏迷者及 2 岁以下小儿。

美沙酮(methadone,美散痛)

本品起效慢，服用后 30 min 左右起效，但作用持续时间长。镇痛效力与吗啡相当或略强，镇静、欣快、抑制呼吸和引起便秘均较吗啡轻，耐受性和药物依赖性发生较慢，戒断症状轻。适用于创伤、手术和晚期癌症等所致的剧痛，也用于阿片、吗啡及海洛因成瘾者的脱毒治疗。

主要不良反应有头痛、眩晕、恶心、出汗、嗜睡和性功能减退。久用也能成瘾，且脱瘾较易，少数病例用量过大时引起失明、下肢瘫痪、昏迷、心动过速等，应予以警惕。不宜做静脉注射，呼吸功能不全及幼儿禁用。

（二）阿片受体部分激动剂

在人工合成的镇痛药中，有一类药物对阿片 μ 受体有微弱的拮抗作用，主要通过激动 κ 受体而产生镇痛作用，称其为阿片受体部分激动药。常用的有喷他佐辛、布托啡诺等。

喷他佐辛(pentazocine,镇痛新)

【体内过程】

本药口服和注射均易吸收，但首关消除明显，生物利用度低。可通过胎盘屏障，主要在肝中代谢，镇痛作用个体差异较大。大多以代谢物的形式、少量以原形经肾脏排泄。该药可口服、皮下或肌内注射。

【药理作用】

本药为阿片受体部分激动药,镇痛作用强度为吗啡的1/3,常用量为30 mg。呼吸抑制作用为吗啡的1/2,增加剂量其呼吸抑制强度并不按比例增强。对胃肠道平滑肌作用和胆道平滑肌的兴奋作用较吗啡弱,不引起便秘,胆道内压力升高不明显;心血管作用和吗啡不同,大剂量可升高血压,加快心率,这与本药能提高血浆中的儿茶酚胺含量有关。不易产生药物依赖性,已列入非麻醉药品管理范畴,但有报道连续使用1年以上,也可出现成瘾现象。

【临床应用】

主要用于各种慢性剧痛。

【不良反应】

常见不良反应有嗜睡、眩晕、恶心、呕吐、出汗、轻微头痛等。大剂量可引起血压升高、心率加快等。剂量过大可致呼吸抑制,可用纳洛酮对抗。

布托啡诺(butorphanol)

本药为阿片受体部分激动药,作用与喷他佐辛相似。首关消除明显,生物利用度低,肌内注射或静脉注射后作用持续4～6 h。镇痛效力为吗啡的3.5～7倍,兴奋胃肠道平滑肌较吗啡弱。可增加肺动脉压、肺血管阻力、全身动脉压和心脏负荷,因而不能用于心肌梗死的疼痛。主要用于中、重度疼痛,如术后、外伤、癌症疼痛、胆绞痛和肾绞痛等。常见不良反应有镇静、乏力和出汗,久用可产生依赖性。

三、其他类镇痛药

曲马朵(tramadol,曲马多)

曲马朵为非阿片类中枢性镇痛药,口服、注射均吸收良好。通过抑制突触对NA的重摄取,并增加神经元外5-HT的浓度,影响痛觉传递而产生镇痛作用。其作用强度为吗啡的1/10～1/8。无呼吸抑制作用,依赖性小。镇咳作用为可待因的1/2,长期应用也可产生耐受性和依赖性。临床上常用于中、重度急性或慢性疼痛,也用于术后痛、创伤痛、癌痛、关节痛、神经痛及分娩止痛。不良反应有眩晕、恶心、口干等,心、肝、肾功能不全和孕妇、哺乳期妇女慎用。

布桂嗪(bucinnazine,强痛定)

本品可口服或皮下注射。镇痛作用强度为吗啡的1/3,持续3～6 h。对皮肤黏膜和运动器官的疼痛镇痛效果明显,对内脏疼痛镇痛效果差。临床上常用于偏头痛、三叉神经痛、炎症性疼痛和外伤性疼痛、痛经及癌痛。

服药期间偶见恶心、头晕、困倦等神经系统反应,停药后可消失,我国已将本品列为麻醉药品,连续使用本品可致耐受性与依赖性,不可滥用。

罗通定(rotundine,颅痛定,左旋四氢帕马汀)

罗通定为四氢帕马汀的左旋体,作用较四氢帕马汀强。口服吸收良好,镇痛作用强

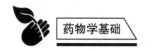

度介于中枢性镇痛药与解热镇痛药之间,并具有镇静、催眠作用,其镇痛作用与脑内阿片受体无关。对慢性持续性钝痛效果好,对减缓创伤或术后痛效果差。临床上常用于治疗胃肠和肝胆系统疾病所致的钝痛,亦可用于一般性头痛、脑震荡后头痛、痛经、分娩痛和疼痛性失眠。治疗量不抑制呼吸,也无药物依赖性,大剂量可抑制呼吸。

四、阿片受体拮抗剂

本类药物的化学结构与吗啡相似,它和阿片受体有很强的亲和力,却几乎无内在活性,竞争阿片受体,并阻断吗啡的所有作用,故称为阿片受体阻断药。常用的药物有纳洛酮和纳曲酮。

纳洛酮(naloxone)

纳洛酮的化学结构与吗啡相似,能选择性地和阿片受体结合,本身无明显药理活性。口服易吸收,首关消除明显,故常采用静脉给药。正常人注射 12 mg 后,不出现任何症状;但吗啡中毒者,注射小剂量(0.4～0.8 mg)即能迅速抑制吗啡的作用,可在 1～2 min 内解除呼吸抑制,增加呼吸频率,使血压回升,昏迷者苏醒;对吗啡类产生依赖性者,可迅速诱发戒断症状。临床上主要用于抢救吗啡类药物中毒,诊断阿片类药物依赖性及用于对乙醇中毒的解救。不良反应少,大剂量偶见轻度烦躁不安。

纳曲酮(nahrexone)

纳曲酮的化学结构与纳洛酮相似,但生物利用度高达 50%～60%,作用强度是纳洛酮的 2 倍,作用持续时间长达 24 h 以上。主要用于对阿片类药物或海洛因等毒品产生依赖性的患者,可显著降低其复吸率。

知识拓展

1. 癌症患者的三级止痛原则

为减轻晚期癌症患者因剧痛而带来的痛苦,目前国内外推荐缓解晚期癌症患者疼痛的三阶梯治疗方法。其治疗原则是对疼痛的原因、程度、发生频率和持续时间作出正确评估后,选择单一药物、多种药物联合或药物加其他方法进行治疗。

第一阶梯治疗适用于轻度癌痛患者,常选用阿司匹林、对乙酰氨基酚、布洛芬和萘普生等,采用规律性定时给药而不是痛时给药,直至用到最大剂量仍无效时才可转入第二阶梯治疗。

第二阶梯治疗适用于中度癌痛患者,多选用弱阿片类,如可待因、曲马多、强痛定与解热镇痛药合用。根据情况可给予辅助精神治疗药,如三环类抗抑郁药阿米替林、米帕明,糖皮质激素泼尼松、抗惊厥药卡马西平等,骨癌患者疼痛剧烈时可采用放射治疗。

第三阶梯治疗适用于重度癌痛患者,多选用吗啡、哌替啶、芬太尼和美沙酮等阿片类强效镇痛药物治疗,并辅以非甾体类抗炎药、三环类抗抑郁药以及抗惊厥药等,以减少阿片类药物的用量和产生耐受性。阿片类药物可交替、多途径给药,如口服、直肠给药、皮下注射或鞘内给药等,或采用透皮制剂,也可采用定时给药的方法。必要时配合放疗、化疗或手术治疗。

2. 阿片类药物依赖性治疗方案

阿片类药物依赖性已成为全球性的社会问题,对其进行的治疗过程称为"戒毒"。戒毒分为三个阶段。

第一阶段:脱毒治疗。可以缓解或消除吸毒者在戒毒期间严重的戒断症状,减轻患者的不适反应,解除患者的痛苦。主要有阿片受体激动药(如美沙酮)和非阿片类受体激动药(如可乐定)。

第二阶段:康复治疗。吸毒者脱毒后,只能解决身体依赖性所产生的戒断症状,很难将毒瘾彻底戒除,主要归结于患者的心理依赖性,如何防止戒毒后复吸是目前的医学难题。

第三阶段:回归社会。这是戒毒能否成功的最后也是最关键的阶段,是彻底恢复患者健全人格和行为的过程,这需要心理医生参与,进行长期、耐心的心理行为矫正。

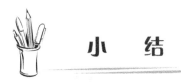

小 结

镇痛药是一类主要作用于中枢神经系统,在意识清醒的情况下能选择性消除或缓解疼痛而不影响其他感觉(触觉、视觉、听觉)的药物。由于多数药物反复应用易于成瘾,故又称为麻醉性镇痛药。本质上基本都属于国家特殊管理的麻醉药品或精神药品。根据其来源的不同可分为:阿片类镇痛药,如吗啡等;人工合成镇痛药,如哌替啶、美沙酮等;其他类镇痛药,如罗通定;阿片受体拮抗剂,如纳洛酮。

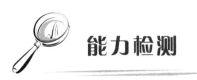

能力检测

1. 为什么吗啡可用于心源性哮喘而禁用于支气管哮喘?

2. 为什么吗啡中毒导致的呼吸抑制可以用尼可刹米解救?

参考文献

[1] 陈新谦,金有豫,汤光.新编药物学[M].16 版.北京:人民卫生出版社,2007.

[2] 张家铨,吴景时,程鹏.常用药物手册[M].3 版.北京:人民卫生出版社,2007.

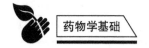

任务六　解热镇痛抗炎药的基本知识

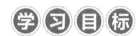

知识目标

（1）掌握非甾体抗炎药的基本药理作用及作用机制；

（2）掌握阿司匹林的作用、临床应用及不良反应；

（3）熟悉对乙酰氨基酚、吲哚美辛、布洛芬及萘普生的作用特点、临床应用及主要不良反应；

（4）了解吡罗昔康、尼美舒利及芬酸类药物的作用特点、应用及不良反应。

能力目标

（1）能正确选择合理的解热镇痛药；

（2）指导患者正确使用解热镇痛抗炎药及其复方制剂。

案·例·引·导

　　李某，女，63岁，因长期患有风湿性关节炎而一直使用非甾体类抗炎药，某天突然发作急性上消化道出血而死亡。

　　案例分析：解热镇痛抗炎药在临床上广泛使用，其中大部分作为非处方药。但该类药物均有一定的胃肠不良反应，尤其针对老年患者，在使用过程中可能会诱发和加重原有的消化系统疾病，甚至出现上消化道出血和穿孔。

一、基本药理作用剂及作用机制

　　解热镇痛抗炎药（antipyretic，analgesic，and anti-inflammatory drugs）是一类具有解热、镇痛作用，大多数还有抗炎、抗风湿作用的药物。由于其化学结构不含甾核，有别于糖皮质激素（甾体抗炎药），故又称为非甾体抗炎药（non-steroidal anti-inflammatory drugs，NSAIDs）。

　　解热镇痛抗炎药的解热、镇痛、抗炎三大作用主要通过抑制一种致炎致痛介质 PG（前列腺素）的生物合成而体现的（图 3-6-1）。

　　前列腺素是体内重要的生物活性物质，可参与多种生理、病理过程，如炎症、发热、疼痛、凝血、胃酸分泌和平滑肌的舒张及收缩等。解热镇痛抗炎药通过抑制花生四烯酸代谢中的关键酶——环氧酶（COX），而抑制 PG 的生物合成。环氧酶（COX）有 COX-1和 COX-2 两种同工酶。COX-1 为结构型，主要存在于血管、胃、肾等组织中，参与血管

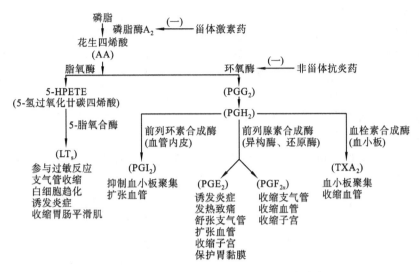

图 3-6-1　花生四烯酸代谢过程及前列腺素的产生

舒缩、血小板聚集、胃黏膜血流、胃黏液分泌和肾功能等的调节,其功能与调节外周血管阻力、调节血小板聚集、保护胃黏膜及调节肾血流量的分布有关。COX-2 为诱导型,多种损伤因子及细胞因子可诱导其表达,参与炎症、发热、疼痛等病理过程。该类药物的解热、镇痛、抗炎、抗风湿作用与其抑制 COX-2 有关,而不良反应(如胃肠道反应)则是通过抑制 COX-1 而导致的。

1. 解热作用　解热镇痛抗炎药能降低发热患者的体温,而对正常体温几乎没有影响,这有别于氯丙嗪对体温的影响。

解热作用机制:下丘脑体温调节中枢通过对产热和散热两个过程的精细调节,使机体体温维持在 37℃ 左右。当外热源(如细菌、病毒、内毒素、抗原抗体复合物等)进入机体时,刺激中性粒细胞,使其产生并释放内热源(如白介素-1、干扰素、肿瘤坏死因子、巨噬细胞炎症蛋白-1 等),内热源透过血脑屏障进入中枢,使前列腺素合成和释放增加,并作用于体温调节中枢,使体温调定点上移至 37℃ 以上,机体产热增加,散热减少,引起发热。解热镇痛抗炎药通过抑制环氧酶(COX),使前列腺素合成减少,阻断其对体温调节中枢的作用,使升高的体温调定点下移,从而使体温降低。

发热是机体的一种防御反应,而热型又是诊断疾病的重要依据。故对一般发热可不必急于应用解热药,但热度过高或持久发热可消耗体力,引起头痛、失眠、谵妄、昏迷等,尤其小儿高热易致惊厥,故此时应及时使用解热药,并同时进行病因治疗。

2. 镇痛作用　解热镇痛抗炎药具有中等程度的镇痛作用,对头痛、牙痛、神经痛、肌肉痛、关节痛、月经痛等慢性钝痛有良效,其镇痛作用虽比吗啡、哌替啶类弱,但其没有成瘾性,也不抑制呼吸,所以是治疗各种慢性钝痛的最主要药物。解热镇痛抗炎药对

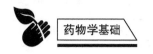

严重创伤性剧痛和内脏平滑肌绞痛基本无效。

当组织发炎或损伤时，局部产生并释放某些致痛、致炎物质，如缓激肽、组胺、5-羟色胺和前列腺素等，直接作用于痛觉感受器而引起疼痛。其中前列腺素本身有致痛作用，又能提高痛觉感受器对缓激肽等其他致痛物质的敏感性，具有"痛觉增敏"作用。解热镇痛抗炎药主要通过抑制炎症局部环氧酶的活性，减少前列腺素的合成，既可降低前列腺素对痛觉感受器的刺激，又可降低痛觉感受器对其他致痛物质的敏感性，故能产生镇痛作用。

3. 抗炎、抗风湿作用 除苯胺类（非那西丁和对乙酰氨基酚）外，大多数解热镇痛抗炎药都具有抗炎、抗风湿作用。主要用于风湿热、风湿性关节炎和类风湿性关节炎的治疗。但无病因治疗作用，也不能完全阻止炎症的发展和并发症的发生。前列腺素是参与炎症反应的重要活性物质，不仅能使炎症细胞激活，溶酶体酶释放，毛细血管通透性增加，而且还能协同和增强其他炎性介质（如缓激肽等）的致炎致痛作用，加重炎症反应。本类药物通过抑制环氧酶，使前列腺素合成减少，局部的红、肿、热、痛等症状因此得以缓解。此外，其作用还与稳定溶酶体膜有关。

4. 抗血小板聚集作用 研究表明，小剂量的解热镇痛抗炎药物可抑制血小板中环加氧酶（血栓素合成酶）的活性，从而使由环加氧酶催化而产生的血栓素 A_2（TXA_2）生成减少。由于 TXA_2 在体内能加速血小板聚集和血管收缩，所以 TXA_2 生成减少，会产生抑制血小板聚集的作用，阻止血栓形成。而大剂量的解热镇痛抗炎药物则可通过抑制内皮细胞的环氧酶（COX）活性，减少前列环素（PGI_2）的生成。PGI_2 是 TXA_2 的生理性拮抗剂，PGI_2 的生成减少可使 TXA_2 的功能增强而促进血栓形成。血小板内的环氧酶较内皮细胞内的环氧酶对小剂量解热镇痛抗炎药物更为敏感，因此采用小剂量的解热镇痛抗炎药物，可以产生持续有效的抑制 TXA_2 的作用，阻止血小板聚集和防止血栓形成。可用于防治冠状动脉及脑血管栓塞性疾病。

二、常用药物

常用的解热镇痛抗炎药根据其对环氧酶作用的选择性，可分为选择性环氧酶抑制药和非选择性环氧酶抑制药两大类，按化学结构不同又可分为水杨酸类、苯胺类、吡唑酮类、有机酸类。

（一）非选择性的环氧酶抑制药

水杨酸类

阿司匹林（aspirin，乙酰水杨酸）

【体内过程】

阿司匹林口服后小部分在胃、大部分在小肠吸收，1～2 h 血药浓度达峰值。吸收后迅速被胃黏膜、血浆、红细胞和肝脏中的酯酶水解成乙酸和水杨酸，后者以盐的形式存在。水杨酸盐与血浆蛋白结合率为 80%～90%，游离型水杨酸盐可分布于全身组织包括关节腔、脑脊液、乳汁,也可通过胎盘屏障进入胎儿体内。主要经肝脏代谢,血浆半衰期为 2～3 h,但肝脏的代谢能力有限。口服小剂量(小于 1 g)阿司匹林时,按一级动力学消除,血浆半衰期为 2～3 h;但当阿司匹林用量大于 1 g 时,则按零级动力学消除,血浆半衰期延长为 15～30 h。大部分以代谢物形式而少部分以水杨酸盐形式经肾脏随尿液排出。尿液 pH 值可影响水杨酸盐的排泄速度:尿液呈碱性时,水杨酸盐解离增多、重吸收减少、排出增多;尿液呈酸性时则相反,排出明显减少。故当阿司匹林严重中毒时,可碱化尿液以加速其排泄。

【药理作用及临床应用】

1. 解热　阿司匹林具有较强的解热作用,常用于感冒及各种原因所致的发热。

2. 镇痛　阿司匹林具有中等程度的镇痛作用,是治疗头痛、牙痛、神经痛、肌肉痛、关节痛、月经痛等慢性钝痛的常用药物,也是治疗癌症轻度疼痛的代表性药物。

3. 抗炎、抗风湿　阿司匹林抗炎、抗风湿作用较强,能显著抑制风湿、类风湿性炎症的渗出,减轻炎症引起的红、肿、热、痛等症状。治疗急性风湿热疗效迅速可靠,可使患者用药后 24～48 h 内退热,关节红肿和疼痛明显缓解,血沉减慢,故可作为急性风湿热的鉴别诊断依据。对类风湿性关节炎可迅速镇痛,消退关节炎症,减轻关节损伤,目前仍为治疗风湿性关节炎和类风湿性关节炎的首选药。抗风湿疗效与剂量成正相关,故最好用至最大耐受量,一般成人 3.0～5.0 g/d,分 4 次于饭后服用,但应注意防止中毒。

4. 防止血栓形成　每天使用小剂量(40～80 mg)的阿司匹林,即能抑制血小板中血栓素合成酶,减少血小板中血栓素 A_2(TXA_2)合成,而抗血小板聚集,防止血栓形成。临床上用于对缺血性心脏病(如包括稳定型、不稳定型心绞痛及进展性心肌梗死)患者的治疗,能降低病死率及再梗死率,也可用于血栓性疾病(脑血栓、心肌梗死、血管成形术及旁路移植术时)的预防。但较大剂量(日剂量大于 300 mg)的阿司匹林,却因能抑制血管壁中敏感性较低的 PG 合成酶,减少了前列环素(PGI_2 是 TXA_2 的生理性拮抗剂)的合成,可能会促进血栓形成。

5. 胆道蛔虫病　阿司匹林部分自胆道排泄,造成胆道偏酸性,并使胆道括约肌松弛,故有一定的驱除胆道蛔虫作用,用于胆道蛔虫症的治疗。

6. 痛风　较大剂量的阿司匹林可抑制尿酸自肾小管的再吸收,促进尿酸排泄,可用于治疗痛风症。

【不良反应和注意事项】

1. 胃肠道反应　为最常见的不良反应,表现为上腹不适、恶心、呕吐,大剂量长期应用(抗风湿治疗)时可诱发或加重胃溃疡,甚至引起无痛性胃出血。原因如下:①药物直接刺激局部胃黏膜细胞;②较大剂量刺激延髓催吐化学感受区(CTZ);③抑制胃壁组织 COX-1,减少对胃黏膜有保护作用的前列腺素 E 的合成。采用饭后服药、服用肠溶片、同服抗酸药可减轻上述反应,合用 PGE 的衍生物米索前列醇可减少溃疡的发生率。胃溃疡患者慎用或禁用。

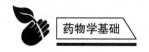

2. 凝血功能障碍 治疗量抑制血小板聚集,使出血时间延长。大剂量(5 g/d 以上)或长期服用,可抑制凝血酶原的形成,引起低凝血酶原血症。可用维生素 K 预防。严重肝功能损害、低凝血酶原血症、血友病、维生素 K 缺乏、产妇和孕妇等禁用,术前 1 周也应停用阿司匹林。

3. 水杨酸反应 当阿司匹林用量过大(5 g/d 以上)时,可出现头痛、眩晕、恶心、呕吐、耳鸣、视力及听力减退等,总称为水杨酸反应。严重者可出现高热、过度呼吸、酸碱平衡失调,甚至精神错乱、谵妄而危及生命。一旦发生应立即停药,并静脉滴注碳酸氢钠溶液以碱化尿液,加速水杨酸盐的排泄。

4. 过敏反应 少数患者可出现荨麻疹、血管神经性水肿、支气管哮喘或过敏性休克等。某些哮喘患者服用阿司匹林后可诱发哮喘,称为"阿司匹林哮喘",其机制为阿司匹林抑制环氧酶,导致 PG 生物合成受阻,使脂氧酶活性相对增强,白三烯(LT$_s$)等物质生成增多,内源性支气管收缩物质占优势,引起支气管痉挛而诱发哮喘(图 3-6-1)。此时选用肾上腺素治疗无效,可采用糖皮质激素或白三烯拮抗剂,如扎鲁司特对抗。哮喘、慢性荨麻疹和鼻息肉患者禁用本品。

5. 瑞夷(Reye)综合征 青少年病毒性感染(如流行性感冒、流行性腮腺炎、水痘等)可服用阿司匹林,偶可引起脑病综合征(瑞夷综合征),表现为短暂发热、惊厥或频繁呕吐、颅内压升高、昏迷、一过性肝功能异常等,尤以肝功能衰竭合并脑病为著,此症虽少见,但预后差。故青少年病毒性感染应慎用或禁用阿司匹林。

苯胺类

苯胺类包括非那西丁和对乙酰氨基酚,前者毒性较大,后者为前者的代谢产物,毒性相对较小。临床上常用对乙酰氨基酚。

对乙酰氨基酚(acetaminophen,扑热息痛)

【体内过程】

口服易吸收,血药浓度达峰值时间为 0.5～1 h,血浆半衰期为 2～3 h。95% 在肝内与葡萄糖醛酸或硫酸结合后经肾排泄,5% 经羟化转化为乙酰氨基酚或对氨基苯乙醚,前者对肝脏有毒性,后者可引起高铁血红蛋白血症和溶血性贫血。

【药理作用及临床应用】

对乙酰氨基酚抑制中枢 PG 合成酶的药理作用与阿司匹林的相似,抑制外周 PG 合成酶作用弱(这可能是 COX-1,COX-2 两种同工酶的敏感性不同所致),故解热作用与阿司匹林相似,镇痛作用略弱,几乎无抗炎、抗风湿作用。常用于感冒及其他原因所致的发热,也可用于头痛、牙痛、神经痛、肌肉痛等慢性钝痛。尤其适用于对阿司匹林不能耐受或过敏的患者。

【不良反应及用药注意】

治疗量不良反应较少:常见恶心、呕吐、腹痛等胃肠道反应;偶见药热、皮疹等过敏反应;长期使用极少数人可致肾毒性,如肾乳头坏死和慢性间质性肾炎等;过量(成人 10～15 g)中毒可引起肝坏死。

吡唑酮类

保泰松（phenylbutazone）和羟布宗（oxyphenbutazone）

保泰松的抗炎、抗风湿作用强，而解热镇痛作用弱；主要用于风湿性关节炎、类风湿性关节炎和强直性脊椎炎的治疗，对急性进展期疗效好。较大剂量可促进尿酸的排泄，用于治疗急性痛风。本品不良反应较多，已少用。常见不良反应有胃肠反应、过敏反应，久用可出现水、钠潴留，偶见甲状腺肿大和黏液性水肿，大剂量可引起肝、肾功能损害。消化性溃疡、高血压及心、肝、肾功能不全者禁用。

羟基保泰松是保泰松的活性代谢产物，不促进尿酸的排泄，其他作用、临床应用和不良反应与保泰松相似。

安乃近、氨基比林、安替比林也属于该类药物，由于它们可以导致致命的粒细胞减少，在临床上已较少使用。但是它们的退热效果极佳，故常制成复方制剂供急性退热使用。

有机酸类

吲哚美辛（indomethacin，消炎痛）

【体内过程】

口服吸收迅速且完全，血药浓度达峰值时间为 $1\sim4$ h，90％与血浆蛋白结合。主要在肝代谢，代谢产物可水解为吲哚美辛，重新吸收再循环，66％从肾脏排泄，33％从胆汁排泄。本品体内过程受机体昼夜节律影响，早晨7时服药比晚间7时服药吸收效果好，作用持续时间长。

【药理作用及临床应用】

吲哚美辛是最强的 COX 抑制剂之一，对 COX-1 和 COX-2 均有强大的抑制作用。另外，它还具有较强的抗炎、抗风湿和解热镇痛作用。抗炎作用较阿司匹林强 $10\sim40$ 倍，解热作用与阿司匹林相似，对炎性疼痛有明显的镇痛作用。

因不良反应多，临床上主要用于对其他药物不能耐受或疗效不明显的急性风湿性关节炎、类风湿性关节炎、强直性脊柱炎和骨关节炎，也用于滑囊炎和腱鞘炎，对恶性肿瘤引起的发热和其他难以控制的发热常能见效。

【不良反应及用药注意】

常见不良反应为胃肠反应，可出现食欲减退、恶心、腹痛、腹泻、诱发或加重溃疡甚至出血，也可引起急性胰腺炎；中枢神经系统反应为头痛、眩晕，偶有精神失常；抑制造血系统，可出现粒细胞减少、血小板减少，甚至发生再生障碍性贫血等；过敏反应常见皮疹，严重者诱发哮喘；还可引起肝功能损害，老年患者可出现一过性肾功能不全；偶见瞳孔散大、畏光、视物模糊、复视和视觉丧失。

消化性溃疡、精神病、癫痫病、帕金森病、肝肾功能不良、支气管哮喘患者及孕妇和哺乳期妇女禁用。

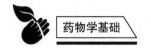

布洛芬(ibuprofen,异丁苯丙酸,异丁洛芬,芬必得)

口服吸收迅速,血浆蛋白结合率约为99%,服药12h内关节液浓度高于血浆浓度。其抗炎、镇痛、解热作用比阿司匹林、保泰松强,主要用于治疗发热、风湿性关节炎、类风湿性关节炎、骨关节炎、滑囊炎等疾病。胃肠反应较轻,患者易于耐受。常见的不良反应为消化道反应,偶见头痛、眩晕、耳鸣、下肢水肿、肾功能不全等。禁用于对阿司匹林或其他非甾体抗炎药过敏患者、活动性消化性溃疡患者。

萘普生(naproxen,消痛灵)

口服吸收迅速完全,与碳酸氢钠同服吸收加速,血浆半衰期为13~14 h;有较强的抗炎和解热镇痛作用。对风湿及类风湿性关节炎、骨关节炎、强直性脊椎炎、痛风、痛经、运动系统的慢性疾病有肯定疗效。中度疼痛可于服药后1 h缓解,作用时间持续7 h以上。对因贫血、胃肠道疾病等不能耐受阿司匹林、吲哚美辛的患者适用。不良反应主要为轻度的胃肠道反应,长期使用可导致心血管事件发生率增加。哺乳期妇女和2岁以下儿童禁用。

芬布芬(fenbufen)

芬布芬为长效非甾体抗炎药,其抗炎、镇痛作用和吲哚美辛相似,作用强度不如吲哚美辛,但比阿司匹林的强,毒性比吲哚美辛的小,特别是对胃肠道刺激性明显小于阿司匹林及其他非甾体抗炎药。临床上常用于风湿性关节炎、类风湿性关节炎、骨关节炎、强直性脊柱炎的治疗,也可用于牙痛、术后痛的止痛。

双氯芬酸(diclofenac,双氯灭痛,扶他林)

口服吸收迅速而完全,首关消除明显,生物利用度约为50%,蛋白结合率为99.7%,经肝代谢,血浆半衰期为1~2 h。因可抑制PG合成而能发挥解热镇痛和抗炎、抗风湿作用。抗炎作用强大,比吲哚美辛的强2~2.5倍,较阿司匹林强2.5~50倍。主要用于风湿性关节炎、类风湿性关节炎、骨关节炎、滑囊炎、术后疼痛等的治疗。常见不良反应为胃肠道反应,因其为环氧酶和脂氧酶的双重抑制剂,故过敏反应相对较轻,偶见肝肾功能异常、白细胞减少。

吡罗昔康(piroxicam,炎痛喜康)、美洛昔康(meloxicam)

吡罗昔康为长效抗炎镇痛药,有明显的镇痛、抗炎作用及一定的消肿作用,对风湿性和类风湿性关节炎的疗效与萘普生、吲哚美辛的相当。半衰期可达50 h,用量小,每日口服1次即可维持药效。抑制血栓形成的作用虽不如阿司匹林,但可维持2周。不良反应少,患者耐受性良好,大剂量或长期服用可致消化性溃疡和出血。美洛昔康为选择性的COX-2抑制剂,故胃肠道反应较轻,主要用于风湿性关节炎、类风湿性关节炎、骨关节炎的治疗。

(二)选择性COX-2抑制药

塞来西布(celecoxib)

塞来西布为选择性COX-2抑制药,其抑制COX-2的作用比COX-1强375倍,治疗剂量对人体内的 COX-1 无明显影响,故胃肠道反应较其他非选择性非甾体抗炎药低。它具有抗炎和解热镇痛的作用,口服易吸收,高脂食物可延缓其吸收,主要用于风湿性关节炎、类风湿性关节炎、骨关节炎等的治疗。常见不良反应为上腹痛、腹泻与消化不良。近年来发现该类药物可引起致死性和非致死性心血管事件,多国已相继停用,故须谨慎使用。

尼美舒利(nimesulide)

尼美舒利为新型选择性 COX-2 抑制药,抗炎作用强,生物利用度高、不良反应少,常用于风湿性关节炎、类风湿性关节炎、骨关节炎、肩周炎、腰腿痛、牙痛和痛经的治疗。胃肠道反应较轻,可出现严重的肝功能损害,肝功能不良者慎用。

三、解热镇痛药的复方配伍及合理用药

(一)解热镇痛药的合理应用原则

解热镇痛药属于对症治疗,并不能解除疾病的致病原因,用药后虽然能降低体温,但也会掩盖病情,影响对疾病的诊断,应予以重视。发热本身虽然是人体的一种保护性反应,但也会使体力消耗,甚至可引起惊厥。因此,高热患者应及时降低体温,防止并发症的发生。儿童与年老体弱者在应用本类药物时应适当减量,在解热的同时,需多饮水和及时补充电解质,防止水分和电解质的流失。此类药物用于解热时一般限定服用 3 d,用于止痛时限定服用 5 d,如果症状未缓解或未消失应及时向医师咨询,不得长期服用。

(二)常用的含解热镇痛药的复方制剂简介

1. 复方氨酚烷胺胶囊/片 每粒/片含对乙酰氨基酚 250 mg、盐酸金刚烷胺 100 mg、马来酸氯苯那敏 2 mg、人工牛黄 10 mg、咖啡因 15 mg。

2. 美扑伪麻片 每片含对乙酰氨基酚 500 mg、氢溴酸右美沙芬 15 mg、盐酸伪麻黄碱 30 mg、马来酸氯苯那敏 2 mg。

3. 复方对乙酰氨基酚片(Ⅱ) 每片含对乙酰氨基酚 250 mg、异丙安替比林 150 mg、无水咖啡因 50 mg。

4. 安痛定注射液(规格:2 mL) 每支含氨基比林 100 mg、安替比林 4 mg、苯巴比妥 180 mg。

5. 索米痛(去痛片) 每片含非那西汀 150 mg、氨基比林 150 mg、咖啡因 50 mg、苯巴比妥 15 mg。

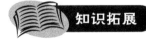 知识拓展

选择性 COX-2 抑制剂与心血管疾病

高选择性的 COX-2 抑制剂(昔布类)所致的心血管事件和胃肠出血的不良反应发

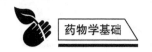

生率明显高于其他非甾体抗炎药。美国国立癌症研究所(NCI)的临床研究显示：与服用安慰剂的患者相比，服用塞来昔布的患者发生心血管疾病的危险性显著增加。伴有心脏病病史者需慎用此类药物，并严密观察。同时注意昔布类药的类磺胺反应，对有磺胺药过敏史患者应慎用此药。

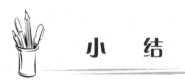

解热镇痛抗炎药是一类具有解热、镇痛，大多数还有抗炎、抗风湿作用的药物。由于其化学结构不含甾核，故又称非甾体抗炎药。常用的解热镇痛抗炎药根据其对环氧酶作用的选择性，可分为选择性环氧酶抑制药和非选择性环氧酶抑制药两大类；按化学结构不同又可分为：水杨酸类，如阿司匹林；苯胺类，如对乙酰氨基酚；吡唑酮类，如保泰松、氨基比林等；有机酸类，如布洛芬、萘普生等。

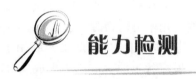

1. 阿司匹林与吗啡在镇痛方面有何不同？
2. 为什么应用小剂量阿司匹林可防治血栓栓塞性疾病？

参考文献

［1］ 陈新谦，金有豫，汤光.新编药物学［M］.16版.北京：人民卫生出版社，2007.
［2］ 张家铨，吴景时，程鹏.常用药物手册［M］.3版.北京：人民卫生出版社，2007.

任务七　中枢兴奋药的基本知识

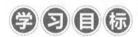

知识目标
(1) 掌握咖啡因、尼可刹米、洛贝林的作用特点和临床应用及用药注意；
(2) 熟悉甲氯芬酯、胞二磷胆碱、吡拉西坦等的临床应用特点；
(3) 了解中枢兴奋药的分类。

能力目标

（1）能正确选择中枢兴奋药用于各种中枢抑制的解救；

（2）能正确表述常用中枢兴奋药的适应证、不良反应及用药注意。

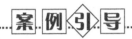

杨某，男，10岁，经诊断为儿童多动综合征，医师给其使用哌醋甲酯治疗，并嘱咐其使用时间不得超过两周。在使用过程中，杨某因为好奇将三日剂量一次服下，结果导致惊厥，因就诊不及时而死亡。

案例分析： 中枢兴奋药广泛用于各种中枢抑制的解救，目前也常用于治疗儿童多动综合征。但该类药物大部分安全范围较小，剂量过大很容易引起惊厥。

中枢兴奋药（central stimulants）是能提高中枢神经系统功能活动的一类药物。根据其主要作用部位可分为三类：①主要兴奋大脑皮质的药物，如咖啡因等；②主要兴奋呼吸中枢的药物，如尼可刹米等；③促进大脑功能恢复的药物，如吡啦西坦等。中枢兴奋药对中枢神经系统不同部位虽有一定选择性，但随剂量增加，兴奋范围随之扩大，可引起中枢神经系统广泛兴奋，甚至惊厥，直至死亡。故该类药品中部分属于第一类精神药品，如咖啡因，使用的时候需注意。

一、主要兴奋大脑皮层的药物

咖啡因（caffeine）

咖啡因为咖啡豆、茶叶中所含的生物碱，属黄嘌呤类，目前已能人工合成。

【药理作用】

咖啡因是强效的竞争性腺苷拮抗药，通过拮抗抑制性神经递质腺苷，而产生中枢兴奋作用。

（1）兴奋中枢神经　小剂量（50～200 mg）咖啡因能选择性兴奋大脑皮质，使人疲劳减轻、思维活跃、精神振奋、工作效率提高；较大剂量（250～500 mg）可直接兴奋延髓呼吸中枢、血管运动中枢、迷走神经中枢，使呼吸中枢对 CO_2 的敏感性增加，呼吸加深加快，血压升高，在中枢处于抑制状态时作用更为明显；过量（>800 mg）中毒时可引起中枢神经系统广泛的兴奋，甚至导致惊厥。

（2）收缩脑血管　咖啡因可直接作用于大脑小动脉的肌层，收缩脑血管，增加脑血管阻力，减少血流量。虽可直接扩张其他血管且能兴奋心脏，但此作用被兴奋血管运动中枢和迷走神经中枢作用所掩盖。

（3）其他　具有舒张支气管和胆管平滑肌、刺激胃酸及胃蛋白酶分泌和利尿等作用。

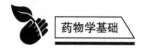

【临床应用】

主要应用于解救严重传染病及中枢抑制药过量所导致的昏睡、呼吸和循环抑制。此外,由于咖啡因收缩脑血管,能减少脑血管搏动的幅度,可与麦角胺配伍治疗偏头痛;与解热镇痛药配伍治疗一般性头痛,还可与溴化物合用治疗神经官能症。临床常用制剂有安钠咖注射液、咖溴合剂(巴氏合剂)等。

【不良反应及用药注意】

一般剂量产生的不良反应较为少见,口服能刺激胃黏膜。大剂量可引起躁动不安、失眠、头痛、呼吸加快、肌肉抽搐、心动过速等。过量中毒可因脊髓过度兴奋而产生惊厥。婴幼儿高热宜选用不含咖啡因的复方解热镇痛药,以免诱发惊厥。久用可产生耐受性和依赖性。长期饮用含咖啡因的饮料,可产生依赖性。一旦停用,20 h 后可出现头痛等戒断症状。

哌醋甲酯(methylphenidate,利他林)

【药理作用】

哌醋甲酯的中枢兴奋作用温和,能改善精神活动,解除轻度抑制,消除疲劳及睡意。较大剂量能兴奋呼吸中枢,过量亦可引起惊厥。其作用可能与促进脑内神经末梢释放兴奋性单胺类递质或拟单胺类递质有关。

【临床应用】

(1)治疗中枢抑制药中毒及轻度抑郁。

(2)治疗儿童多动综合征。儿童多动综合征病因尚不清楚,可能是由于脑干网状结构上行激活系统内的去甲肾上腺素、多巴胺与5-羟色胺等递质中某一种缺乏所致。该药能促进这类递质的释放,可控制患儿的多动症状。

【不良反应及用药注意】

治疗量小时不良反应较少,偶有失眠、心悸、焦虑、厌食、口干等;大剂量时可使血压升高导致眩晕、头痛等。癫痫、高血压患者禁用。久用可产生耐受性,并可影响儿童生长发育。

二、主要兴奋呼吸中枢的药物

尼可刹米(nikethamide,可拉明)

【药理作用】

治疗量直接兴奋延髓呼吸中枢,也可通过刺激颈动脉体和主动脉体化学感受器,反射性地兴奋呼吸中枢,以提高呼吸中枢对 CO_2 的敏感性,使呼吸加深加快;中枢处于抑制状态时其作用更为明显。对大脑皮质、血管运动中枢和脊髓兴奋作用较弱。尼可刹米对呼吸中枢的兴奋作用温和,安全范围较大。口服注射吸收好,作用时间短暂,一次静脉注射仅能维持5~10 min,故一般常采用间歇多次静脉注射给药。

【临床应用】

本品对各种原因引起的中枢性呼吸抑制、肺源性心脏病引起的呼吸衰竭及吗啡等中枢抑制药过量引起的呼吸抑制效果较好,对吸入麻醉药中毒的解救效果次之,对巴比妥类药物中毒的效果则较差。

【不良反应及用药注意】

药物过量可致血压升高、心动过速、肌震颤及僵直、咳嗽、呕吐、出汗,甚至惊厥。若出现惊厥可及时静脉注射地西泮进行解救。

洛贝林(lobeline,山梗菜碱)

洛贝林是从山梗菜中提取的生物碱。其通过刺激颈动脉体和主动脉体的化学感受器,反射性地兴奋呼吸中枢。对迷走神经中枢和心血管运动中枢也同时有反射性兴奋作用。其作用弱、快、短暂,仅数分钟,但安全范围大。

临床上主要应用于治疗新生儿窒息、小儿感染性疾病所致的呼吸衰竭、药物中毒及一氧化碳中毒窒息,也可用于治疗肺炎、白喉等传染病引起的呼吸衰竭。大剂量可引起恶心、呕吐、咳嗽、头晕、出汗,并可兴奋迷走中枢而导致心动过缓、轻瘫、低温、低血压、昏迷。过量时可因兴奋交感神经节及肾上腺髓质而致心动过速,也可能引起惊厥。

贝美格(bemegride,美解眠)

贝美格主要兴奋脑干,中枢兴奋作用迅速、明显,但维持时间短。用于解救巴比妥类、格鲁米特、水合氯醛等药物的中毒,也用于加速硫喷妥钠麻醉后的恢复。用量过大或注射过快时可导致恶心、呕吐、肌肉抽搐、腱反射增强,也可引起惊厥。迟发性毒性反应时会出现情绪不安、精神错乱、幻视等症状。

以上中枢兴奋药主要用于对抗中枢抑制药中毒或某些传染病引起的中枢性呼吸衰竭。它们的选择性一般都不高,安全范围小,兴奋呼吸中枢的剂量与导致惊厥剂量之间的距离小。对深度中枢抑制的患者,大多数中枢兴奋药若使用不产生惊厥的剂量往往无效;而且它们的作用时间都很短,需要反复用药才能长时间维持患者呼吸,因而很难避免惊厥的发生。所以除严格掌握剂量外,这类药物的应用宜限于短时间就能纠正的呼吸衰竭患者。临床上主要采用人工呼吸机维持呼吸,因为它远比呼吸兴奋药有效而且安全可靠。

三、促进大脑功能恢复的药物

吡拉西坦(piracetam,吡乙酰胺,脑复康)

【药理作用】

本品为 γ-氨基丁酸(GABA)的环化衍生物,具有激活、保护和修复大脑神经细胞的作用,不仅能促进脑内 ADP 转化为 ATP,改善脑内代谢与能量供应情况,还能促进乙酰胆碱的合成,抵抗物理、化学因素所致的脑功能损伤,改善学习、记忆、回忆功能。

【临床应用】

本品可应用于阿尔茨海默病、脑动脉硬化、脑外伤及中毒等所致的记忆或思维障碍,也可用于儿童智能低下。

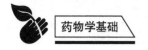

【不良反应及用药注意】

少见,偶见荨麻疹,大剂量时可有失眠、头晕、呕吐、过度兴奋等症状,停药后症状可自行消失。禁用于孕妇及新生儿。

甲氯芬酯(meclofenoxate,氯酯醒,遗尿丁)

甲氯芬酯主要兴奋大脑皮质,能促进脑细胞代谢,增加葡萄糖的利用。对中枢抑制状态有兴奋作用,能恢复受抑中枢神经功能。临床上主要用于颅脑外伤后昏迷、脑动脉硬化及中毒所致意识障碍、阿尔茨海默病、某些中枢和周围神经症状、儿童精神迟钝、新生儿缺氧、小儿遗尿、老年性精神病、酒精中毒等。作用表现缓慢,需反复用药。不良反应较为少见,偶尔可引起兴奋、倦怠表现。禁用于有过度兴奋及锥体外系症状的患者。

胞磷胆碱(citicoline,胞二磷胆碱,尼可灵)

本品能参与卵磷脂的生物合成,能改善脑组织代谢、促进大脑功能恢复。还能改变脑血管阻力,增加脑血流量,改善脑循环。另外,可增强脑干网状结构上行激活系统的功能,改善运动麻痹,故对促进大脑功能恢复和促进苏醒有一定作用。主要用于急性颅脑外伤和脑部手术所引起的意识障碍,以及卒中导致偏瘫的患者,也可用于耳鸣和神经性耳聋。

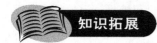 知识拓展

促大脑功能恢复药与阿尔茨海默病

阿尔茨海默病是一种病因未明的原发性神经系统退行性疾病。多起病于老年期,病程缓慢且不可逆,临床上以智能损害为主。病理改变主要为皮质弥漫性萎缩、沟回增宽、脑室扩大、神经元大量减少,并可见老年斑(SP)、神经原纤维缠结(NFT)等,胆碱乙酰化酶及乙酰胆碱含量显著减少。阿尔茨海默病患者存在糖、蛋白质、核酸、脂质等代谢障碍,同时其脑血流量及耗氧量明显低于同龄正常人。因此,脑代谢激活剂和脑循环改善剂成为治疗老年痴呆症的一大类可供选用的药物。此类药物如脑复康、都可喜、脑通等,可通过改善脑内代谢与能量供应情况,促进乙酰胆碱的合成,从而改善阿尔茨海默病患者的认知能力与记忆水平。

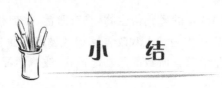 小 结

中枢兴奋药是能提高中枢神经系统功能活动的一类药物。根据其主要作用部位可分为三类:①主要兴奋大脑皮质的药物,如咖啡因等;②主要兴奋呼吸中枢的药物,如尼

可刹米等;③促进大脑功能恢复的药物,如吡拉西坦等。中枢兴奋药能广泛应用于各种中枢抑制的解救,但其中很多药物安全范围小,使用剂量过大容易引起惊厥,甚至死亡,使用的时候需注意。

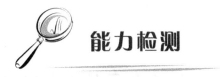

能力检测

1. 为什么尼可刹米能解救吗啡引起的呼吸抑制?
2. 中枢兴奋药使用过量会有什么样的后果?

参考文献

[1] 陈新谦,金有豫,汤光.新编药物学[M].16 版.北京:人民卫生出版社,2007.

[2] 张家铨,吴景时,程鹏.常用药物手册[M].3 版.北京:人民卫生出版社,2007.

(姚苏宁 林 浩)

心血管系统药物概论

任务一　抗高血压药的基本知识

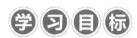

知识目标

（1）掌握抗高血压药的分类和代表药；

（2）熟悉氢氯噻嗪、硝苯地平、普萘洛尔、卡托普利及氯沙坦的降压作用机制、降压特点、主要应用、不良反应及用药注意；

（3）了解其他抗高血压药的作用机制、作用特点及主要适应证；

（4）了解抗高血压药的合理应用原则。

能力目标

（1）能根据高血压的类型选择抗高血压药；

（2）在使用抗高血压药的过程中能识别药物的不良反应。

案例引导

近年来高血压患病率一直呈上升趋势，合理的联合使用抗高血压药会给患者带来怎样的益处呢？

案例分析：2005 年 9 月欧洲心脏病学会公布了一项研究成果，这是在高血压并且至少合并其他三项危险因素的人群中评价不同降血压治疗方案长期有效性的临床研究。入选的血压标准为≥160/100 mmHg（未接受降压治疗）或≥140/90 mmHg（接受降压治疗）。目的是比较第一组（β受体阻滞剂阿替洛尔＋噻嗪类利尿剂苄氟噻嗪）与第二组（钙拮抗剂氨氯地平＋ACEI 培哚普利）药物联合治疗的有效性，平均随访 5.5 年，结果第二组药物联合治疗的降压效果优于第一组。与第一组药物比较，使用第二组药物治疗，心血管病病死率下降 24％、卒中发生率下降 23％、冠状动脉疾病发生率下降 16％、新发糖尿病发生率下降 23％，且表明第二组药物不仅对血糖、血脂、血清肌酐有益，而且还具有抗动脉粥样硬化等降压以外的疗效。

一、抗高血压药分类

（一）概述

高血压(hypertensive disease)是一种以动脉血压持续升高，即收缩压不小于 18.7 kPa(140 mmHg)和(或)舒张压不小于 12.0 kPa(90 mmHg)为主要表现的慢性疾病，常伴有脂肪和糖代谢紊乱，以及心、脑、肾和视网膜等器官功能性或器质性改变。高血压可分为原发性高血压和继发性高血压。

抗高血压药是一类能降低血压，减轻靶器官损害的药物。合理应用抗高血压药物，不仅能控制血压，还能减少或防止心、脑、肾等并发症的发生，降低死亡率，延长寿命，提高生活质量。

（二）抗血压药分类

根据抗高血压药的作用部位及作用机制，可将其分为以下几类。

1. 利尿药　如氢氯噻嗪、吲达帕胺等。

2. 钙通道阻滞药　如硝苯地平、尼群地平、氨氯地平等。

3. 交感神经抑制药

（1）中枢性交感神经抑制药：如可乐定、莫索尼定等。

（2）去甲肾上腺素能神经末梢抑制药：如利血平。

（3）神经节阻滞药：如美加明。

（4）肾上腺素受体阻断药：①α 受体阻断药，哌唑嗪等；②β 受体阻断药，普萘洛尔、美托洛尔、阿替洛尔等；③α、β 受体阻断药，拉贝洛尔等。

4. 肾素-血管紧张素系统抑制药

（1）血管紧张素转化酶抑制药：如卡托普利、依那普利、雷米普利等。

（2）血管紧张素Ⅱ受体阻断药：如氯沙坦、缬沙坦等。

5. 血管扩张药

（1）血管平滑肌舒张药：如肼屈嗪、硝普钠等。

（2）钾通道开放药：如吡那地尔等。

二、常用抗高血压药

目前常用的抗高血压药包括利尿药、钙通道阻滞药、β 受体阻断药、血管紧张素转化酶抑制药和血管紧张素Ⅱ受体阻断药等。

（一）利尿药

氢氯噻嗪(hydrochlorothiazide, 双氢克尿噻)

【作用与应用】

氢氯噻嗪降压作用温和而持久。降压作用机制如下：①用药初期主要通过排钠利

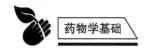

尿使得有效血容量下降而降压;②长期用药则因持续排钠而使血管平滑肌细胞内 Na^+ 的含量减少,随之 Na^+-Ca^{2+} 交换减少,细胞内 Ca^{2+} 减少,导致血管平滑肌松弛;降低血管平滑肌细胞对 NA 等缩血管物质的敏感性;诱导动脉壁产生扩血管物质,如激肽、前列腺素等。

单独应用可治疗轻度高血压,与其他抗高血压药合用可治疗中、重度高血压。

【不良反应和用药注意】

1. 电解质紊乱　如低血钾、低血镁等,以低血钾最常见,可增加强心苷的心脏毒性。患者宜多食含钾丰富的食物(如香蕉、土豆、柠檬汁等)或合用留钾利尿药。

2. 高尿酸血症　可使尿酸排出减少,痛风患者易加重病情,应慎用,与阿司匹林合用可诱发痛风。

3. 高血糖　因抑制胰岛 B 细胞分泌胰岛素和影响对葡萄糖的利用而升高血糖,并能减弱降血糖药的作用,故糖尿病患者慎用。

4. 其他　可引起高血脂、尿素氮升高、过敏反应及胃肠道反应等。肾功能不全者慎用。

吲哒帕胺(indapamide,吲达胺,indamine)

【作用与应用】

吲哒帕胺为非噻嗪类吲哚衍生物,是新型强效、长效抗高血压药,一次口服给药降压作用可维持 24 h。其具有利尿和钙通道阻滞作用。利尿作用比氢氯噻嗪强 10 倍。亦可抑制血管平滑肌 Ca^{2+} 内流,使外周血管扩张,血压下降。

单独应用可治疗轻、中度高血压,也可与其他抗高血压药合用以增强疗效。

【不良反应和用药注意】

可出现口干、恶心、食欲减退、头痛、嗜睡、皮疹等症状,长期应用可使血钾降低,对血糖、血脂代谢无明显影响。严重肝肾功能不全者慎用。

(二)钙通道阻滞药

钙通道阻滞药能选择性地阻断 Ca^{2+} 通道,抑制细胞外 Ca^{2+} 内流,松弛血管平滑肌,降低外周血管阻力,使血压下降。长期服用较少产生耐受性,对脂质、糖、尿酸及电解质代谢无明显影响。可用于治疗高血压的有硝苯地平、尼群地平、氨氯地平、拉西地平等药。

硝苯地平(nifedipine,硝苯吡啶,nifedipinum)

【作用与应用】

硝苯地平是二氢吡啶类钙通道阻滞药,是最早用于临床的钙通道阻滞药。其降压作用主要是由于扩张小动脉,降低外周血管阻力所致。降压作用显著,降压的同时不减少冠状动脉、肾、脑血流量,可引起反射性心率加快,增强血浆肾素活性。

可用于治疗轻、中度高血压,可单独使用,也可与利尿药及 β 受体阻断药合用。

【不良反应和用药注意】

常见不良反应有头痛、面部潮红、眩晕、心悸、踝部水肿、咳嗽等。肥厚型心肌病、主动脉瓣狭窄患者禁用。

氨氯地平(amlodipine,阿洛地平,amlodipine besylate)

氨氯地平为长效钙通道阻滞药,可导致小动脉、冠状动脉和肾动脉扩张,降低心脏负荷,逆转左心室肥厚。降压作用缓慢、平稳,持续时间较硝苯地平显著延长。无体位性低血压及耐受性,对血糖、血脂及血清电解质无不良影响。

临床上常用于治疗各型高血压,与噻嗪类利尿药、β受体阻断药或ACEI合用疗效更好。不良反应少,可有头痛、头晕、水肿、恶心、腹痛等症状。

尼群地平(nitrendipine,硝苯甲乙吡啶)

尼群地平作用与硝苯地平相似,但扩血管作用较硝苯地平强,可使外周阻力降低,血压下降,降压作用温和而持久。适用于各型高血压。对冠状动脉选择性强,能降低心肌耗氧量,对缺血性心肌有保护作用。常见的不良反应有头痛、眩晕、水肿、乏力等。

(三)β受体阻断药

普萘洛尔(propranolol,心得安,inderal)

【作用与应用】

普萘洛尔为非选择性β受体阻断药,降压作用缓慢而持久。长期应用不引起水、钠潴留,也无耐受性,与利尿药合用作用更显著。其降压机制如下:①阻断心脏β_1受体,抑制心肌收缩力并减慢心率,使心输出量减少;②阻断肾脏β_1受体,抑制肾球旁细胞分泌及释放肾素;③阻断去甲肾上腺素能神经突触前膜β_2受体,抑制其正反馈作用,减少去甲肾上腺素的释放;④阻断中枢β受体,抑制兴奋性神经元,使外周交感神经张力降低。

适用于轻、中度高血压,对伴有心排出量多、肾素活性偏高者疗效较好,特别对高血压伴有心绞痛、心动过速及偏头痛患者更为适用。

【不良反应和用药注意】

长期应用后突然停药可使心率加快,并可使血压反跳超过治疗前水平,故长期应用β受体阻断药停药时,必须逐渐减量(减药过程10~14 d)。

(四)血管紧张素转化酶抑制药

本类药物(ACEI)可抑制血管紧张素转化酶(ACE),减少血管紧张素Ⅱ(AngⅡ)生成和缓激肽的降解,使阻力血管及容量血管舒张,血压下降,并减轻或逆转血管和心室重构,对靶器官具有保护作用(图4-1-1)。降压特点如下:①降压时不伴有反射性心率加快,对心排出量无明显影响;②增加肾血流量,改善肾功能;③可减轻或逆转心血管重构;④可改善胰岛素抵抗;⑤不影响脂质代谢,不引起体位性低血压,不产生耐受性。常用药物包括卡托普利、依那普利、雷米普利、赖诺普利和培哚普利等。

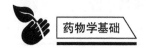

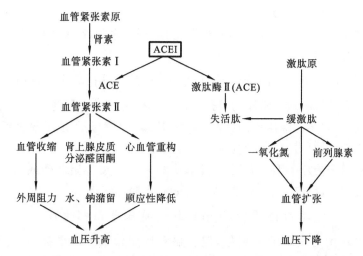

图 4-1-1　血管紧张素转化酶抑制药(ACEI)作用机制示意图

卡托普利(captopril,巯甲丙脯酸)

【作用与应用】

卡托普利可舒张外周血管,降低外周血管阻力,有效降低血压,其作用快而强。降压机制如下:①减少 Ang Ⅱ生成;②减少缓激肽的降解;③缓解或逆转心血管重构;④减少醛固酮分泌;⑤抑制交感神经递质释放。Ang Ⅱ与突触前膜受体结合可促进去甲肾上腺素的释放,Ang Ⅱ生成减少,这一作用减弱,交感神经张力降低,血压下降。

适用于各型高血压,尤其是合并有糖尿病及胰岛素抵抗、左心室肥厚、心力衰竭、急性心肌梗死的高血压患者,可明显改善生活质量且无耐受性。与利尿剂及 β 受体阻断药合用可增强疗效,可用于治疗重度或顽固性高血压。

【不良反应和用药注意】

刺激性干咳,与缓激肽及前列腺素等对呼吸道黏膜的刺激有关;低血压,与开始用药剂量过大有关。还可发生中性粒细胞减少、味觉异常、皮疹等,肾功能不全者慎用。

依那普利(enalapril,依拉普利)

依那普利为不含巯基的长效、高效 ACEI。口服吸收迅速,且不受饮食影响。作用出现缓慢,但强而持久,降压作用约为卡托普利的 10 倍,可维持 24 h 以上。主要用于各型高血压及心功能不全。不良反应少,干咳发生率低,且因其化学结构不含巯基,故白细胞减少、蛋白尿、味觉障碍等反应均较少见。

(五)血管紧张素Ⅱ受体阻断药

血管紧张素Ⅱ受体有两种亚型,AT_1 受体和 AT_2 受体。与心血管功能调节有关的受体为 AT_1,主要分布在血管平滑肌、心肌、脑、肾及肾上腺皮质等部位。血管紧张素

Ⅱ受体阻断药通过阻断 AT₁ 受体，产生扩张血管、抑制醛固酮分泌、逆转心血管重构等作用。其作用选择性较 ACEI 更强，对 AngⅡ 效应的拮抗作用更完全，且不抑制激肽酶，故无咳嗽等不良反应。临床上常用的药物有氯沙坦、缬沙坦、伊贝沙坦和坎地沙坦等。

氯沙坦（losartan，科素亚，cozaar）

【作用与应用】

氯沙坦为强效选择性的 AT₁ 受体阻断药，降压作用平稳、持久，但起效缓慢。降压同时可逆转心血管重构，改善心功能，还可以增加肾血流量和肾小球滤过率，增加尿液、尿钠、尿酸的排泄，保护肾功能。

适用于不能耐受 ACEI 的高血压患者，对高肾素型高血压疗效尤佳。对伴有糖尿病、肾病和慢性心功能不全患者有良好疗效。

【不良反应和用药注意】

不良反应较 ACEI 少，可引起低血压、头痛等，但不引起咳嗽和血管神经性水肿。可影响胎儿发育，故孕妇、哺乳期妇女禁用。

缬沙坦（valsartan，代文，diovan）

本药与氯沙坦相似，对 AT₁ 受体具有高亲和力，降压作用明显。主要用于对轻、中度高血压的治疗。不良反应少，可有头痛、眩晕、恶心、腹痛等。

三、其他抗高血压药

（一）中枢性交感神经抑制药

可乐定（clonidine，可乐宁）

【作用与应用】

可乐定降压作用中等偏强，降压时可伴有心率减慢、心排出量减少、外周血管阻力降低。降压机制如下：①主要通过激动延髓腹外侧区的 I₁ 咪唑啉受体，从而降低外周交感神经张力；②激动外周交感神经突触前膜的 α₂ 受体，反馈性地减少 NA 的释放。本药还具有镇静、镇痛、抑制胃肠运动及分泌作用。

适用于中度高血压，常在其他降压药无效时使用，特别适用于伴有消化性溃疡的患者。

【不良反应和用药注意】

不良反应常见有口干、嗜睡、头痛、腮腺痛、便秘等，停药后多自行消失。久用可致水、钠潴留，与利尿药合用可减轻。

莫索尼定（moxonidine）

莫索尼定为第二代中枢性降压药，与可乐定作用相似，可激动延髓腹外侧区的 I₁ 咪唑啉受体，对 α₂ 受体作用较弱。临床上适用于治疗轻、中度高血压。每日给药一次即

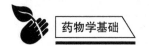

可,不良反应少见。

（二）去甲肾上腺素能神经末梢抑制药

利血平（reserpine,利舍平）

【作用与应用】

利血平是萝芙木中所含的一种生物碱。主要通过影响儿茶酚胺的摄取、储存或释放产生降压作用。因降压作用较弱,不良反应较多,故很少单独使用,常与其他药物组成复方制剂,如复方降压片等,多用于治疗轻、中度高血压。

【不良反应和用药注意】

不良反应常见有鼻塞、乏力、胃酸分泌增多、腹泻、心率减慢等副交感神经功能亢进反应,也可出现如嗜睡、情绪低落等中枢抑制反应,严重者可致精神抑郁。有消化性溃疡或精神抑郁患者禁用。

（三）α_1受体阻断药

哌唑嗪（prazosin）

【作用与应用】

哌唑嗪可选择性地阻断血管平滑肌 α_1 受体,舒张全身小动脉和小静脉,降低外周阻力而降压。其降压特点如下:①降压作用快而较强;②对心率、心输出量、肾素释放影响不大;③能松弛尿道括约肌,减轻前列腺增生;④可改善脂质代谢和胰岛素抵抗。

适用于治疗轻、中度高血压,尤适用于伴有高脂血症或前列腺增生的高血压患者。与利尿剂、β受体阻断药合用可增强其疗效。

【不良反应和用药注意】

1. 首剂现象 部分患者在首次用药 1 h 内出现严重的直立性低血压。在直立体位、疲劳、饥饿时较易发生,尤其是与利尿药或 β 受体阻断药合用时更易发生。将首剂减为 0.5 mg,于睡前服药可避免发生直立性低血压。

2. 其他反应 可见头痛、眩晕、心悸、口干、乏力等症状。

（四）血管扩张药

硝普钠（sodium nitroprusside,亚硝基铁氰化钠）

【作用与应用】

硝普钠为快速、强效、短效血管扩张药,口服不吸收,需静脉滴注给药。降压机制如下:在血管平滑肌内代谢产生一氧化氮（NO）,后者激活鸟苷酸环化酶,促进 cGMP 的生成,使血管扩张,血压下降。

主要用于高血压危象、难治性充血性心力衰竭及外科手术的控制性降压。

【不良反应和用药注意】

常见呕吐、出汗、头痛、心悸等不良反应。当肾功能衰竭、用量过大或连用数日时,可致血中氰化物蓄积中毒,应予注意。孕妇禁用,肾功能不全及甲状腺功能低下者慎用。

胁屈嗪(hydralazine,肼苯哒嗪)

肼屈嗪可直接扩张小动脉平滑肌,使外周阻力降低而降压。降压作用快而强。降压同时能反射性地兴奋交感神经,导致心率加快、心排出量增加、血浆肾素活性增高,以及水、钠潴留加重等,一般不宜单用,多在复方制剂中使用。

常见头痛、体位性低血压、心悸、眩晕等不良反应,甚至诱发心绞痛和心力衰竭。大剂量可引起全身红斑狼疮样综合征。

四、抗高血压药的应用原则

较为理想的抗高血压药应具备以下特点:应用方便,降压效果明显,对重要脏器可产生有益的影响,不良反应少,患者依从性好,能降低心脑血管事件的发生率和死亡率等。在临床治疗过程中应尽量选用具有上述特点的药物,并遵循下列原则。

1. 药物治疗与非药物治疗相结合 非药物措施包括限制钠盐摄入、合理膳食、控制体重、戒除烟酒、进行适当运动等。非药物治疗应作为药物治疗的辅助手段。

2. 根据病情轻重程度及合并症选用药物 轻度高血压患者可选用作用弱的降压药,中、重度高血压则主张联合用药。联合用药时应避免不良反应相似、作用机制相同的药物联合使用。

高血压出现合并症时应慎重选药,以下原则可供参考:

(1)合并心悸或情绪激动者,宜用利血平;

(2)合并慢性心功能不全者,宜用利尿药、ACEI 等;

(3)合并心绞痛者,宜用硝苯地平、β 受体阻断药;

(4)合并肾功能不全者,宜用 ACEI、硝苯地平等;

(5)合并消化性溃疡者,宜用可乐定,不用利血平;

(6)合并窦性心动过速者,宜用 β 受体阻断药;

(7)合并精神抑郁者,不用利血平;

(8)合并支气管哮喘者,宜用硝苯地平、利尿药等,不用 β 受体阻断药;

(9)合并糖尿病者,宜用 ACEI、硝苯地平等,不用噻嗪类利尿药;

(10)合并高脂血症者,宜用哌唑嗪、硝苯地平等,不用利尿药及 β 受体阻断药。

3. 个体化治疗 主要根据患者年龄、性别、种族、病情、并发症及是否合并其他疾病等情况制订治疗方案。在选药个体化的同时,还要注意药物剂量个体化。总之,应根据"最好疗效,最小不良反应"的原则,为每一位患者选用适宜的药物和剂量。

4. 长期用药,平稳降压 为了长期有效地控制血压,减少并发症的发生,主张高血压患者应终生治疗。治疗过程中,应尽量避免人为因素造成的血压波动,不要中途随意停药,更换药物时必须逐步替代。

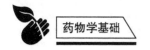

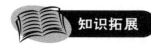 知识拓展 ·····································

高血压的筛检

筛检高血压患者,以实现高血压的早发现、早诊断和早治疗,是控制高血压、预防卒中和冠心病的重要手段。筛检对象是高血压高危人群,其确定标准为具有以下一项及一项以上的危险因素的个体。

(1) 收缩压介于 16.0~18.5 kPa(120~139 mmHg)和(或)舒张压介于 10.6~11.8 kPa(80~89 mmHg)。

(2) 超重或肥胖,即体重指数(BMI)不小于 24 kg/m^2。

(3) 高血压家族史(1、2 级亲属)。

(4) 长期过量饮酒(每日白酒饮用量不小于 100 mL,且每周饮酒在 4 次以上)。

(5) 长期高盐膳食。

筛检周期为对血压正常的人建议定期测量血压;年龄在 20~29 岁者每两年测量一次;30 岁以上人群和高危人群每年至少测量一次血压。

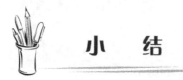

小 结

抗高血压药是一类能降低血压,减轻靶器官损害的药物。根据抗高血压药的作用部位及作用机制,可将其分为利尿药、钙通道阻滞药、交感神经抑制药、肾素-血管紧张素系统抑制药、血管扩张药。其中,交感神经抑制药包括中枢性交感神经抑制药、去甲肾上腺素能神经末梢抑制药、神经节阻滞药、肾上腺素受体阻断药(又包括 α 受体阻断药、β 受体阻断药及 α、β 受体阻断药);肾素-血管紧张素系统抑制药包括血管紧张素转化酶抑制药、血管紧张素Ⅱ受体阻断药;血管扩张药包括血管平滑肌舒张药、钾通道开放药。目前,常用的抗高血压药包括利尿药、钙通道阻滞药、β 受体阻断药、血管紧张素转化酶抑制药和血管紧张素Ⅱ受体阻断药等。

能力检测

1. 试述抗高血压药的分类,并列举各类的代表药。

2. 试述 ACEI 与其他降压药比较所具有的特点。

参考文献

[1] 王开贞,于肯明.药理学[M].6 版.北京:人民卫生出版社,2009.

[2] 胡国新,周红宇.药理学[M].北京:人民卫生出版社,2007.

[3] 陈君石,黄建始.健康管理师[M].北京:中国协和医科大学出版社,2007.

[4] 俞月萍.人体机能学[M].杭州:浙江科学技术出版社,2008.

任务二　抗慢性心功能不全药的基本知识

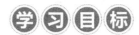

知识目标

(1) 掌握强心苷正性肌力作用、作用机制、特点、应用、不良反应、中毒防治及用药注意;

(2) 熟悉血管紧张素转化酶抑制剂、β受体阻断药、血管扩张药抗心衰作用机制及应用;

(3) 了解心力衰竭新标准治疗药物组成、非苷类正性肌力药物的作用特点及主要应用。

能力目标

(1) 能根据不同的病因和病情程度选择合理有效的抗慢性心功能不全药;

(2) 使用强心苷类药物时能识别药物的中毒反应并能采取有效的防治措施。

案例引导

　　近年来,强心苷类抗慢性心功能不全药在临床使用过程中,由于同时服用其他药物而造成的不良反应有上升趋势,这究竟会对患者造成怎样的严重后果?

　　案例分析:某些老年人因患骨质疏松症而长期服用钙片,若同时因患有慢性心功能不全而需服用强心苷(如地高辛),此时最好应先停服钙片,否则,过高的血钙浓度容易诱发强心苷的毒性反应。对于骨质疏松症,如果并未确诊,仅是常规补钙,可以暂停服用钙剂,通过食疗补钙,比如多进食牛奶、豆制品等;如果已非常严重,且必须补钙,则应在严密监测条件下应用钙剂,定期监测血钙水平和强心苷的不良反应。

一、心功能不全的病理生理学及诊疗药物分类

(一)概述

心功能不全(heart failure,心力衰竭)是指在静脉回流正常的情况下,由于心肌收

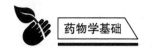

缩力下降,心排出量绝对或相对减少不能满足机体代谢需要所导致的以循环功能障碍为主要病理过程的综合征。若心功能不全呈慢性过程,并伴有血容量和组织间液异常增多而引起体循环充血者,称为慢性心功能不全(congestive heart failure,CHF,充血性心力衰竭)。临床上以组织器官血液灌注不足及肺循环和(或)体循环淤血为主要特征。

根据WHO的慢性心功能不全分级标准,将其分为四级:

Ⅰ级,体力活动不受限制,一般活动不引起乏力、心悸、气短或心绞痛等症状;

Ⅱ级,活动明显受限,一般活动可致乏力、心悸和心绞痛等症状;

Ⅲ级,体力活动明显受限制,低于一般活动可致上述症状;

Ⅳ级,不能从事任何体力活动,休息时可有慢性心功能不全症状,活动后加重。

(二)治疗慢性心功能不全药物的分类

药物是治疗慢性心功能不全的主要手段。根据药物的作用及作用机制,治疗CHF的药物可分为以下几类。

1. 强心苷 如洋地黄毒苷、地高辛等。

2. 肾素-血管紧张素-醛固酮系统抑制药

(1)血管紧张素转化酶抑制药(ACEI):如卡托普利。

(2)血管紧张素Ⅱ受体(AT$_1$)阻断药:如氯沙坦。

(3)醛固酮拮抗药:如螺内酯。

3. 利尿药 如氢氯噻嗪、呋塞米等。

4. β受体阻断药 如美托洛尔、卡维地洛等。

5. 其他治疗CHF的药物

(1)血管扩张药:如硝普钠、硝酸异山梨醇酯、肼屈嗪、哌唑嗪等。

(2)非强心苷类正性肌力药:如米力农。

二、强心苷

强心苷是一类选择性地作用于心脏,且具有正性肌力作用的苷类化合物。常用药物有地高辛(digoxin)、洋地黄毒苷(digitoxin)、毒毛花苷K(strophanthin K,毒毛旋花子苷K)、毛花苷丙(cedilanid,西地兰)等,其中地高辛最为常用。体内过程特点见表4-2-1。

表 4-2-1 各类强心苷制剂的体内过程特点

分类	药 物	给药途径	口服吸收率/(%)	肝肠循环率/(%)	血浆蛋白结合率/(%)	肾排泄率/(%)	半衰期/h
慢效	洋地黄毒苷	口服	90～100	26	97	10	120～168
中效	地高辛	口服	60～85	7	25	60～90	36
速效	毒毛花苷K	静注	2～5	少	5	100	19

【作用与应用】

强心苷具有下列作用。

1. 加强心肌收缩力（正性肌力作用） 治疗量的强心苷能选择性作用于心脏,增强其收缩力,对衰竭心脏作用更为显著。其作用特点如下。

(1)增加心肌收缩效能:强心苷能加快心肌收缩速度,使心肌收缩敏捷,相对延长舒张期,有助于静脉血液回流,也有利于心脏本身获得较长时间的休息和较充分的冠状动脉血液灌流。

(2)增加衰竭心脏的心排出量:强心苷通过正性肌力作用,反射性兴奋迷走神经,降低交感神经张力,使外周血管扩张,心脏后负荷下降,心排出量增加。

(3)降低衰竭心脏心肌耗氧量:强心苷的正性肌力作用可使心脏射血更加充分,心室内残余血量减少,心室容积缩小,室壁张力降低,导致心肌耗氧量减少,从而抵消或超过由心肌收缩力增强所的耗氧量增加,使总的心肌耗氧量降低。

一般认为,治疗量强心苷的正性肌力作用机制是通过与心肌细胞膜上的 Na^+-K^+-ATP 酶特异性结合并抑制其活性(约 20%),使 Na^+-K^+ 交换受阻,导致心肌细胞内 Na^+ 量增多,K^+ 离子减少。当细胞内 Na^+ 增多后,又通过 Na^+-Ca^{2+} 双向交换机制,使 Ca^{2+} 内流增多,外流减少,最终使心肌细胞内 Ca^{2+} 浓度升高,心肌细胞兴奋-收缩耦联过程中可利用的 Ca^{2+} 量增加,心肌收缩力加强。

当强心苷抑制 Na^+-K^+-ATP 酶的活性大于 30% 时,可能出现毒性反应,当抑制作用达到或超过 60% 时,可产生明显的毒性反应。其特点是心肌细胞内 Ca^{2+} 超载。此外,心肌细胞内 K^+ 明显偏低,使心肌细胞的自律性增高,易产生各种心律失常。

2. 减慢心率（负性频率作用） 治疗量的强心苷通过加强心肌收缩力,使心排出量增加,增强了对主动脉弓和颈动脉窦压力感受器的刺激,从而反射性兴奋迷走神经,引起心率减慢。

3. 减慢房室传导（负性传导作用） 强心苷通过增强迷走神经兴奋性,减少房室结 Ca^{2+} 内流,使房室传导减慢。当为中毒量时,可直接抑制 Na^+-K^+-ATP 酶,使细胞内失 K^+,最大舒张电位减小,传导速度减慢。

4. 其他作用

(1)利尿作用:强心苷通过改善心功能、增加肾血流量、增强肾小球滤过功能和直接抑制对肾小管产生利尿作用的 Na^+-K^+-ATP 酶等方式,来减少肾小管对 Na^+ 的重吸收而产生利尿作用。

(2)对血管的作用:强心苷可直接收缩外周血管,使外周阻力升高。但慢性心功能不全患者用药后,会因交感神经活性降低超过直接收缩血管的效应,故血管阻力下降,心排出量增加,动脉压不变或略升。

(3)对神经和内分泌功能的影响:强心苷可增强迷走神经张力,抑制交感神经和肾素-血管紧张素系统的活性。但当强心苷达到中毒量时可作用于中枢延髓极后区,明显增高外周交感神经张力,从而引起快速型心律失常。

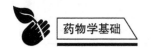

强心苷可应用于下列疾病的治疗。

1. 慢性心功能不全 强心苷主要用于治疗以收缩功能障碍为主引起的低排血量性心功能不全,对伴有房颤及心室率快的心功能不全最好。对心瓣膜病、冠心病、某些先天性心脏病、高血压等引起的心功能不全疗效较好。对继发于甲状腺功能亢进症、严重贫血、糖尿病、维生素 B_1 缺乏症所致的高排血量性心功能不全疗效较差。对肺源性心脏病、活动性心肌炎、严重心肌损伤、缩窄性心包炎、严重二尖瓣狭窄疗效不佳。

2. 某些心律失常

(1)心房颤动:指心房各部位发生过多紊乱而细弱的纤维性颤动,可达 $350\sim550$ 次/分。其主要危害在于心房过多的冲动下传到心室,引起心室率过快,妨碍心室排血,可导致循环障碍。强心苷通过抑制房室传导,使心室率减慢,增加心排出量,从而缓解循环障碍。

(2)心房扑动:与心房颤动相比较,心房的异位节律相对较规则,可达 $250\sim300$ 次/分,但冲动穿透力强,更易传入心室,使心室率过快且难以控制。强心苷通过缩短心房不应期,使心房扑动转为心房颤动,然后再发挥治疗心房颤动的作用。

(3)阵发性室上性心动过速:强心苷通过兴奋迷走神经来抑制房室传导而发挥作用。

【不良反应和用药注意】

强心苷类药物安全范围小,一般治疗量已接近中毒量的 60%,且患者对强心苷需求量及耐受性个体差异大,故易发生毒性反应。

1. 不良反应的临床表现

(1)消化道反应:较为常见,是强心苷中毒的早期表现之一。表现为厌食、恶心、呕吐、腹泻等。剧烈呕吐可导致失钾而加重强心苷中毒,应注意补钾并减量或停药。同时应注意与心力衰竭未被控制所致的胃肠道症状相鉴别,后者是由胃肠道淤血所引起的。

(2)神经系统症状:表现为头痛、眩晕、乏力、失眠、谵妄等,其中视觉障碍(黄绿视症、视力模糊)是强心苷中毒的先兆症状,可作为停药的指征。

(3)心脏毒性:为强心苷最严重的不良反应,可出现各种类型的心律失常。①最常见及最早出现的心律失常是室性期前收缩;②可引起各种程度的房室传导阻滞;③可发生窦性心动过缓,若心率降至 60 次/分以下应予停药;④严重者可出现室性心动过速,应立即抢救,否则可导致心室颤动。

2. 强心苷中毒的防治

(1)预防:①去除诱发中毒的各种因素,如低血钾、低血镁、高血钙、心肌缺氧等;②及时发现中毒的先兆症状,如出现室性期前收缩、窦性心动过缓及视觉异常,应及时停药;③严格掌握适应证,明确强心苷的作用特点和给药方法,积极纠正易患因素。

(2)治疗:首先停用强心苷,再根据中毒症状的类型和严重程度采取相应措施。①快速型心律失常者可口服或静脉滴注钾盐;②严重室性心动过速及心室颤动者宜用苯妥英钠或利多卡因;③心动过缓或房室传导阻滞宜用阿托品治疗;④严重中毒时,可选用地高辛抗体的 Fab 片段做静脉注射。

3. 药物相互作用

①糖皮质激素和排钾利尿药可引起低血钾,诱发强心苷中毒,与强心苷合用时应注意补钾;②奎尼丁能将组织中的地高辛置换出来,使地高辛的血药浓度提高一倍,二者合用应减少地高辛用量的 30%～50%,否则易发生中毒;③胺碘酮、维拉帕米、普罗帕酮等也可提高地高辛血药浓度,合用时注意减量;④钙剂与强心苷有协同作用,合用毒性会增强。

【给药方法】

1. 负荷量加维持量 这是强心苷传统给药方法。即先给予全效量(洋地黄化量),再每日给予小剂量以维持疗效。此法显效快,但中毒发生率高,现已较少使用。

2. 每日维持量疗法 对心功能不全者的治疗,现倾向于每日维持量疗法,即每天给予一定剂量,经 4～5 个半衰期可达到稳态血药浓度而产生的治疗作用。此法简便易行,适用于病情轻、中度患者,且可明显降低强心苷中毒发生率。

三、肾素-血管紧张素-醛固酮系统抑制药

(一)血管紧张素转化酶抑制药

本类药物不仅能缓解心力衰竭患者的临床症状、提高生活质量、降低患者的病死率,而且具有逆转或延缓心室重构、提高心脏和血管的顺应性的作用,是目前治疗 CHF 的主要药物之一。临床上常用的有卡托普利(captopril)、依那普利(enalapril)、西拉普利(cilazapril)、培哚普利(perindopril)、雷米普利(ramipril)、福辛普利(monopril)等。

【作用与应用】

(1)抑制血管紧张素转化酶(ACE)的活性,减少血管紧张素Ⅱ(AngⅡ)的含量,使其缩血管作用及促进醛固酮分泌作用减弱,致使全身阻力血管和容量血管扩张,水、钠潴留减轻,静脉回心血量减少,心脏前、后负荷降低,心排出量增加,从而缓解 CHF 患者的症状;也可增加肾血流量,改善肾功能;抑制缓激肽的降解,使缓激肽增加,促进一氧化氮(NO)和前列腺素生成,产生扩血管作用。

(2)抑制心肌及血管的肥厚增生,延缓和逆转心室及血管重构,改善心脏及血管的舒缩功能,提高心肌及血管的顺应性。

本类药物广泛应用于各种原因引起的 CHF。常与利尿剂、β 受体阻断药和强心苷类药物合用。

(二)血管紧张素Ⅱ受体(AT₁受体)阻断药

本类药物能直接阻断 AngⅡ与其受体结合,发挥拮抗作用,能预防和逆转心脏和血管的肥厚和重构。其抗 CHF 的作用与 ACEI 相似,亦能降低 CHF 者的病死率,不良反应较少,不易引起咳嗽、血管神经性水肿等。常用药物有氯沙坦(losartan)、缬沙坦(valsartan)及伊贝沙坦(irbesartan)等。

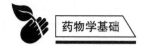

（三）醛固酮拮抗药

螺内酯（spironolactone）

螺内酯为保钾排钠的弱效利尿药，最近的研究表明，其可拮抗醛固酮，阻断醛固酮在 CHF 过程中的不利影响，减轻或逆转 CHF 时的心血管重构，降低 CHF 的病死率，显示了良好的应用前景。可与氢氯噻嗪、ACEI 或 AT$_1$ 受体阻断药等联合应用治疗 CHF。

四、利尿药

利尿药是治疗 CHF 的基础药物之一，能促进水、钠排泄，降低血容量，减轻心脏前、后负荷，消除或缓解静脉淤血及其所引起的肺水肿和外周水肿，且可改善心室功能。

对轻度 CHF，单独应用噻嗪类利尿药即可；对中度 CHF，可口服高效利尿药或与噻嗪类和留钾利尿药合用；对严重 CHF，宜静脉注射大剂量高效利尿药，如呋塞米。长期大剂量应用利尿药可引起糖代谢紊乱、高脂血症等。

五、β受体阻断药

大量研究证明，β受体阻断药若无禁忌证，可与地高辛、ACEI 等合用，能改善 CHF症状，提高患者生活质量，降低死亡率且不良反应少。常用药物有美托洛尔（metoprolol）、比索洛尔（bisoprolol）、卡维地洛（carvedilol）等。

【作用与应用】

β受体阻断药的作用机制如下：①阻断 β$_1$ 受体，降低交感张力，使心率减慢，心脏负荷降低，心肌耗氧减少，心功能改善明显；②抑制肾素-血管紧张素-醛固酮系统，使心室重构逆转，心功能进一步得到改善；③防止过量儿茶酚胺所致的心肌细胞内 Ca^{2+} 超负荷，减少心肌细胞损伤和死亡；④长期使用可上调心肌的 β$_1$ 受体数量，提高 β$_1$ 受体对儿茶酚胺的敏感性，改善心肌收缩性能。

临床上主要适用于缺血性心脏病、高血压性心脏病及扩张型心肌病所致的心功能不全。

【用药注意】

（1）掌握适应证，治疗对象以心功能Ⅱ～Ⅲ级 CHF 患者为宜。

（2）用药后观察时间比较长，一般心功能改善的平均奏效时间为 3 个月，心功能改善与治疗时间成正比例关系。

（3）从小剂量开始，剂量递增要慢，如开始剂量偏大可导致病情加重。

（4）用药过程中可根据病情与其他抗心功能不全药联合应用，如出现水、钠潴留以及心功能失代偿时，可与利尿剂、ACEI、地高辛等药物合用。

（5）应加强随访和检测，根据病情及时调整用药剂量。

（6）严重心动过缓、严重左心功能衰竭、重度房室传导阻滞、低血压及支气管哮喘者慎用或禁用。

六、其他治疗心力衰竭的药物

(一)血管扩张药

本类药物通过舒张小静脉,减少静脉回心血量,降低心脏前负荷,缓解肺部淤血症状;扩张小动脉,降低外周阻力,降低心脏后负荷,增加心排出量,增加动脉供血,缓解组织缺血症状,发挥治疗 CHF 的作用。主要适用于对强心苷和利尿药疗效差的严重心力衰竭,如急性心肌梗死或高血压合并急性左心衰竭等情况,在常规治疗的基础上加用本类药物,可提高疗效。

1. 主要扩张小动脉药 如硝苯地平、氨氯地平、肼屈嗪等,它们通过扩张小动脉降低外周阻力,降低心脏后负荷,进而改善心功能,增加心排出量,增加动脉供血,主要用于外周阻力高,心排出量明显减少的 CHF 患者。硝苯地平、氨氯地平主要用于治疗高血压合并心功能不全的患者,对其他原因引起的急、慢性心功能不全一般不用;肼屈嗪因可增加肾血流量。因其能反射性地使心率加快,并能提高肾素-血管紧张素系统的活性,故长期单独应用疗效不佳,不良反应较多。主要用于肾功能不全或不能耐受 ACEI 的 CHF 患者。

2. 主要扩张小静脉药 如硝酸酯类。通过扩张静脉,减少回心血量、降低心脏前负荷,进而降低左室舒张末压、肺楔压,缓解肺淤血症状。用药后可明显减轻呼吸急促和呼吸困难症状。可选用硝酸甘油和硝酸异山梨醇酯,两药还能选择性扩张心外膜血管,增加冠状动脉流量,有利于改善心功能。适用于伴有冠心病及肺淤血症状明显的 CHF 患者。

3. 扩张小动脉和小静脉药 如硝普钠、哌唑嗪、奈西立肽等。通过舒张动脉、静脉血管,降低心脏前、后负荷,改善心功能。静脉滴注硝普钠对急性心肌梗死及高血压所致 CHF 效果较好;哌唑嗪对缺血性心脏病的 CHF 效果较好,但容易产生耐受性,长期使用疗效不佳。奈西立肽是利用基因工程技术生产的人体 B 型利钠肽的重组体,具有扩张血管、利尿、抑制去甲肾上腺素和肾素的释放或拮抗醛固酮等作用,主要用于治疗急性失代偿性 CHF 伴呼吸短促的患者。

(二)非强心苷类正性肌力药

1. 磷酸二酯酶抑制药 磷酸二酯酶-Ⅲ(PDE-Ⅲ)是 cAMP 降解酶,抑制此酶活性将增加细胞内 cAMP 的含量,发挥正性肌力作用和扩张动脉、静脉血管作用。常用药物有米力农(甲氰吡酮)和维司利农。二者均可抑制磷酸二酯酶-Ⅲ,增强心肌收缩力,扩张阻力血管,从而增加心排出量,减轻心脏负荷,降低心肌耗氧量,改善心功能,缓解 CHF 症状。

两药耐受性较好,但长期应用不良反应较多,如低血压、心动过速,甚至诱发室性心律失常。故临床上仅短期静脉滴注,以用于治疗顽固性心功能不全及各种原因引起的急性左心衰竭,尤其是对强心苷、血管扩张药、利尿药效果不佳的患者。

2. 拟交感神经药 本类药物通过兴奋 β 受体和 DA 受体,产生正性肌力和血管扩

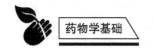

张作用,能短期改善 CHF 患者的血流动力学,但并不能提高患者的生存率。仅用于对强心苷疗效不佳或禁忌者,更适用于伴有心率减慢或传导阻滞的患者。

多巴酚丁胺(dobutamine)

多巴酚丁胺为多巴胺衍生物,能选择性地激动心脏的 β_1 受体,增强心肌收缩力,增加心排出量。治疗量对心率影响较小,很少引起心律失常。对 β_2 受体和 α 受体作用较弱,可使血管扩张,降低心脏后负荷。本药主要用于顽固性心功能不全、心肌梗死后心功能不全及急性左心衰竭。若剂量过大,可导致心率加快并诱发室性心律失常,长期应用可导致心肌坏死,加重心功能不全。

异波帕胺(ibopamine,异布帕明)

异波帕胺可激动多巴胺受体和 β 受体,具有正性肌力作用,可增加心排出量;扩张外周血管,降低心脏前、后负荷;舒张肾血管,增加肾血流量,可产生利尿作用,改善CHF 症状,提高运动耐力。因其可激动 β 受体而增强交感神经活性,仅用于心力衰竭的短期治疗,早期应用可减缓病情恶化。但不能作长期常规用药。不良反应轻微,口服后有胃烧灼感。

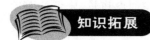知识拓展 ••••••••••••••••••••••••••••••••••••••

慢性心功能不全的药物治疗原则

对慢性心功能不全的临床治疗应采取综合措施,减轻心脏负荷、减少患者体力活动和精神应激是减轻衰竭心脏负荷的基本措施。

各类抗慢性心功能不全药的应用原则如下。

1. 强心苷的应用 CHF 患者,经综合措施治疗后仍不能有效控制临床症状时,可加用本类药物。本类药物尤适用于 CHF 伴心房颤动的患者。地高辛最常用,其用法可根据 CHF 严重程度而定。轻度患者可采用地高辛每日维持量给药法;重度患者可按负荷量加维持量法给药。

2. 利尿药的应用 CHF 患者出现水肿时,应首选噻嗪类利尿药。通过利尿,促进水、钠排泄,降低心室充盈压,有效减轻肺循环和体循环淤血。重度 CHF 或伴肾功能不全患者可选用袢利尿药,如呋塞米等,以增强利尿效应。利尿排钠的同时,可导致血钾水平降低,易诱发强心苷的毒性反应,故应检测血钾浓度,必要时可口服钾盐。噻嗪类利尿药与保钾利尿药合用,可加强利尿作用并预防低钾血症。

3. ACEI 的应用 上述治疗尚不能有效控制 CHF 症状时,应加用本类药物,以期进一步降低心脏前、后负荷,消除 CHF 临床症状。而无症状左心功能不全患者,可首选 ACEI。

4. β 受体阻断药的应用 对扩张型心肌病、冠心病、心绞痛伴 CHF 患者,可在强心、利尿和扩血管药物综合治疗基础上,加用小剂量本类药物。根据患者的耐受情况,谨慎增加剂量,并根据患者心率和血压的变化及时调整,经 2～3 月连续用药可明显改善心功能。急性心肌梗死患者合并 CHF,亦可按此法应用本类药物治疗。

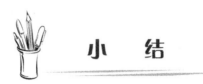

小 结

抗慢性心功能不全药是一类能增强心肌收缩力或减轻心脏前、后负荷,增加心排出量的药物。根据药物的作用及作用机制,治疗 CHF 的药物可分为强心苷、肾素-血管紧张素-醛固酮系统抑制药、利尿药、β 受体阻断药、其他治疗 CHF 的药物。其中肾素-血管紧张素-醛固酮系统抑制药包括血管紧张素转化酶抑制药、血管紧张素 Ⅱ 受体阻断药、醛固酮拮抗药;其他治疗 CHF 的药物包括血管扩张药、非强心苷类正性肌力药。

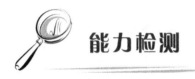

能力检测

1. 试述抗慢性心功能不全药的分类,以及各类的代表药物。
2. 简述强心苷的主要不良反应及防治措施。

参考文献

［1］ 王开贞,于肯明.药理学[M].6 版.北京:人民卫生出版社,2009.

［2］ 胡国新,周红宇.药理学[M].北京:人民卫生出版社,2007.

［3］ 俞月萍.人体机能学[M].杭州:浙江科学技术出版社,2008.

任务三 抗心绞痛药的基本知识

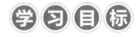

知识目标

(1)掌握抗心绞痛药的分类及代表药;

(2)熟悉硝酸甘油及普萘洛尔和硝苯地平的抗心绞痛作用、作用机制、应用、主要不良反应及用药注意。

能力目标

(1)能为不同类型的患者选择合理有效的抗心绞痛药;

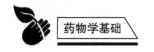

（2）在使用抗心绞痛药的过程中能识别药物的不良反应。

案例引导

近年来心绞痛发病率一直呈上升趋势,长期过量服用抗心绞痛药所带来的耐受性该如何避免呢?

案例分析:某老年人患有冠心病,一直坚持服用抗心绞痛药(包括硝酸甘油和硝酸异山梨酯),但一段时间后发现,服药后缓解心绞痛的疗效不如以前。经医师检查发现,由于该患者服用抗心绞痛药时剂量较大,连续用药时间较长,导致产生药物耐受性。故建议用药时应注意:①平时不乱用药,只有在心绞痛发作时才针对性用药;②如需长期服用抗心绞痛药时,应从小剂量开始,视病情逐渐增加剂量;③服药要注意时间间隔;④最好联合用药,以增强疗效。

一、心绞痛分型及抗心绞痛药分类

心绞痛(angina pectoris)是由于冠状动脉狭窄或痉挛导致其供血不足,心肌急剧的、短暂的缺血与缺氧所引起的临床综合征,是冠心病的常见症状。其特点为有阵发性的前胸压榨性疼痛感觉,主要位于胸骨后部,可放射至心前区和左上肢,常发生于劳动或情绪激动时,持续数分钟或更长,休息或服用硝酸酯类制剂可缓解。

根据世界卫生组织《缺血性心脏病的命名及诊断标准》,可将心绞痛分为三种类型:①劳累性心绞痛,其特点是疼痛由体力劳累、情绪激动或其他足以增加心肌需氧量的情况所诱发,休息或服用硝酸甘油后可缓解,包括稳定型心绞痛、初发型心绞痛及恶化型心绞痛;②自发性心绞痛,其特点是疼痛发生与体力或脑力活动引起心肌需氧量增加无明显关系,与冠状动脉血流储备量减少有关。疼痛程度较重,时限较长,不易被硝酸甘油所缓解,包括卧位型心绞痛、变异型心绞痛、急性冠状动脉功能不全及梗死后心绞痛;③混合型心绞痛,其特点是无论心肌需氧量是否明显增加,患者均可发生心绞痛。通常将初发型、恶化型及自发性心绞痛又称为不稳定型心绞痛。

心绞痛发生的病理生理学基础是因心肌组织供氧与耗氧之间的失衡,导致耗氧增加而供氧不足。心肌供氧主要取决于冠状动脉的血流量,其影响因素包括冠状动脉阻力、灌注压、侧支循环和心室舒张时间,其中冠状动脉阻力的影响最为重要,阻力越小,冠状动脉的供血供氧量越多。心肌耗氧与心室壁张力、心率和心肌收缩力有关。心室壁张力越大,心率越快、心肌收缩力越强,心肌耗氧量越大。

抗心绞痛药是一类能恢复心肌供氧和耗氧平衡的药物,主要通过降低心肌耗氧量、增加心肌供血、供氧量来实现。一般通过下列途径发挥作用:①舒张小静脉和小动脉,减轻心脏前、后负荷,降低心室壁张力,降低心脏耗氧量;②舒张冠状动脉,解除冠状动脉痉挛或促进侧支循环形成而增加心肌供氧;③减慢心率、减弱心肌收缩力,降低心肌耗氧量;④抑制血小板聚集和血栓形成。抗心绞痛药主要包括硝酸酯类、β受体阻断药和钙通道阻滞药。

二、常用抗心绞痛药

（一）硝酸酯类

本类药物包括硝酸甘油（nitroglycerin）、硝酸异山梨酯（isosorbide dinitrate，消心痛）、单硝酸异山梨酯（isosorbide mononitrate），其中硝酸甘油最常用。

硝酸甘油

本药口服首过消除大于90%，多采用舌下含服，1～3 min起效，作用持续10～30 min。也可经皮肤吸收或静脉滴注。用2%硝酸甘油软膏睡前涂抹在前臂皮肤或用贴膜剂贴在胸部皮肤，作用可持续较长时间。

【作用与应用】

硝酸甘油的基本作用是松弛平滑肌，尤其对血管平滑肌的作用最显著，其可扩张体循环血管及冠状动脉，具有以下作用。

1. 降低心肌耗氧量 使用本药最小有效量即可扩张静脉，减少回心血量，减轻心脏前负荷，使左心室容积缩小，心室壁张力降低，心肌耗氧量下降；使用较大剂量时可扩张动脉，降低外周阻力，减轻心脏后负荷，降低心脏的射血阻力，减少左心室内压和心室壁张力，使心肌耗氧量下降。

2. 增加缺血区心肌供血 冠状动脉按功能可分为输送血管、阻力血管和侧支血管，冠状动脉粥样硬化病变常发生在输送血管时。由于缺血区的缺血缺氧，局部代谢产物堆积，使该区域的阻力血管高度扩张。硝酸甘油使输送血管和侧支血管扩张，非缺血区阻力比缺血区大，使血液顺压力差从输送血管经侧支血管流向缺血区，从而改善缺血区的供血。

心内膜下血管由心外膜血管垂直穿过心肌延伸而来，血流易受心室壁肌张力及室内压力的影响。当心绞痛发作时，因心肌组织缺血缺氧，左心室舒张末压增高，降低了心外膜血流与心内膜血流的压力差，使心内膜下区域缺血更为严重。硝酸甘油扩张静脉，减少回心血量，降低左心室舒张末压；扩张动脉，降低心室壁张力，使血液易从心外膜区域向心内膜下缺血区灌流，从而增加心肌缺血区的血流量。

3. 保护缺血的心肌细胞 硝酸甘油释放出一氧化氮（NO），促进内源性前列腺素（PGI_2）、降钙素基因相关肽等物质生成与释放，这些物质对心肌细胞具有直接保护作用。本药还可减轻缺血损伤，缩小心肌梗死范围，改善左心室重构，增强缺血心肌的电稳定性，提高室颤阈，消除折返，改善房室传导，减少心肌缺血合并症。

4. 抑制血小板聚集 硝酸甘油释放NO，抑制血小板中的鸟苷酸环化酶，使环磷酸鸟苷（cGMP）生成增多，降低血小板聚集性。

硝酸甘油的临床应用如下。

1. 心绞痛 舌下含服硝酸甘油能迅速缓解各型心绞痛发作，常作为各型急性心绞

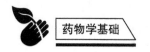

痛患者的必备药和首选药。软膏、缓释膜等局部用药可预防心绞痛发作。

2. 急性心肌梗死 常采用静脉给药,不仅能减少耗氧量,还能缩小心肌梗死面积,减轻心肌缺血损伤。

3. 心功能不全 扩张动、静脉,降低心脏前、后负荷,用于辅助治疗急、慢性心功能不全。

【不良反应和用药注意】

(1) 血管舒张反应:血管扩张引起搏动性头痛、颜面潮红、眼内压升高,大剂量可致直立性低血压,并反射性引起心率加快、心肌收缩力增强,而使心肌耗氧量增加。

(2) 高铁血红蛋白症:剂量过大或持续用药时可发生高铁血红蛋白症,表现为呕吐、发绀等。

(3) 耐受性:连续用药 2～3 周即可产生耐受性,不同硝酸酯类药物之间存在交叉耐受性,停药 1～2 周后耐受性可消失。可采用小剂量间歇给药,以延缓耐受性的发生。

(4) 本药应放入密闭避光的有色瓶内,及时更换接近失效期的药片。

(5) 用药期间宜禁酒,因乙醇可抑制本药的代谢;与肝素合用可降低肝素的抗凝血作用。

(6) 有颅脑损伤、颅内出血、严重肝肾功能障碍、心肌梗死伴心动过速者慎用。严重低血压、青光眼、梗阻性心肌病及对本药过敏的患者禁用。

硝酸异山梨酯和单硝酸异山梨酯

两药与硝酸甘油比较,药理作用及临床应用相似,特点是作用较弱,显效较慢而维持时间较长。均可用于预防心绞痛发作及冠心病的长期治疗,也用于心肌梗死及慢性心力衰竭的治疗。不良反应也与硝酸甘油相似但较轻。

(二) β 受体阻断药

本类药是治疗心绞痛的常用药物,包括普萘洛尔(propranolol,心得安)、吲哚洛尔(pindolol)、噻吗洛尔(timolol)、阿替洛尔(atenolol)、美托洛尔(metoprolol)等。

【作用与应用】

β 受体阻断药具有下列作用。

1. 降低心肌耗氧量 通过阻断心脏 β_1 受体,使心肌收缩力减弱,心率减慢,从而降低心肌耗氧量。但同时又使心室容积增大、心室壁张力增加、心肌耗氧量增加,但总效应仍是心肌耗氧量降低。

2. 改善心肌缺血区供血 由于本类药物能减少心肌耗氧量,可通过冠状动脉的自身调节作用,使得非缺血区的血管阻力增高;而缺血区的血管则由于缺血、缺氧处在扩张状态,促使血液从非缺血区流向缺血区,从而增加缺血区的供血。其次,由于心率减慢,舒张期相对延长,冠状动脉灌流时间也相对延长,有利于血液流向相对易缺血的心内膜区。此外,也可通过增加缺血区侧支循环,增加缺血区血液灌注量(图 4-3-1)。

3. 改善心肌代谢 改善心肌缺血区对葡萄糖的摄取和利用,改善糖代谢,减少机

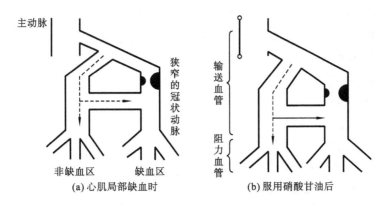

图 4-3-1 硝酸甘油对冠状动脉作用部位的示意图

体耗氧量,保护缺血区心肌细胞线粒体的结构和功能,维持缺血区 ATP 和能量供应;抑制脂肪分解酶活性,减少游离脂肪酸的生成;促进氧合血红蛋白结合氧的解离,增加包括心肌在内的全身组织的供氧,改善心肌能量代谢。

β 受体阻断药适用于对硝酸酯类药不敏感或疗效差的稳定型心绞痛患者,对伴有高血压或快速性心律失常患者更为适用。该药也可用于心肌梗死,且能缩小心肌梗死范围。因阻断 β 受体后使 α 受体占优势,易致冠状动脉痉挛,不宜用于变异型心绞痛。

β 受体阻断药可与硝酸酯类合用治疗心绞痛,即能增强疗效,又能减少不良反应和用药剂量。两药能协同降低心肌耗氧量;β 受体阻断药能对抗硝酸酯类引起的反射性心率加快和使得心肌收缩力增强;硝酸酯类可对抗 β 受体阻断药所致的心室容积增大和冠状动脉收缩。但两药合用,均应减量,避免因血压过低导致冠状动脉灌注压降低,冠状动脉灌流量减少,不利于缓解心绞痛。

【不良反应和用药注意】

不良反应详见项目二任务 5。用药注意如下:①用药个体差异大,宜从小剂量开始逐渐增量;②久用应逐渐减量停药,以防反跳现象发生,心动过缓、低血压、严重心功能不全者禁用;③长期应用对血脂有不良影响,血脂异常者禁用。

(三)钙通道阻滞药

本类药是预防和治疗心绞痛的主要药物。包括硝苯地平(nifedipine,心痛定)、维拉帕米(verapamil,异搏定)、地尔硫卓(diltiazem,硫氮卓酮)等。

【作用与应用】

本类药物的抗心绞痛作用如下。

1. 降低心肌耗氧量 ①阻滞 Ca^{2+} 通道,抑制 Ca^{2+} 内流,使心肌收缩力减弱,心率减慢,心肌耗氧量降低;②扩张血管,降低心脏前、后负荷,从而降低心肌耗氧量。

2. 改善缺血区心肌的供血 ①扩张冠状动脉中的输送血管和小的阻力血管,降低冠状动脉阻力,增加缺血远端的灌注;②增加侧支循环,从而改善缺血区心肌的供血。

3. 保护缺血心肌细胞 心肌缺血时 Ca^{2+} 大量内流,使细胞内 Ca^{2+} 超负荷,引起线

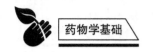

粒体的结构破坏而失去氧化磷酸化的功能,致细胞坏死。本类药通过抑制 Ca^{2+} 内流,保护心肌细胞线粒体的结构与功能,降低缺血对心肌细胞的损害。

4. 抑制血栓形成 心肌缺血致使血流减慢,易于形成血栓,加重心肌缺血。本类药物可抑制血小板聚集,可降低血液黏滞度,防止血栓形成。

本类药物适用于变异型心绞痛,也可用于稳定型心绞痛,对伴有支气管哮喘及外周血管痉挛性疾病患者效果好。对急性心肌梗死患者尚能促进侧支循环,缩小心肌梗死面积。对伴有室上性心动过速、心房颤动、心房扑动的心绞痛患者,宜选用维拉帕米和地尔硫卓;对伴高血压者宜选硝苯地平。

【不良反应和用药注意】

常见不良反应有颜面潮红、头痛、恶心等。硝苯地平的常见不良反应是低血压。维拉帕米和地尔硫卓可引起房室传导阻滞及心肌收缩力下降,故严重心力衰竭及中、重度房室传导阻滞者禁用。

硝酸酯类、β受体阻断药和钙通道阻滞药这三类常用抗心绞痛药的作用比较见表4-3-1。

表 4-3-1　常用抗心绞痛药的作用比较

	血压	心肌收缩力	心率	室壁张力	侧支循环	心脏容积	心内膜下供血	外周阻力
硝酸酯类	↓	↑	↑	↓	↑	↓	↑	↓
β受体阻断药	↓	↓	↓	↑	↑	↑	↑	↑
钙通道阻滞药	↓	±	±	↓	↑	±	↑	↓

（四）其他抗心绞痛药

卡维地洛（carvedilol）

卡维地洛为 $β_1$、$β_2$ 和 α 受体阻断药,且具有一定的抗氧化作用,故可用于心绞痛、心功能不全和高血压的治疗。

吗多明（molsidomine）

吗多明代谢产物作为 NO 的供体,释放 NO,发挥与硝酸酯类相似的作用。舌下含服或喷雾吸入对稳定型心绞痛或心肌梗死伴高充盈压患者疗效较好。

尼可地尔（nicorandil）

尼可地尔为 K^+ 通道激活剂,可激活血管平滑肌细胞膜 K^+ 通道,促进 K^+ 外流,使细胞膜超极化,抑制 Ca^{2+} 内流作用;释放 NO,增加血管平滑肌细胞内 cGMP 的生成作用。尼可地尔可使冠状动脉血管扩张,减轻 Ca^{2+} 超载对缺血心肌细胞的损害。主要适用于变异型心绞痛和慢性稳定型心绞痛,且不易产生耐受性。同类药还有吡那地尔(pinacidil)和克罗卡林(cromakalim)。

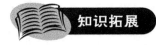 **知识拓展** ··

各型心绞痛的选药

1. 预防心绞痛发作 硝酸甘油软膏可用于皮肤涂擦,硝酸异山梨酯可舌下含服或口服,β受体阻断药可用于口服,钙通道阻滞药可用于口服。以上药物可选1~2种使用。

2. 心绞痛急性发作的治疗 稳定型心绞痛急性发作时主要用硝酸甘油舌下含服,或硝酸异山梨酯舌下含服或口服;变异型心绞痛急性发作时首选钙通道阻滞药,如硝苯地平。

3. 变异型心绞痛的治疗 宜选用钙通道阻滞药或硝酸酯类加钙通道阻滞药,不宜使用β受体阻断药。

4. 不稳定型心绞痛的治疗 阿司匹林和肝素可防止病变冠状动脉复发性血栓栓塞这类意外的发生。也可用硝酸甘油和β受体阻断药进行抗缺血治疗。

5. 稳定型心绞痛的治疗 硝酸酯类、钙通道阻滞药、β受体阻断药均可延迟心绞痛发生。慢性稳定型心绞痛的维持治疗可选用长效硝酸酯类、钙通道阻滞药和β受体阻断药,最佳选药应根据患者对药物的反应性而定。

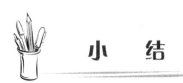

小 结

抗心绞痛药是一类能恢复心肌供氧和耗氧平衡的药物,主要通过降低心肌耗氧量、增加心肌供血供氧量来实现。一般通过下列途径发挥作用:①舒张小静脉和小动脉,减轻心脏前、后负荷,降低室壁张力,降低心脏耗氧量;②舒张冠状动脉,解除冠状动脉痉挛或促进侧支循环形成而增加心肌供氧;③减慢心率、减弱心肌收缩力,降低心肌耗氧量;④抑制血小板聚集和血栓形成。抗心绞痛药主要包括硝酸酯类、β受体阻断药和钙通道阻滞药。

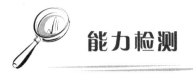

能力检测

1. 试述抗心绞痛药的分类及代表药。

2. 试述硝酸甘油和β受体阻断药合用治疗心绞痛的优、缺点。

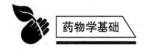

参考文献

[1]　王开贞,于肯明.药理学[M].6版.北京:人民卫生出版社,2009.

[2]　胡国新,周红宇.药理学[M].北京:人民卫生出版社,2007.

[3]　俞月萍.人体机能学[M].杭州:浙江科学技术出版社,2008.

任务四　抗心律失常药的基本知识

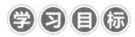

知识目标

(1) 掌握奎尼丁、利多卡因、胺碘酮、普萘洛尔、维拉帕米对心肌电生理的影响、临床应用、主要不良反应及用药注意;

(2) 熟悉抗心律失常药的基本电生理作用;

(3) 了解抗心律失常药分类、代表药及治疗原则。

能力目标

(1) 能为患者选择合理有效的抗心律失常药;

(2) 使用抗心律失常药时能识别药物的不良反应。

案例引导

　　心律失常可用抗心律失常药进行治疗。而抗心律失常药常存在一些不良反应,如心律失常。抗心律失常药可导致心律失常,如何解释这一现象? 又该如何避免呢?

　　案例分析:某老年女性患者,阵发性心悸反复发作多年,近期加重入院。经检查发现存在室性心动过速,使用利多卡因进行治疗。治疗过程中该患者出现房室传导阻滞,心率减慢,停药后自行缓解。这主要是由于静脉注射利多卡因过量或过快引起的,也有可能是因为老年患者肝肾功能不全造成的药物蓄积引起的。所导致的心律失常属于缓慢型心律失常,与该药治疗的快速型心律失常性质不同。为了避免以上情况的发生,应注意用药剂量、给药速度及患者的生理功能状况,并加强心电监测,及时发现,及时停药,严重者可使用阿托品等药物进行解救。

　　心律失常(arrhythmia)是指心脏冲动节律、频率、起源部位、兴奋次序、传导速度等出现异常。根据发病原因,心律失常可分为冲动形成异常和冲动传导异常。根据心率的快慢,心律失常则可分为缓慢型心律失常和快速型心律失常。缓慢型心律失常主要有窦性心动过缓、房室传导阻滞等,常用异丙肾上腺素、阿托品或起搏器进行治疗。快速型心律失常主要有室上性和室性早搏、室上性和室性心动过速、心房扑动、心房颤动、心室扑动、心室颤动等。快速型心律失常的发病机制和药物治疗都比较复杂,故本节讨论的抗心律失常药物主要就是针对快速型心律失常的治疗药物。

一、心律失常的电生理机制

1. 折返 折返是指一次冲动下传后,又可顺着另一环行通路折回,再次兴奋原已兴奋过的心肌的现象,这是形成快速型心律失常的重要机制之一(图 4-4-1)。心肌细胞的病理改变,导致传导功能障碍,是诱发折返的重要原因。单次折返可形成一次期前收缩;连续多次折返则可形成心动过速,心房、心室的扑动或颤动。

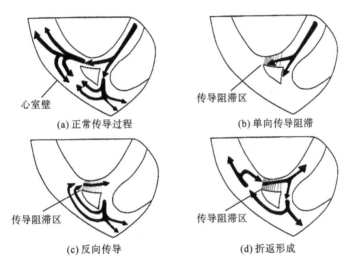

图 4-4-1 折返形成机制示意图

2. 自律性升高 窦房结、房室结和浦肯野细胞都具有自律性。窦房结自律性最高,是正常心脏起搏点;房室结和浦肯野细胞自律性较低,是潜在心脏起搏点。自律性主要取决于自律细胞动作电位 4 期的自动除极速度。当交感神经兴奋、电解质紊乱或心肌细胞受到机械牵拉时,房室结和浦肯野细胞动作电位 4 期除极加快,自律性升高,可取代窦房结成为异位起搏点,产生异位心律。在缺血、缺氧条件下,非自律性心肌细胞(如心室肌细胞)也会出现异常自律性,并向周围组织扩布,形成心律失常。

3. 后除极 后除极是指在一个动作电位中继 0 期去极化之后,由于遇到强刺激而引发的提前去极化。后除极的频率较快,振幅较小,且膜电位不稳定,易引起异常冲动发放,被称为触发活动。根据发生时间不同,后除极可分为早后除极(early after depolarization,EAD)和迟后除极(delayed after depolarization,DAD)。EAD 发生在完全复极之前的 2、3 期中,主要是由于 Ca^{2+} 内流增多所致;DAD 发生在完全复极之后的 4 期中,主要是由于细胞内 Ca^{2+} 超载而诱发 Na^+ 短暂内流所致。

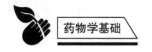

以上作用机制中,折返属于冲动传导异常,自律性增高和后除极属于冲动形成异常。

二、抗心律失常药的基本作用和分类

(一)抗心律失常药的基本作用

抗心律失常药通过直接或间接影响心肌细胞膜上的离子通道,来改变心肌细胞电生理特性,从而产生抗心律失常作用。同时,它们也可能引起心律失常。抗心律失常药物的基本作用主要有以下几种。

1. 消除折返 有两种途径可消除折返。一种途径是通过增强膜反应性,加快传导速度,消除单向传导阻滞而中断折返,或者降低膜反应性,减慢传导速度,使单向传导阻滞变为双向传导阻滞而中断折返;另一种途径是通过绝对延长有效不应期(effective refractory period,ERP),或相对延长 ERP,使 ERP 与动作电位时程(action potential duration,APD)的比值变大,使逆向冲动落入 ERP 的机会增多,从而消除折返。

2. 降低自律性 抑制心肌细胞 Na^+ 内流或 Ca^{2+} 内流,促进 K^+ 外流,均可降低心肌细胞的自律性。

3. 减少后除极 后除极分迟后除极和早后除极,通过阻止 Ca^{2+} 内流或 Na^+ 内流,可减少发生迟后除极;而通过缩短 APD,可减少发生早后除极。

(二)抗心律失常药的分类

根据药物对心肌细胞离子转运和电生理特性的影响,可将抗心律失常药分为四类(表 4-4-1)。

表 4-4-1 抗心律失常药的分类

分　　类		代　表　药	临　床　应　用
Ⅰ类	钠通道阻滞药		
	Ⅰa类　适度钠通道阻滞药	奎尼丁、普鲁卡因胺	室上性及室性心律失常
	Ⅰb类　轻度钠通道阻滞药	利多卡因、苯妥英钠	室性心律失常
	Ⅰc类　重度钠通道阻滞药	普罗帕酮、氟卡尼	室上性及室性心律失常
Ⅱ类	β受体阻断药	普萘洛尔、阿替洛尔	窦性心动过速
Ⅲ类	延长动作电位时程药	胺碘酮、索他洛尔	室上性及室性心律失常
Ⅳ类	钙通道阻滞药	维拉帕米、地尔硫卓	室上性心动过速

三、常用抗心律失常药

(一)钠通道阻滞药

Ⅰa类——适度钠通道阻滞药

奎尼丁(quinidine)

奎尼丁是从金鸡纳树树皮中提取得到的一种生物碱。奎尼丁是抗疟药奎宁的右旋体,但其抗疟作用较弱。其口服吸收好,生物利用度较高,主要经肝脏代谢,由肾脏排泄,其中20%左右以原形排泄。另外,奎尼丁在心肌中分布较多,这也是其心血管作用较强的重要原因之一。

【作用与应用】

1. 降低自律性　奎尼丁可降低心房肌、心室肌、浦肯野纤维以及病态窦房结的自律性,对正常窦房结自律性影响微弱。奎尼丁还可通过减少Ca^{2+}内流,产生负性肌力作用。

2. 减慢传导速度　奎尼丁可减弱心房肌、心室肌和浦肯野纤维的膜反应性,减慢传导速度,使单向传导阻滞转变为双向传导阻滞,从而消除折返。

3. 延长 ERP　奎尼丁可延缓心房肌、心室肌和浦肯野纤维的复极过程,同时延长APD和ERP,使二者趋于均一化,绝对延长ERP,从而消除折返。

奎尼丁是广谱抗心律失常药,可用于治疗各种快速型心律失常,防止心律失常的复发。但由于其安全性问题,目前临床上已少用。

【不良反应和用药注意】

安全范围小,不良反应多而严重,发生率可达30%以上。常见不良反应有以下两点。

1. 金鸡纳反应　表现为头痛、头晕、耳鸣、腹泻、恶心、视力模糊等。其中以腹泻最为常见,腹泻还能导致电解质紊乱而加重心律失常。降低药物剂量可减少金鸡纳反应的发生。

2. 心脏毒性　奎尼丁的心脏毒性较为严重,主要表现为房室及室内传导阻滞、心肌收缩力减弱、血管扩张、血压下降等。最严重的毒性反应为奎尼丁晕厥,表现为阵发性室性心动过速,甚至心室颤动,进而导致意识丧失、四肢抽搐、呼吸停止。可用异丙肾上腺素、乳酸钠等药物进行解救,同时辅以人工呼吸、心脏胸外按压和电复律等物理治疗。

肝、肾功能不全,重度房室传导阻滞,强心苷中毒,低血压,心动过缓者禁用。

奎尼丁和地高辛合用,可降低地高辛的清除率,增加其血药浓度,故应减少后者用量。肝药酶诱导剂如苯巴比妥、苯妥英钠等,可加速奎尼丁代谢,降低其血药浓度;而乙酰唑胺、碳酸氢钠、胺碘酮、氢氯噻嗪等可提高奎尼丁的血药浓度。因此在和其他药物合用时,应根据情况调整剂量。

普鲁卡因胺(procainamide)

普鲁卡因胺是局麻药普鲁卡因的衍生物。其作用与奎尼丁相似,可降低心肌细胞自律性,减慢传导,延长APD和ERP。与奎尼丁相比,不良反应小,毒性作用弱,且口服吸收好,起效快。适应证为室上性和室性心律失常,静脉注射或静脉滴注可用于急救。

口服可出现胃肠道反应;高浓度静脉注射可致低血压、窦性心动过缓和房室传导阻滞等。药源性过敏反应也较常见,如皮疹、发热、肌痛等,偶见红斑狼疮样综合征。

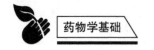

Ⅰb类——轻度钠通道阻滞药

利多卡因(lidocaine)

利多卡因最早用于局部麻醉,后发现其也具有抗心律失常作用,且安全、高效、起效快,故目前也是治疗室性心律失常的首选药。

利多卡因口服首过消除明显,常静脉给药,半衰期约为 2 h。

【作用与应用】

1. 降低自律性 利多卡因可抑制浦肯野纤维和心室肌细胞 4 期 Na^+ 内流、促进 K^+ 外流,提高兴奋阈值,降低心肌自律性。

2. 相对延长 ERP 利多卡因可缩短浦肯野纤维和心室肌细胞的 APD 和 ERP,其中 APD 缩短更明显,从而相对延长 ERP,减少折返的发生。

3. 改善传导 当心肌缺血时,利多卡因可抑制 Na^+ 内流,减慢传导;当低血钾和心肌纤维受损引起部分去极时,利多卡因可促使 K^+ 外流,引起超极化而加速传导。

利多卡因主要用于各种室性心律失常,是治疗室性期前收缩、室性心动过速及心室颤动的首选药,也可用于器质性心脏病、心脏手术、强心苷中毒、急性心肌梗死等引起的室性心律失常。由于其起效快,适用于危重患者的急救。

【不良反应和用药注意】

利多卡因毒性较小,安全性高。但肝功能障碍者如注射过快,可引起嗜睡、眩晕、烦躁等不良反应;中毒剂量可引起低血压、房室传导阻滞、惊厥,甚至呼吸抑制。利多卡因中毒的早期信号为眼球震颤。Ⅱ度以上房室传导阻滞者,窦性心动过缓者,严重肝、肾功能不全者禁用。

苯妥英钠(phenytoin sodium)

【作用与应用】

苯妥英钠又名大仑丁,药理作用与利多卡因相似,可作用于浦肯野纤维,降低其自律性。苯妥英钠还可与强心苷竞争 Na^+-K^+-ATP 酶,抑制强心苷中毒所致的迟后除极。

苯妥英钠是强心苷中毒所致室性心律失常的首选药,也对心肌梗死、心脏手术、麻醉、电转律术等所致室性心律失常有效。

【不良反应和用药注意】

口服后常见不良反应有恶心、呕吐、头晕、嗜睡等。静脉注射过快可导致低血压、心动过缓,甚至出现呼吸抑制。

苯妥英钠是肝药酶诱导剂,能加速奎尼丁、美西律、利多卡因的代谢而降低其疗效。该药有致畸报道,故孕妇禁用。此外,窦性心动过缓以及Ⅱ度以上重度房室传导阻滞者也禁用。

美西律(mexiletine)

美西律的化学结构及药理作用均与利多卡因相似。口服吸收好,生物利用度高,

3 h后血药浓度达峰值,作用可维持8 h。

美西律可用于治疗各种室性心律失常,尤其对急性心肌梗死引起的室性心律失常疗效最好。

短期用药常见不良反应有恶心、呕吐等;长期用药可产生神经系统症状,如震颤、嗜睡、眩晕、复视、共济失调等。房室传导阻滞,窦性心律失常,癫痫,低血压,肝、肾功能不全者禁用。

Ⅰc类——重度钠通道阻滞药

普罗帕酮(propafenone)

普罗帕酮能够重度阻滞钠通道,抑制Na^+内流,可降低浦肯野纤维和心室肌细胞的自律性、减慢传导、延长ERP。此外,普罗帕酮还具有轻度阻断β受体的作用。

临床上主要用于治疗室上性和室性心律失常,以及预激综合征伴发的心动过速和心房纤颤。

常见不良反应主要是消化道反应,如恶心、呕吐等。重者可导致窦性心动过缓、房室传导阻滞。偶见粒细胞缺乏症和红斑狼疮样综合征。心力衰竭、低血压、心源性休克、严重房室传导阻滞者禁用。

(二)β受体阻断药

普萘洛尔(propranolol)

【作用与应用】

普萘洛尔可阻断β受体,降低窦房结、心房传导纤维和浦肯野纤维的自律性,减慢房室结及心肌传导纤维的传导,延长房室结ERP。治疗量可同时缩短浦肯野纤维的APD和ERP,但APD缩短更明显,故ERP相对延长;较大剂量则使ERP绝对延长。另外,普萘洛尔还能减少儿茶酚胺类物质所致的迟后除极的发生。

普萘洛尔主要用于治疗室上性心律失常,对交感神经过度兴奋、甲状腺功能亢进症及嗜铬细胞瘤等所致窦性心动过速也有较好疗效。与强心苷或钙通道阻滞药合用,还可用于治疗心房颤动、心房扑动及阵发性室上性心动过速等。

【不良反应和用药注意】

普萘洛尔可引起窦性心动过缓、房室传导阻滞等不良反应,还可诱发低血压、心力衰竭、哮喘、抑郁症等疾病。普萘洛尔长期用药后,突然停药可产生反跳现象。此外,长期应用还可导致血脂和血糖的升高,故高脂血症、糖尿病患者应慎用。

阿替洛尔(atenolol)

阿替洛尔是长效$β_1$受体阻断药,对心脏选择性较高,可降低窦房结和房室结的自律性,减慢房室结和浦肯野纤维的传导。

临床上主要用于治疗室上性心律失常,对室性心律失常亦有效。不良反应与普萘洛尔相似,但由于阿替洛尔选择性作用于$β_1$受体,故可用于糖尿病和哮喘患者。但剂量不宜过大,过大的剂量可能导致受体选择性降低,而诱发相关疾病。

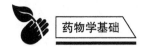

（三）延长动作电位时程药

胺碘酮（amiodarone）

胺碘酮又名乙胺碘呋酮，与甲状腺素结构相似。脂溶性高，口服、注射均可，口服生物利用度约为 50%，4～7 h 起效，消除机制较复杂，消除时间较长，即使是快速消除，半衰期也长达 3～8 日，而缓慢消除则达到数周。故停药后，其药效仍可维持 1～3 个月。

【作用与应用】

胺碘酮对心脏多种离子通道均有抑制作用，可降低窦房结和浦肯野纤维的自律性和传导性，显著延长 APD 和 ERP，绝对延长 ERP 而消除折返。此外，胺碘酮还可阻断 α、β 受体，舒张血管平滑肌，扩张冠状动脉和外周血管，增加冠状动脉流量，减少心肌耗氧量。

胺碘酮是一种广谱抗心律失常药，对心房扑动、心房颤动、室上性心动过速和室性心动过速均有效。

【不良反应和用药注意】

常见心血管不良反应有窦性心动过缓、房室传导阻滞及 Q-T 间期延长、低血压等。长期应用可出现角膜黄褐色微粒沉着，轻度影响视力，停药后可自行恢复。偶见甲状腺功能紊乱、间质性肺炎、肺纤维化。故长期应用该药必须定期监测 T_3、T_4 以及肺功能。

与钙通道阻滞药和 β 受体阻断药合用，可加重心动过缓、房室传导阻滞以及心脏抑制。房室传导阻滞、Q-T 间期延长、甲状腺功能紊乱及对碘过敏者禁用。

（四）钙通道阻滞药

维拉帕米（verapamil）

维拉帕米又名异搏定。口服吸收好，但首过消除明显，生物利用度低。静脉注射起效快，经肝脏代谢，由肾脏排泄，半衰期为 3～7 h。

【作用与应用】

维拉帕米可选择性阻滞心肌细胞膜钙通道，抑制 Ca^{2+} 内流，降低窦房结和房室结的自律性和传导性，延长 ERP，消除折返，并降低心肌收缩力。

维拉帕米是治疗房室结折返所致的阵发性室上性心动过速的首选药，还可治疗房性心动过速、心房颤动、心房扑动等。此外，对强心苷中毒、急性心肌梗死、心肌缺血引起的室性早搏也有治疗效果。

【不良反应和用药注意】

常见不良反应有腹胀、腹泻、便秘、头痛、眩晕、视物模糊等；静脉注射可引起低血压、心动过缓，甚至心跳骤停。

禁止与 β 受体阻断药、地高辛、奎尼丁等配伍使用。严重房室传导阻滞、重度心力衰竭、心源性休克、肾功能不全者禁用。

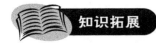

知识拓展

有效不应期

心肌细胞在一次兴奋之后的较长一段时间内,即便有刺激信号传来,也不能再次产生可扩布的兴奋,这段时间被称为有效不应期。有效不应期是由于钠通道进入失活状态造成的。必须有足够的钠通道恢复到静息可开放状态,细胞才能接受刺激再产生一次可扩布的动作电位。心肌开始除极后一段时间内,用强于阈值1000倍的刺激也不能引起反应,这段时期被称为绝对不应期。之后一小段时间内强刺激可产生相对兴奋,但无法扩布到相邻细胞,这段时期被称为相对反应期。绝对不应期和相对反应期合在一起,即为有效不应期。

小　结

抗心律失常药是一类可治疗快速性心律失常的药物。抗心律失常药主要通过消除折返、降低自律性、延长有效不应期使心脏恢复正常节律。常用抗心律失常药主要可分为四大类:钠通道阻滞药、β受体阻断药、延长动作电位时程药和钙通道阻滞药,其中以钠通道阻滞药最为常用。在应用本类药物治疗心律失常时,必须根据不同药物的作用和不良反应,给予相应的护理和观察。一旦出现不良反应,应立即停药,或改用其他种类药物。应特别注意防止由抗心律失常药引起的心律失常的发生。

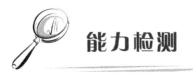

能力检测

1. 简述抗心律失常药的分类及其代表药物。
2. 试述利多卡因、维拉帕米的作用特点、临床用途及不良反应。

参考文献

[1] 刘斌,芦靖. 药理学[M]. 北京:科学出版社,2010.

[2] 杨世杰. 药理学[M]. 2版. 北京:人民卫生出版社,2010.

[3] 俞月萍. 人体机能学[M]. 杭州:浙江科学技术出版社,2008.

[4] 吴基良,罗健东. 药理学[M]. 北京:科学出版社,2007.

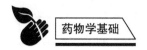

任务五 抗动脉粥样硬化药的基本知识

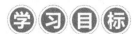

知识目标

(1) 掌握他汀类药物的药理作用、应用、主要不良反应及用药注意；

(2) 了解抗动脉粥样硬化药的分类及代表药；

(3) 了解其他抗动脉粥样硬化药物的主要药理作用和应用。

能力目标

(1) 能为患者选择合理有效的抗动脉粥样硬化药；

(2) 使用抗动脉粥样硬化药时能识别药物的不良反应。

案例引导

随着物质生活水平的提高，所谓三高人群越来越多，三高即在存在高血压、高血糖的同时还存在高血脂。针对具有上述特征的患者，应该如何治疗？生活中应该注意什么？

案例分析： 某老年男性患者，长期患有高血压和糖尿病，在近期检查中发现血脂也偏高。医生可建议患者在进行抗高血压及降糖治疗的同时，再实施降脂治疗。但在治疗过程中必须注意药物对肝、肾功能的影响，因为有部分调血脂药物（如他汀类药物）可造成肝、肾功能障碍，故应加强定期检查。除此之外，患者还应注意生活习惯的改变，如锻炼身体、清淡饮食、低脂饮食、戒烟限酒等。

动脉粥样硬化是动脉硬化的一种，特点是大、中动脉内膜出现含胆固醇、类脂肪等黄色物质，主要由脂肪代谢紊乱、神经血管功能失调引起。动脉粥样硬化是多种心脑血管疾病发病的病理基础。因此，防治动脉粥样硬化至关重要。

用于防治动脉粥样硬化的药物统称为抗动脉粥样硬化药（antiatherosclerotic drug），主要包括以下几类药物：调血脂药、抗氧化药、多烯脂肪酸、黏多糖和多糖类等。

一、调血脂药

血脂是血浆中所含脂质的总称，包括游离胆固醇（free cholesterol，FC）、胆固醇酯（cholesterol ester，CE）、磷脂（phospholipid，PL）和三酰甘油（triglyceride，TG）等。它们以 CE 和 TG 为核心，外包 FC 和 PL，形成球状颗粒，在血液中与载脂蛋白（apolipoprotein，APO）结合成为各种脂蛋白（lipoprotein，Lp）。血脂是以脂蛋白的形式溶于血浆,并进行转运的。血浆脂蛋白可分为乳糜微粒(chylomicron,CM)、极低密度脂蛋白(very low density lipoprotein,VLDL)、中间密度脂蛋白(intermediate density lipoprotein,IDL)、低密度脂蛋白(low density lipoprotein,LDL)、高密度脂蛋白(high density lipoprotein,HDL)以及脂蛋白(a)[lipoprotein(a),Lp(a)]等。

高脂血症是指血浆 LDL、VLDL、IDL 及 apo B 高于正常的血脂异常,临床可分为 6 型(表 4-5-1)。

表 4-5-1　高脂血症的分型

分　　型	脂蛋白变化	血脂变化
Ⅰ	CM↑	TG↑↑↑、TC↑
Ⅱa	LDL↑	TC↑↑
Ⅱb	VLDL↑、LDL↑	TG↑↑、TC↑↑
Ⅲ	IDL↑	TG↑↑、TC↑↑
Ⅳ	VLDL↑	TG↑↑
Ⅴ	CM↑、VLDL↑	TG↑↑↑、TC↑

注:CM—乳糜微粒;LDL—低密度脂蛋白;VLDL—极低密度脂蛋白;IDL—中间密度脂蛋白;TC—总胆固醇;TG—三酰甘油。

高脂血症时富含胆固醇的脂蛋白沉积滞留于动脉内皮下,触发一系列瀑布样反应,最终导致动脉粥样硬化。研究发现,除了血浆中 VLDL、LDL、IDL 及 apo B 浓度过高是动脉粥样硬化的危险因素外,HDL、apo A 浓度过低也同样诱发动脉粥样硬化。

因此,凡能升高 VLDL、LDL、IDL 及 apo B 浓度,或降低 HDL、apo A 浓度的药物,都具有抗动脉粥样硬化的作用,统称为调血脂药。调血脂药根据其作用机制可分为四类:他汀类、贝特类、烟酸类和胆汁酸螯合剂。

(一)他汀类

他汀类药物,又称羟甲基戊二酸单酰辅酶 A(HMG-CoA)还原酶抑制剂,是治疗高胆固醇血症的新型常用药物。代表药物有洛伐他汀(lovastatin)、辛伐他汀(simvastatin)、普伐他汀(pravastatin)、氟伐他汀(fluvastatin)等。其中洛伐他汀和辛伐他汀为无活性前体药物,需经肝脏代谢后才能活化。

【作用与应用】

他汀类药物能竞争性抑制 HMG-CoA 还原酶。而 HMG-CoA 还原酶是肝细胞合成胆固醇的限速酶,其活性受抑制后可减少内源性胆固醇的产生,明显降低血浆胆固醇。同时还能增加肝细胞膜上的 LDL 受体表达,从而加快对血浆中 LDL 的清除,进一步降低血浆胆固醇。另外,他汀类药物还对 TG 有较弱作用,可使 HDL 轻度上升。与胆汁酸螯合剂合用,可增强其疗效。

临床上主要用于高胆固醇血症为主的高脂血症,单用效果不佳,故一般与烟酸类药物或胆汁酸螯合剂合用,效果较好。伴有胆固醇升高的 Ⅱ、Ⅲ 型高脂血症,他汀类药物

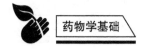

是首选药。

【不良反应和用药注意】

不良反应较少，偶见轻度胃肠道反应、头痛、视物模糊和皮疹等。少数患者出现肌痛、肌无力、血浆肌磷酸激酶升高等症状，这是他汀类药物最严重的不良反应横纹肌溶解症的表现，故长期用药时应定期检查肝功能。老年人应减量服用，孕妇、哺乳期妇女及活动性肝病者禁用。

（二）贝特类

贝特类药物又称为苯氧酸类药物。最早出现的贝特类药物是氯贝丁酯（clofibrate），由于不良反应较严重，故临床上已不再使用。新型的贝特类药物作用强、毒性低，包括吉非贝齐（gemfibrozil）、苯扎贝特（bezafibrate）、非诺贝特（fenofibrate）和环丙贝特（ciprofibrate）等。

【作用与应用】

本类药物能明显降低患者血浆 TG、VLDL、IDL 含量，升高 HDL 含量。此外，贝特类药物还具有降低血尿酸和纤维蛋白，抑制血小板聚集、抗凝血等作用。

该药主要用于原发性高 TG 血症、家族性Ⅲ型高脂血症、Ⅱ型糖尿病的高脂血症等。此外，还具有消退黄色瘤的作用。

【不良反应和用药注意】

服药后可能出现轻度胃肠道反应，如腹痛、腹泻、恶心、食欲减退等，饭后服用可减轻。偶见尿素氮、肌酐或谷丙转氨酶的增高，长期用药应定期检查肝功能和血象。孕妇、哺乳期妇女及肝、肾功能不全者禁用。

（三）烟酸类

烟酸（nicotinic acid）

烟酸又名尼克酸，属于 B 族维生素，大剂量具有调节血脂作用。烟酸一直是高脂血症和动脉粥样硬化相关疾病的一线药物。

烟酸口服吸收完全而迅速，生物利用度高，半衰期为 20～45 min，经肝脏代谢，由肾脏排泄。

【作用与应用】

大剂量烟酸可全面降低 TC、LDL-C、VLDL、Lp(a) 和 TG 浓度，升高 HDL 浓度。烟酸可显著降低心肌梗死的死亡率和复发率，延缓冠心病的病程。烟酸的降脂作用可能与直接抑制脂肪分解、抑制 TG 酯化等因素有关。烟酸还可促进脂蛋白脂肪酶的活性，加速催化 CM 和 VLDL 中 TG 的水解。

临床上主要用于治疗Ⅱ、Ⅲ、Ⅳ、Ⅴ型高脂血症，其中以Ⅱb 型和Ⅳ型效果最佳。还可用于治疗家族性高胆固醇血症。常与他汀类药物和贝特类药物配伍使用，效果更佳。

【不良反应和用药注意】

口服后常见胃肠道不良反应，如恶心、呕吐、腹泻、食欲不振、消化性溃疡加重等；其代谢产物可扩张皮肤血管而引起皮肤潮红、瘙痒,阿司匹林可缓解以上症状;大剂量可升高血糖,影响肝、肾功能,故长期应用时应定期检查血糖及肝、肾功能。消化性溃疡、糖尿病患者禁用。

阿昔莫司(acipimox)

阿昔莫司是一种人工合成的烟酸衍生物,可降低血浆 TG、LDL 和 VLDL,升高 HDL。此外,阿昔莫司还具有口服吸收好,作用强而持久,不良反应少而轻等特点,在临床上替代烟酸用于 Ⅱ、Ⅲ、Ⅳ、Ⅴ 型高脂血症及 Ⅱ 型糖尿病伴有高脂血症者。

（四）胆汁酸螯合剂

胆汁酸螯合剂是一类碱性阴离子交换树脂,不溶于水,不易被消化酶破坏,进入肠道后与胆汁酸发生不可逆结合,妨碍胆汁酸的肝肠循环,加快胆汁酸排泄。胆汁酸的减少,促使肝内的胆固醇向胆汁酸转化,从而使肝脏和血浆中的胆固醇也随之减少。此类药物较常用的有考来烯胺(colestyramine)和考来替泊(colestipol)。

胆汁酸螯合剂主要用于治疗高胆固醇血症为主的高脂血症,如 Ⅱa 型高脂血症。临床上常与他汀类联合应用,可产生更好的降脂作用,同时可减少不良反应的发生。

胆汁酸螯合剂有异味,最常见的不良反应是消化道反应,如恶心、厌食、腹胀、便秘等。大剂量可导致脂肪痢。长期应用可影响脂溶性维生素、噻嗪类药物、香豆素类药物、洋地黄类药物等的吸收,故应避免与这些药物配伍使用。

二、抗氧化药

维生素 E(vitamin E)

维生素 E 主要来自植物油,可分为 α、β、γ、δ 四种。其中 α 维生素 E 的活性最强。

维生素 E 口服易吸收,主要分布于细胞膜和脂蛋白。其在 LDL 的代谢过程中发挥抗氧化作用。因此,它可通过减少脂蛋白被氧化而延缓由此造成的动脉粥样硬化病程。在抗氧化过程中,维生素 E 自身被氧化。维生素 C 或维生素 E 的自身氧化还原系统可将其还原,继续产生抗氧化作用。

普罗布考(probucol)

普罗布考可降低血浆总胆固醇和 LDL-C,具有强大的抗氧化作用,延缓动脉粥样硬化的进程。但由于普罗布考也同时降低 HDL-C,限制了其应用,故只作为临床二线用药。

普罗布考口服吸收率低,仅为 2%～8%。吸收后又大量蓄积于脂肪组织,导致血浆中的药物浓度较低。半衰期较长,为 23～47 日。最后主要通过肠道排泄。

【作用与应用】

普罗布考是疏水性抗氧化剂,抗氧化作用是 α 维生素 E 的 5～6 倍。其自身被氧化成为普罗布考自由基,防止脂质过氧化。普罗布考可抑制氧化型低密度脂蛋白(ox-LDL)的生成,从而延缓动脉粥样硬化的病程。同时,普罗布考还可抑制 HMG-

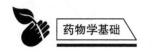

CoA 还原酶,减少胆固醇的合成,降低 LDL-C、TC、HDL-C。

普罗布考可用于治疗各种类型高胆固醇血症、继发于肾病综合征和Ⅱ型糖尿病的高脂血症。长期应用还可降低冠心病发病率,控制动脉粥样硬化的病程。

【不良反应和用药注意】

普罗布考的不良反应较少,以消化道反应为主,包括恶心、呕吐、腹痛、腹泻等。偶见嗜酸粒细胞增多、血小板减少、肝功能异常、高血糖等。用药过程中要进行心电图观察,存在心肌损伤者禁用。此外,孕妇及小儿也禁用。

三、多烯脂肪酸

多烯脂肪酸(polyenoic fatty acids)是指一类含有 2 个或 2 个以上不饱和键的脂肪酸,又称多不饱和脂肪酸。根据不饱和键的开始位置,多烯脂肪酸又可分为两大类:n-3 型多烯脂肪酸和 n-6 型多烯脂肪酸。前者包括二十碳五烯酸、二十二碳六烯酸(docosahexaenoic acid,DHA)等,后者包括亚油酸(linoleic acid,LA)、γ-亚麻酸等。

其中 n-3 型多烯脂肪酸,如 DHA,具有调血脂的作用,可明显降低 VLDL 和 TG,轻度升高 HDL。同时 n-3 型多烯脂肪酸还可抑制血小板聚集,减少血管平滑肌增生,舒张血管,降低血压和抑制炎症。现在临床上常与 HMG-CoA 还原酶抑制剂合用,用于治疗高 TG 血症。

n-6 型多烯脂肪酸,如 LA,可降低 TC、LDL-C,升高 HDL。临床上主要用于防治动脉粥样硬化相关疾病,如冠心病、心肌梗死等。

四、黏多糖和多糖类

黏多糖(mucopolysaccharide)是指由氨基己糖或其衍生物与葡萄糖醛酸构成的二糖单位多次重复而组成的长链,代表药物为肝素(heparin)。肝素具有抗动脉粥样硬化的功能,主要机制为:降低 TC、LDL、TG 和 VLDL,升高 HDL;拮抗血管活性物质,保护血管内皮;抑制炎症反应;减少血管平滑肌增生;抗凝、抗血栓等。由于肝素口服无效,使用不便,且抗凝作用过强,故限制了其用于防治动脉粥样硬化。因此临床上主要用低分子肝素和类肝素来代替肝素,可以抗动脉粥样硬化,且不良反应较少。

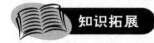 知识拓展

横纹肌溶解症

横纹肌溶解症(rhabdomyolysis),俗称肌肉溶解,是一种由多种毒理学原因或机械刺激引起的骨骼肌细胞(即横纹肌)破裂的疾病。当骨骼肌被破坏时,肌红蛋白被释放到血液中,需经肾脏滤过。由于肌红蛋白可能堵塞肾脏组织,导致急性管状骨坏疽、肾衰等病变。肌红蛋白分解产生的某些有毒物质也会导致肾功能衰竭。可以引起横纹肌

溶解症的危险因素主要有:剧烈运动,如马拉松、体操等;缺血或组织坏疽;癫痫发作;过量服用药物,如海洛因、可卡因、安非他命,还有本章节提到的某些调血脂药。

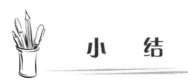

小 结

动脉粥样硬化是多种心脑血管疾病的病理基础之一。目前临床上常用的抗动脉粥样硬化药主要可分为四类:调血脂药、抗氧化药、多烯脂肪酸以及黏多糖和多糖类。其中调血脂药占有最重要的地位,特别是他汀类药物,可明显降低 TC、LDL 和 VLDL,同时升高 HDL,适用于高胆固醇血症。另外,临床实践证明,不同种类的调血脂药配伍使用,有可能达到更好的降血脂效果,还可减少不良反应的发生。

能力检测

1. 试述调血脂药的分类及其代表药物。
2. 简述他汀类药物的药理作用、临床应用和不良反应。

参考文献

[1] 刘斌,芦靖. 药理学[M]. 北京:科学出版社,2010.
[2] 杨世杰. 药理学[M]. 2 版. 北京:人民卫生出版社,2010.
[3] 俞月萍. 人体机能学[M]. 杭州:浙江科学技术出版社,2008.
[4] 吴基良,罗健东. 药理学[M]. 北京:科学出版社,2007.

（郑鸣之　朱一亮）

项目 五

内脏系统药物概论

任务一 血液和造血系统药物的基本知识

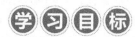

知识目标

（1）掌握维生素 K 和氨甲苯酸的止血机制、应用及主要不良反应的防治；

（2）掌握肝素及华法林的抗凝作用特点、机制、应用及自发性出血的防治；

（3）熟悉常用抗血小板药及纤维蛋白溶解药的作用及应用；熟悉铁制剂、叶酸及维生素 B_{12} 的作用及应用；

（4）了解促白细胞增生药及血容量扩充药的作用及应用。

能力目标

（1）能为不同的患者选择合适的止血药或抗凝药。

（2）使用血液及造血系统药时能识别药物的不良反应，并实施预防和治疗措施。

案例引导

止血药可以止血，但如使用不当会诱发心肌梗死而导致患者死亡。怎样合理运用止血药对患者进行治疗并降低药物的不良反应呢？

案例分析：患者李某，男性，42 岁。因黏液脓血便 6 个月入院。6 个月前，李某出现黏液脓血便，大便 10～15 次／日，伴左下腹阵发性疼痛，无发热。自服盐酸小檗碱、吡哌酸、呋喃唑酮等药物，治疗 3 个月症状无改善，之后来到某医院就诊。李某既往无高血压、心脏病、糖尿病、高脂血症等病史。入院后病理学检查为结肠黏膜溃疡，隐窝脓肿形成。心电图正常。诊断：慢性非特异性溃疡性结肠炎（活动期，全结肠炎，中度）。口服柳氮磺胺吡啶 1 g，4 次／日；泼尼松 10 mg，1 次／日；因患者便血症状严重，给予酚磺乙胺、氨甲环酸等药物。治疗 2 周后黏液脓血便症状明显缓解。但几天后，李某突然感到心前区压榨样疼痛，并向下颌部及左侧肩背部放射，急查心电图，显示急性前壁广泛心肌梗死，给予吸氧、扩张血管、溶栓等治疗，终因抢救无效死亡。

这究竟是为什么呢？因为活动期溃疡性结肠炎患者常伴有血小板活化和高凝状态，导致血栓形成。而该患者因便血症状严重，使用了酚碘乙胺、氨甲环酸等止血药，进一步加重了高凝状态，最终导致血栓形成而诱发心肌梗死。对于本身具有高凝状态的基础疾病所致出血的治疗不选用具有导致血栓形成的止血药物，可选用凝血酶口服进行治疗。如病情确需止血药，则必须监测凝血时间，严密观察有无心肌梗死先兆，避免心肌梗死的发生。

一、促凝血药

（一）概述

促凝血药（止血药）是指能加速血液凝固或降低毛细血管通透性，使出血停止的药物，常用促凝血药有维生素 K、酚磺乙胺（止血敏）、氨甲苯酸（对羧基苄胺）等。

（二）基本药理作用

维生素 K 参与肝内凝血因子 Ⅱ、Ⅶ、Ⅸ、Ⅹ 的合成，而这些因子是机体内源性凝血系统的重要组成因子，他们能形成凝血酶，使纤维蛋白原转变或纤维蛋白而产生凝血。抗纤溶剂主要为阻碍纤维蛋白溶解过程的发展而起止血作用的一类药物。

（三）临床应用

促凝血药主要适用于预防和治疗外科手术出血过多及各部位出血，如肺结核咯血、外伤致出血、消化性溃疡出血及创伤出血等。

（四）不良反应及用药注意事项

促凝血药不良反应少见，长期应用有可能促进血栓形成，如氨甲苯酸，口服该制剂偶尔发生恶心、上腹部不适感，过量可致血栓，并可能诱发心肌梗死。

（五）药物相互作用

口服抗凝剂如双香豆素类可干扰维生素 K 的代谢，两药同用，作用相互抵消。水杨酸类、磺胺类、奎尼丁等也均可影响维生素 K 的效应。

（六）常用促凝血药

维生素 K(vitamin K)

维生素 K 是一类具有甲萘醌基本结构的物质，广泛存在于自然界。植物性食物如苜蓿中所含的是维生素 K_1(phytomenadione)，由腐败鱼粉所得及肠道细菌所产生者为维生素 K_2(menaquinone)，亚硫酸氢钠甲萘醌称为维生素 K_3(menadione sodium bisulfate)，甲萘氢醌为维生素 K_4(menadiol)，后两者是人工合成品，具有水溶性，不需胆汁协助吸收，前两者是脂溶性的，需胆汁协助吸收。

【作用与应用】

维生素 K 的主要作用是参与肝脏合成凝血因子 Ⅱ、Ⅶ、Ⅸ、Ⅹ 及抗凝血蛋白 C、抗凝

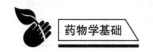

血蛋白 S。维生素 K 促进这些凝血因子前体蛋白分子氨基末端谷氨酸残基的 γ-羧化作用,从而使这些因子具有活性,可与 Ca^{2+} 结合,再与带有大量负电荷的血小板磷脂结合,使血液凝固正常进行。维生素 K 主要用于梗阻性黄疸、胆瘘、慢性腹泻、早产儿及新生儿出血等患者,香豆素和水杨酸类药物或其他原因导致凝血酶原过低而引起的出血者,也可用于预防长期应用广谱抗菌药物继发的维生素 K 缺乏症。但对先天性或严重肝病所致的低凝血酶原血症无效。维生素 K_1 作用快,持续时间长,常采用肌内注射,严重出血者可静脉注射。一般病例口服维生素 K_3、维生素 K_4,吸收不良者可肌内注射维生素 K_3。

【不良反应和用药注意】

该类药毒性低。维生素 K_1 不良反应少,但静脉注射速度过快时,可产生面部潮红、呼吸困难、血压下降,甚至发生虚脱,故一般以肌内注射为宜。维生素 K_3、维生素 K_4 常致胃肠道反应,引起恶心、呕吐等。较大剂量维生素 K_3 可致新生儿、早产儿溶血性贫血、高胆红素血症及黄疸。对红细胞缺乏葡萄糖-6-磷酸脱氢酶(G-6-PD)的患者也可诱发急性溶血性贫血。肝功能不良者慎用,或选用维生素 K_1 而不用维生素 K_3。

凝血酶(thrombin)

凝血酶是从猪、牛血液中提取精制而成的无菌制剂,直接作用于血液中的纤维蛋白原,使其变成纤维蛋白发挥止血作用。此外,还具有促进上皮细胞的有丝分裂、加速创伤愈合的作用。适用于止血困难的小血管、毛细血管以及实质性脏器出血的止血。局部止血:用灭菌氯化钠注射液溶解成 $50\sim200$ U/mL 的溶液喷雾或用本品干粉喷洒于创面。消化道止血:用生理盐水或温开水(不超过 37 ℃)溶解成 $10\sim100$ U/mL 的溶液,口服或局部灌注,也可根据出血部位及出血程度增减浓度、次数。

偶可致过敏反应,应及时停药。外科止血中应用本品曾有致低热反应的报道。

酚磺乙胺(etamsylate)

酚磺乙胺又称止血敏、止血定、羟苯磺乙胺,能使血小板数量增加,并增强血小板的凝集和黏附力,促进凝血活性物质的释放,从而产生止血作用。其作用快速,静注后 1 h 作用最强,一般可维持 $4\sim6$ h。临床上用于预防和治疗外科手术出血过多,血小板减少性紫癜或过敏性紫癜以及其他原因引起的出血。

不良反应:过敏反应、药物热、心血管反应、血栓形成诱发心肌梗死。

氨甲苯酸(aminomethylbenzoic acid)

氨甲苯酸又称对羧基苄胺,能竞争性抑制纤溶酶原激活因子,导致纤溶酶原不能转变为纤溶酶,从而抑制纤维蛋白的溶解,产生止血效果。临床上主要用于治疗各种纤溶亢进所致的出血,如肺、肝、胰、前列腺、甲状腺、肾上腺等手术所致的出血,产后出血,前列腺增生出血,上消化道出血等。但对癌症出血、创伤出血及非纤维蛋白溶解引起的出血无止血效果。

该药不良反应少,但应用过量可致血栓,并可能诱发心肌梗死。与青霉素或尿激酶等溶栓剂有配伍禁忌;口服避孕药、雌激素或凝血酶原复合物浓缩剂与本品合用,有增加血栓形成的危险。

氨甲环酸(tranexamic acid)

氨甲环酸又称凝血酸、止血环酸。其止血原理与氨甲苯酸相同,但作用较强。用于预防和治疗由纤溶亢进而引起的出血,也可用于血友病患者手术前后的辅助治疗。

常见胃肠道不良反应,还可出现头痛、耳鸣、皮肤瘙痒等症状,静脉给药过快可致体位性低血压、心律失常、惊厥或肝脏损伤。过量也可致血栓,诱发心肌梗死。

二、抗凝血药

(一)概述

抗凝血药是一类通过干扰机体生理性凝血过程而阻止血液凝固的药物,常用抗凝血药有肝素、低分子量肝素、阿司匹林、链激酶、尿激酶、阿尼普酶。

(二)基本药理作用

肝素能使多种凝血因子灭活从而阻止凝血过程的进行;抗血小板药可抑制血小板黏附、聚集以及释放,从而抑制血栓的形成;纤维蛋白溶解药能使纤维蛋白溶酶原转变为纤维蛋白溶酶,后者通过降解纤维蛋白和纤维蛋白原而限制血栓增大和溶解血栓。

(三)临床应用

抗凝血药主要用于防止血栓形成和阻止已经形成的血栓进一步发展,可用于防治血管内栓塞或血栓形成的疾病,预防中风或其他血栓性疾病。

(四)不良反应及用药注意事项

抗凝血药的不良反应主要为应用过量易引起自发性出血,使用前应测定凝血时间。此外,长期使用肝素可引起骨质疏松,易发生自发性骨折。对抗凝血药过敏者、有自发出血倾向者、血液凝固迟缓者、有外伤者、产后出血者及严重肝功能不全者禁用。抗血小板药阿司匹林不宜用于消化性溃疡的患者,可有加重出血、水杨酸反应等副作用。纤维蛋白溶解药可引起长时间低凝状态、过敏、低血压等反应。

(五)药物相互作用

(1)食物中维生素 K 缺乏或应用广谱抗生素抑制肠道细菌,使体内维生素 K 含量降低,可使本类药物作用加强。

(2)阿司匹林等血小板抑制剂可与本类药物发生协同作用。

(3)水合氯醛、羟基保泰松、甲磺丁脲、奎尼丁等可因置换血浆蛋白而使本类药物作用加强,水杨酸盐、丙咪嗪、甲硝唑、西咪替丁等因抑制肝药酶而使本类药物作用加强。

(4)巴比妥类、苯妥英钠因诱导肝药酶使本类药物作用减弱,口服避孕药因增加凝血作用可使本类药物作用减弱。

(5)肝素可与胰岛素受体作用,从而改变胰岛素的作用,有致低血糖的报道。

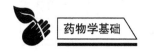

（6）抗血小板药阿司匹林不宜与口服抗凝药合用，会引起出血；与糖皮质激素合用会诱发溃疡和出血；与磺酰脲类降糖药合用会导致低血糖反应。

（六）常用抗凝血药

肝素（heparin）

肝素因最初得自肝脏，故名肝素，存在于哺乳动物的许多脏器中，但以肺和肠黏膜的含量最高。药用肝素多自猪肠黏膜和猪、牛肺脏中提取，它是由 D-葡萄糖胺、L-艾杜糖醛酸及 D-葡萄糖醛酸交替组成的黏多糖硫酸酯。肝素存在于肥大细胞、血浆及血管内皮细胞中，具有强酸性。

【作用与应用】

肝素具有抗凝、抗动脉粥样硬化、抗炎作用；此外，它还具有抑制血管平滑肌细胞增生、抗血管内膜增生等作用。临床上主要用于以下三方面。

1. 主要用于防治血栓栓塞性疾病　如心肌梗死、脑梗死、心血管手术及外周静脉术后血栓的防治。对静脉栓塞的患者，连续静脉注射肝素，使血药浓度保持在 0.2 U/mL，可防止肺栓塞的发生。

2. 治疗早期弥散性血管内凝血（DIC）　如脓毒血症、胎盘早期剥离、恶性肿瘤溶解等所致的 DIC。早期应用肝素治疗，可防止因纤维蛋白和凝血因子的消耗引起的继发性出血。

3. 体外抗凝　如血液透析、心导管检查、心血管手术等。

【不良反应和用药注意】

1. 出血　主要不良反应是自发性出血，表现为黏膜出血、关节腔积血和伤口出血等。如出血严重，可缓慢静脉注射特效解毒剂硫酸鱼精蛋白（protamine sulphate），这是一种强碱性蛋白质，可与肝素结合成稳定的复合物而使肝素失活，急救注射 1.0～1.5 mg 的硫酸鱼精蛋白可使 100 U 的肝素失活，但每次剂量不可超过 50 mg。

2. 血小板减少症　发生率较低，多发生于用药后 1～4 日，且多为一过性，一般程度较轻，不需停药即可恢复。

3. 其他　偶有过敏反应，如哮喘、荨麻疹、结膜炎和发热等。长期应用肝素可引起脱发、骨质疏松和骨折等。孕妇应用可致早产及死胎。禁用于对肝素过敏、有出血倾向、血友病、血小板功能不全、血小板减少症、紫癜、严重高血压、细菌性心内膜炎、肝肾功能不全、消化性溃疡、颅内出血、活动性肺结核、孕妇、先兆流产及产后、内脏肿瘤、外伤及术后等患者。

低分子量肝素（low molecular weight heparins，LMWH）

LMWH 是分子量低于 6.5 kD 的肝素，作为肝素中分子量较小的部分可由普通肝素直接分离而得，或由普通肝素降解后再分离而得。目前临床常用的 LMWH 制剂有依诺肝素（enoxaparin）、替地肝素（tedelparin）、弗希肝素（fraxiparin）、洛吉肝素（logiparin）、洛莫肝素（lomoparin）等。用于预防骨外科手术后深静脉血栓形成、血液透析时血凝块形成,也可用于预防深部静脉血栓形成、易栓症或已有静脉血栓栓塞症的妊娠妇女。

不良反应同肝素,如用量过大仍可导致自发性出血。

香豆素类(coumarins)

香豆素类是一类含有 4-羟基香豆素(4-hydroxycoumarin)基本结构的物质,口服吸收后参与体内代谢发挥抗凝作用,故称口服抗凝药。常用的香豆素类药物有华法林(warfarin,苄丙酮香豆素)、双香豆素(dicoumarol)、醋硝香豆素(acenocoumarol,新抗凝)等。

【作用与应用】

本类药物是维生素 K 的拮抗药。肝脏合成凝血因子 Ⅱ、Ⅶ、Ⅸ、Ⅹ 的前体经羧化酶作用,使其谷氨酸的残基 γ-羧化而活化才能保持其活性。维生素 K 为此羧化酶的辅助因子。本类药物能抑制肝脏的维生素 K 环氧还原酶,阻止维生素 K 的环氧型向氢醌型的转变,从而使上述凝血因子的 γ-羧化作用发生障碍,影响其活性,产生抗凝作用。本类药物只能阻止凝血因子前体的生成过程,对已有的凝血因子无作用,需待血液循环中具有的凝血因子耗竭后才能出现疗效,因此显效慢。

本类药物主要用于防治血栓栓塞性疾病,如静脉血栓栓塞、外周动脉血栓栓塞、肺栓塞、心房颤动伴附壁血栓和冠状动脉闭塞等。其优点是口服有效,作用时间较长。缺点是显效慢,作用过于持久,不易控制。对需快速抗凝者应先用肝素发挥治疗作用后,再用香豆素类药物维持疗效。该类药与抗血小板药合用,可减少外科大手术、风湿性心脏病、人工瓣膜置换术的静脉血栓发生率。应用这类药物期间,必须测定患者的凝血酶原时间。

【不良反应和用药注意】

应用过量易致自发性出血,可累及机体的所有脏器,表现为牙龈出血、皮肤黏膜淤斑、血尿及胃肠道、呼吸系统和生殖系统的出血症状,最严重者为颅内出血,应严密观察。轻度出血者减量或停药可以缓解;对中度或重度出血者,应给予维生素 K_1 治疗,维生素 K_3 对香豆素类过量导致的出血无效;同时输注新鲜血、血浆或凝血酶原复合物可以迅速恢复凝血因子的功能。此外,还可有胃肠道反应、粒细胞增多等。

枸橼酸钠(sodium citrate)

枸橼酸钠为体外抗凝药,可与 Ca^{2+} 可形成难解离的可溶性络合物,导致血中 Ca^{2+} 浓度降低,故有抗凝作用。该药仅适用于体外抗凝血,如在采血容器中加入 2.5% 枸橼酸钠 10 mL 可使 100 mL 的血液不凝固。

无不良反应,可作为食品添加剂使用。

三、抗血小板药

抗血小板药(platelet inhibitors)是指通过抑制血小板黏附、聚集以及释放,防止血栓的形成,用于防治心脏或脑缺血性疾病、外周血栓栓塞性疾病的药物。常用药物有阿

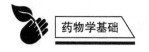

司匹林、双嘧达莫。

阿司匹林（aspirin）

【作用与应用】

阿司匹林又称乙酰水杨酸，对胶原、二磷酸腺苷（ADP）、抗原抗体复合物以及某些病毒和细菌引起的血小板聚集有明显的抑制作用，可防止血栓形成。阿司匹林还能部分拮抗纤维蛋白原溶解导致的血小板激活及抑制组织型纤溶酶原激活因子（t-PA）的释放。临床上可用于心绞痛、心肌梗死等疾病的预防和治疗。临床上采用小剂量 50～100 mg 阿司匹林用于防止血栓形成，以治疗缺血性心脏病和脑缺血病患者。此外，阿司匹林及其代谢物水杨酸对 COX-1 和 COX-2 的抑制作用基本相当，具有解热、镇痛、抗炎作用。该药用于头痛、牙痛、肌肉痛、痛经及感冒发热等，能减轻炎症引起的红、肿、热、痛等症状，迅速缓解风湿性关节炎的症状。

【不良反应和用药注意】

1. 胃肠道反应 上腹部不适、恶心、呕吐，使消化性溃疡症状加重。

2. 加重出血倾向 阿司匹林能不可逆地抑制环氧酶，对血小板合成血栓素 A_2 具有强大而持久的抑制作用。

3. 过敏反应 该药的过敏反应表现为哮喘、荨麻疹、血管神经性水肿或休克。多为易感者，服药后迅速出现呼吸困难，严重者可致死亡，称为阿司匹林哮喘。有的过敏反应表现为阿司匹林过敏、哮喘和鼻息肉三联征，往往与遗传和环境因素有关。

4. 过量或中毒表现 多见于风湿病用本品治疗者，发生水杨酸反应，表现为头痛、头晕、耳鸣、耳聋、恶心、呕吐、腹泻、嗜睡、精神紊乱、多汗、呼吸深快、烦渴、手足不自主运动（多见于老年人）及视力障碍等；重者可出现血尿、抽搐、幻觉、重症精神紊乱、呼吸困难及无名热等；儿童患者精神及呼吸障碍更明显；过量时实验室检查可有脑电图异常、酸碱平衡改变（呼吸性碱中毒及代谢性酸中毒）、低血糖或高血糖、酮尿、低钠血症、低钾血症及蛋白尿。

双嘧达莫（dipyridamole）

双嘧达莫又名潘生丁（persantine），能抑制血小板的聚集和黏附，还可促进血管内皮细胞前列环素的生成和抑制动脉粥样硬化早期的病理过程。

双嘧达莫一般与口服抗凝药香豆素类合用，治疗血栓栓塞性疾病。用于人工心脏瓣膜置换术后患者，可抑制血小板在损伤血管内膜和人工瓣膜表面黏附，防止血栓形成。与华法林合用，可抑制修复心脏瓣膜时血栓的形成。与阿司匹林合用，可延长血栓栓塞性疾病的血小板生存时间，增强阿司匹林的抗血小板聚集作用。

常见的不良反应有头晕、头痛、呕吐、腹泻、面色潮红、皮疹和瘙痒，罕见心绞痛和肝功能不全。不良反应持续或不能耐受者少见，停药后可消除。

阿加曲班（argatroban）

阿加曲班为精氨酸的衍生物，抑制纤维蛋白交联并促使纤维蛋白溶解。临床上常与阿司匹林合用,治疗血栓栓塞性疾病。此外,还可局部应用于移植物上,以防止血栓形成。

目前临床上不良反应不明,还需继续观察。

水蛭素(hirudin)

水蛭素为多肽类化合物,是最强效的凝血酶天然特异性抑制药,与凝血酶结合后,使凝血酶的蛋白水解功能受到抑制,从而抑制纤维蛋白的凝集,也可抑制凝血酶引起的血小板聚集和分泌,使纤维蛋白和交联蛋白形成的血小板聚集物易于溶解,最终达到抗凝的目的。主要用于治疗 DIC、心脑血管疾病(如急性冠状动脉综合征)和预防经皮冠状动脉形成术(PTCA)术后冠状动脉再阻塞等。

无明显不良反应。

四、纤维蛋白溶解药

纤维蛋白溶解药(fibrinolytics)又称血栓溶解药(thrombolytics)。常用药物有:链激酶(streptokinase)和尿激酶(urokinase)及组织型纤溶酶原激活剂(tissuse-type plasminogen activator,t-PA)。

链激酶(streptokinase)

链激酶可使纤溶酶原转变为纤溶酶,后者迅速水解纤维蛋白和纤维蛋白原,导致血栓溶解,主要用于治疗血栓栓塞性疾病。静脉注射治疗动、静脉内新鲜血栓形成和栓塞,如急性肺栓塞和深部静脉血栓等。现试用于心肌梗死早期治疗,可缩小梗死面积,使病变血管重建血流。冠状动脉注射链激酶,可使阻塞冠状动脉再通,恢复血流灌注。

主要不良反应是易引起出血,注射局部可出现血肿,一般不需治疗。如严重出血可注射对羧基苄胺对抗。更严重者可补充纤维蛋白原或全血。出血性疾病、新创伤、伤口愈合中、消化性溃疡、严重高血压者禁用。此外,链激酶具有抗原性,能引起过敏反应,出现寒战、发热、头痛等症状,还能引起血压下降,必要时可应用升压药。

尿激酶(urokinase)

尿激酶是从人尿中分离得来的一种糖蛋白,也可由基因重组技术制备。可直接激活纤溶酶原使之转变为纤溶酶,发挥溶血栓作用,此外,还能促进血小板聚集,可用于急性心肌梗死及其他血栓性疾病。

不良反应及禁忌证同链激酶。没有抗原性,也不引起类似链激酶引起的过敏反应,对链激酶过敏者可用。

阿尼普酶(anistreplase)

阿尼普酶是将链激酶进行改良的第二代溶栓药,是链激酶与乙酰化纤溶酶原形成的复合物。进入血液后经去乙酰化作用而被激活,然后与纤溶酶原结合,使后者活化为纤溶酶。阿尼普酶分子量为 131 kD,$t_{1/2}$ 较长,为 90~105 min,具有选择性作用,全身纤溶作用弱。常用于急性心肌梗死,可改善症状,降低病死率,也用于其他血栓性疾病。

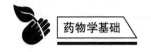

最常见不良反应为出血,常发生于注射部位或胃肠道,亦可发生一过性低血压和与链激酶类似的过敏反应。

组织型纤溶酶原激活剂

组织型纤溶酶原激活剂于 1984 年用 DNA 重组技术合成获得成功,含有 527 个氨基酸。其溶栓机制是激活内源性纤溶酶原使之转变为纤溶酶,$t_{1/2}$约为 5 min,溶栓作用较强,对血栓具有选择性,作用快,再灌注率高。现已试用于治疗肺栓塞和急性心肌梗死。阻塞血管再通率比链激酶高,且副作用小,是较好的第二代溶栓药。单链尿激酶型纤溶酶原激活物为第三代溶栓药。

该药不良反应较少。

五、抗贫血药及造血细胞生长因子

(一)概述

循环血液中红细胞数和血红蛋白量低于正常称为贫血。按照病因和发病机制的不同可把贫血可分为缺铁性贫血、巨幼红细胞性贫血、再生障碍性贫血。铁剂、叶酸、维生素 B_{12}、红细胞生成素(erythropoietin,EPO)、粒细胞集落刺激因子(G-CSF)是治疗贫血的常用药物,不同类型的贫血采用不同的抗贫血药。

(二)基本药理作用

本类药物主要是针对贫血的病因采取不同的药物进行治疗。铁是红细胞成熟阶段合成血红素不可缺少的物质,最终参与合成血红蛋白。食物中叶酸、叶酸制剂和维生素 B_{12}进入人体参与代谢,影响血细胞基因(即 DNA)合成,如缺乏上述物质则 DNA 合成受阻,导致巨幼细胞贫血。红细胞生成素能促进红系干细胞增生和成熟,可用于多种原因引起的贫血。粒细胞集落刺激因子(G-CSF)可刺激骨髓中性粒前体细胞增殖及分化,并可促进成熟中性粒细胞的功能。

(三)临床应用

抗贫血药及造血细胞生长因子主要用于贫血的治疗,针对不同的贫血原因采用不同的药物。如缺铁性贫血,需采用铁剂治疗;巨幼红细胞性贫血,采用需叶酸和维生素 B_{12}治疗;再生障碍性贫血,治疗比较困难,可通过骨髓移植进行治疗。红细胞生成素主要用于慢性肾功能衰竭引起的贫血,粒细胞集落刺激因子(G-CSF)适用于癌症化疗等原因导致的中性粒细胞减少症及促进骨髓移植后的中性粒细胞数升高。

(四)不良反应及用药注意事项

1. 胃肠道反应 上腹部不适、恶心、呕吐、腹泻、便秘等,主要见于铁剂,长期使用叶酸亦可出现上述反应。

2. 过敏反应 较少见。维生素 B_{12}肌内注射偶可引起皮疹、皮肤瘙痒、腹泻以及过敏性哮喘,但发生率很低,极个别出现过敏性休克。

3. 关节、肌肉疼痛 大剂量使用粒细胞集落刺激因子较常见的不良反应为骨痛及关节、肌肉疼痛。

4. 其他 维生素 B_{12} 可引起低血钾及高尿酸血症；大剂量服用叶酸时，可使尿呈黄色；长期使用粒细胞集落刺激因子者可见脾肿大。

（五）药物相互作用

（1）叶酸静脉注射较易致不良反应，故不宜采用；肌内注射时，不宜与维生素 B_1、维生素 B_2、维生素 C 同管注射；口服大剂量叶酸，可以影响微量元素锌的吸收。

（2）维生素 B_{12} 缺乏可同时伴有叶酸缺乏，如以维生素 B_{12} 治疗，血常规虽能改善，但可掩盖叶酸缺乏的临床表现，对该类患者宜同时补充叶酸，才能取得较好疗效。

（3）粒细胞集落刺激因子不宜与化疗药同时应用，因其会干扰化疗药的效果。

（六）常用抗贫血药及造血细胞生长因子

铁制剂（iron preparation）

常用的口服铁剂有硫酸亚铁（ferrous sulfate）、枸橼酸铁铵（ferric ammonium citrate）、富马酸亚铁（ferrous fumarate）。注射铁剂有右旋糖酐铁（iron dextran）和山梨醇铁（iron sorbitex）。

【作用与应用】

铁为机体必需的微量元素，是构成血红蛋白、肌红蛋白、细胞染色质及组织酶（细胞色素酶、细胞色素氧化酶、过氧化酶等）的组成成分，铁主要在十二指肠和空肠上段被吸收。铁制剂用于治疗缺铁性贫血，疗效极佳。尤其对慢性失血（如月经过多、子宫肌瘤、痔疮出血等）、营养不良、儿童生长发育、妊娠等所引起的贫血疗效较好，用药后一般症状迅速改善，网织红细胞数于治疗后 $10\sim14$ d 达高峰，血红蛋白每日可增加 $0.1\%\sim0.3\%$，$4\sim8$ 周接近正常。但体内储存铁量恢复正常值需要较长时间，故重度贫血患者最好连用数月。

【不良反应和用药注意】

铁制剂可刺激胃肠道引起恶心、呕吐、上腹部不适、腹泻等。此外，也可引起便秘。注射用铁剂可引起局部刺激及皮肤潮红、发热、荨麻疹等过敏反应。严重者可发生心悸、血压下降等。小儿误服铁剂 1 g 以上可发生急性中毒，表现为急性循环衰竭、休克、胃黏膜凝固性坏死。可应用去铁胺灌胃或肌内注射以结合残存的铁进行急救。

叶酸（folic acid）

叶酸由蝶啶、对氨苯甲酸及谷氨酸三部分组成，广泛存在于动、植物中，尤以酵母、肝及绿叶蔬菜中含量较多，人体必须从食物中获得。叶酸不耐热，食物烹调后可损失 50% 以上。

【作用与应用】

叶酸为机体细胞生长和分裂所必需的物质。缺乏时可致巨幼红细胞性贫血，较缺乏维生素 B_{12} 引起的巨幼红细胞性贫血更为多见。可用于各种原因所致的巨幼红细胞性贫血。尤其对营养不良或婴儿期、妊娠期巨幼红细胞性贫血疗效较好。怀孕前 3 个

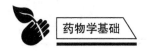

月开始摄取叶酸可降低脊柱裂、无脑儿的发生率。

【不良反应和用药注意】

该药不良反应少见。治疗叶酸缺乏引起的巨幼红细胞性贫血时，以叶酸为主，辅以维生素 B_{12}。叶酸对抗药甲氨蝶呤、乙氨嘧啶等引起的巨幼红细胞性贫血，因二氢叶酸还原酶受抑制，四氢叶酸的生成障碍，故需用甲酰四氢叶酸钙治疗。此外，对维生素 B_{12} 缺乏导致的"恶性贫血"，叶酸仅能纠正异常血常规，而不能改善神经损害症状，治疗时应以维生素 B_{12} 为主，叶酸为辅。本药对缺铁性贫血无效。

维生素 B_{12}（vitamin B_{12}）

维生素 B_{12} 是一类含钴的水溶性 B 族维生素。一般是指氰钴胺（cyanocobalamin），还有羟钴胺、硝钴胺、氯钴胺等，其作用相同。药用维生素 B_{12} 为氰钴胺和羟钴胺。在体内具有辅酶活性的维生素 B_{12} 为甲基钴胺和 $5'$-脱氧腺苷钴胺。正常人每日需维生素 B_{12} 仅 $1~\mu g$，但必须从外界摄取。其主要来源于动物性食品，如肝、肾、心脏及乳、蛋类食品。妊娠和哺乳妇女食物中每日需提供 $2.3\sim3.0~\mu g$ 方可保证机体需要。维生素 B_{12} 缺乏可使叶酸代谢循环受阻，导致人体叶酸缺乏。

【作用与应用】

维生素 B_{12} 参与体内核酸、胆碱、蛋氨酸的合成以及脂肪、糖的代谢。在幼红细胞的成熟、肝脏功能和神经组织髓鞘的完整性方面发挥重要作用。主要用于恶性贫血和其他巨幼红细胞性贫血，也可作为神经系统疾病（如神经炎、神经萎缩等）、肝脏疾病、白细胞减少症、再生障碍性贫血等疾病的辅助治疗。

【不良反应和用药注意】

维生素 B_{12} 本身无毒，但有可能引起过敏反应，包括过敏性休克，故不应滥用。

促红细胞生长素（erythropoietin，EPO）

它是由肾皮质近曲小管管壁细胞分泌的由 166 个氨基酸组成的蛋白质，分子量为 34 kD。在贫血或低氧血症时，肾脏合成和分泌 EPO 迅速增加。现用 DNA 重组技术人工制备。

【作用与应用】

EPO 具有刺激红系干细胞生成，促进红细胞成熟，使网织红细胞从骨髓中释放出来以及提高红细胞抗氧化等功能，从而增加红细胞数量并提高血红蛋白含量。EPO 与红系干细胞膜表面上的 EPO 受体结合，导致细胞内磷酸化及 Ca^{2+} 浓度增加。EPO 对多种贫血有效，特别是造血功能低下者疗效更佳。临床上主要用于肾功能衰竭需进行血液透析的贫血患者，也可用于慢性肾病引起的贫血、肿瘤化疗和艾滋病药物治疗所致的贫血等。

【不良反应和用药注意】

不良反应主要有流感样症状，慢性肾功能不全者使用本药可致血压上升和癫痫发作，某些患者可有血栓形成等。

粒细胞集落刺激因子(granulocyte colony stimulating factor,G-CSF)

粒细胞集落刺激因子是重组人 G-CSF,又称非格司亭(filgrastim),是由 175 个氨基酸组成的糖蛋白。其主要作用是增加中性粒细胞的生成,也能增强中性粒细胞的趋化及吞噬等功能。

【作用与应用】

粒细胞集落刺激因子可使某些骨髓发育不良和骨髓损伤患者的中性粒细胞增加。对骨髓移植和高剂量化疗后的严重中性粒细胞减少有效。对严重的先天性中性粒细胞减少也有一定的改善作用。临床上主要用于肿瘤放疗、化疗引起的骨髓抑制,也用于自体骨髓移植以促进中性粒细胞的生成。

【不良反应和用药注意】

不良反应有胃肠道反应、肝功能损害和骨痛等。长期静脉滴注可引起静脉炎。肝、肾、心功能严重障碍及有药物过敏史者慎用。该药可采用皮下注射或快速静脉滴注的方式给药,患者耐受良好。

粒细胞-巨噬细胞集落刺激因子

(granulocyte-macrophage colony stimulating factor,GM-CSF)

粒细胞-巨噬细胞集落刺激因子又称生白能、沙格莫丁。重组人 GM-CSF 是由 127 个氨基酸组成的糖蛋白,具有广泛的活性。其主要作用是刺激粒细胞、单核细胞、巨噬细胞和巨核细胞等多种细胞的集落形成和增生。对红细胞增生也有间接影响。粒细胞-巨噬细胞集落刺激因子与许多因子(IL-3、IL-1、IL-6 等)有调控协同作用;与 EPO 共同促进红细胞系突变形成单位(burs-forming unit erythroid,BFU-E)的形成。GM-CSF 皮下注射后血药浓度迅速增加,$t_{1/2}$ 为 2~3 h。缓慢静脉注射,作用维持 3~6 h。

【作用与应用】

GM-CSF 对某些脊髓发育不良患者、再生障碍性贫血患者及与中性粒细胞减少有关的 AIDS 患者,可刺激骨髓细胞生成。临床上主要用于预防恶性肿瘤放疗、化疗引起的白细胞减少及并发感染等。

【不良反应和用药注意】

不良反应有发热、皮疹、呼吸困难、骨及肌肉疼痛,皮下注射部位红斑等。首次静脉滴注时可出现潮红、低血压等症状。严重的不良反应为心功能不全、支气管痉挛、肺水肿、颅内高压、晕厥等。

六、血容量扩充药

大量失血或大面积烧伤可使血容量降低,导致休克。迅速扩充血容量是治疗休克的基本疗法。本类药物能扩充血容量,维持重要器官的血液灌注。其共同的特点是:作用持久,无毒性,不具抗原性及热原性。

右旋糖酐(dextran)

右旋糖酐为高分子化合物,是葡萄糖的聚合物。临床上常用的有中分子量右旋糖

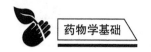

酐(相对分子质量约为 70 000)、低分子量右旋糖酐(相对分子质量 20 000～40 000)及小分子量右旋糖酐(相对分子质量是 10 000),分别称为右旋糖酐 70(中分子量)、右旋糖酐 40(低分子量)、右旋糖酐 20(低分子量)、右旋糖酐 10(小分子量)。临床上常用的为前两种。

【作用与应用】

1. 扩充血容量　静脉滴注右旋糖酐后通过提高血浆胶体渗透压而扩充血容量。中分子右旋糖酐相对分子质量较大,此作用维持时间长,可达 12 h。低分子右旋糖酐相对分子质量较小,易自肾脏排出,$t_{1/2}$ 约为 3 h。小分子量右旋糖酐作用也较短,仅维持 3 h。主要用于低血容量性休克。

2. 抗血栓及改善微循环　右旋糖酐可抑制红细胞、血小板集聚及纤维蛋白聚合,从而降低血液黏滞性,改善微循环,临床上用于抗血栓;中分子右旋糖酐可降低某些凝血因子和血小板的活性,可用于防止休克后期弥散性血管内凝血,也可用于防治心肌梗死和脑血栓形成及外科术后防止血栓形成。低分子和小分子右旋糖酐改善微循环作用较佳,可用于中毒性、外伤性及失血性休克,也用于 DIC 和血栓性静脉炎。

3. 渗透性利尿作用　低分子和小分子右旋糖酐因相对分子质量较小,易自肾脏排出,渗透性利尿作用强。

【不良反应和用药注意】

偶见过敏反应、发热、荨麻疹等,罕有血压下降、呼吸困难等严重反应。连续应用时,少量较大分子的右旋糖酐蓄积可致凝血障碍和出血。禁用于血小板减少症、出血性疾病、血浆中纤维蛋白原低下等。心功能不全、肺水肿及肾功能不佳者慎用。本类药不能与维生素 C、维生素 K、维生素 B_{12}、双嘧达莫混合给药;含盐的右旋糖酐不能与促肾上腺皮质激素(ACTH)、氢化可的松(hydrocortisone)、琥珀酸钠(sodium succinate)混合使用;与氨基苷类抗生素合用会增加肾毒性。

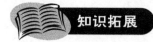知识拓展

利 伐 沙 班

利伐沙班是一种新型口服抗凝药,产于德国,于 2009 年获批准进入我国市场。其具有高度选择性和可竞争性抑制游离和结合的凝血因子 Xa 以及凝血酶原活性,以剂量依赖方式延长活化部分凝血活酶时间(PT)和凝血酶原时间(aPTT)。利伐沙班与肝素的本质区别在于它不需要抗凝血酶Ⅲ参与,可直接拮抗游离和结合的凝血因子 Xa。而肝素则需要有抗凝血酶Ⅲ才能发挥作用,且对凝血酶原复合物中的凝血因子 Xa 无效。

本药主要用于预防髋关节和膝关节置换术后患者深静脉血栓(DVT)和肺栓塞(PE)的形成。也可用于预防非瓣膜性心房纤颤患者脑卒中和非中枢神经系统性栓塞,

降低冠状动脉综合征复发的风险等。

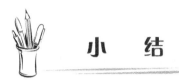

小 结

　　血液及造血系统药物主要分为：促凝血药、抗凝血药、抗血小板药、纤维蛋白溶解药、抗贫血药及造血细胞生长因子、血容量扩充药六大类。其主要临床用途分别为：促凝血药及造血细胞生长因子用于出血性疾病；抗凝血药、抗血小板药、纤维蛋白溶解药用于防治血栓形成；抗贫血药及造血细胞生长因子用于贫血的治疗；血容量扩充药用于低血容量性休克的治疗。一般抗凝药和促凝药不宜合用，两种促凝药合用时应注意观察出凝血时间。有出血倾向、患血友病、血小板功能不全和血小板减少症、紫癜、严重高血压患者禁用抗凝剂；促凝血药过量可诱发血栓；抗血小板药阿司匹林可诱发和加重消化性溃疡；纤维蛋白溶解抑制药氨甲苯酸可诱发心肌梗死；使用维生素 B_{12} 有极个别发生过敏性休克的报道。

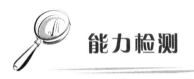

能力检测

1. 试述维生素 K 和氨甲苯酸的止血机制、应用及主要不良反应的防治。
2. 为什么巨幼细胞性贫血患者需要叶酸和维生素 B_{12} 进行治疗？

参考文献

[1] 王迎新. 药理学[M]. 北京：人民卫生出版社，2003.
[2] 王怀良. 临床药理学[M]. 北京：高等教育出版社，2004.
[3] 杨宝峰. 药理学[M]. 7 版. 北京：人民卫生出版社，2008.

任务二　泌尿系统药物的基本知识

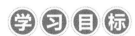

知识目标

(1) 掌握呋塞米、噻嗪类及螺内酯的作用及应用；

(2) 熟悉各类利尿药的作用机制、不良反应及相应的用药护理；

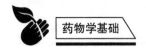

（3）熟悉脱水药的作用机制及其应用；

（4）了解前列腺增生用药。

能力目标

（1）能根据临床疾病治疗需要，能正确选择利尿药或脱水药。

（2）使用高、中效能利尿药时能识别药物的不良反应，并实施预防和治疗措施。

案例引导

临床上使用利尿药、脱水药物时给患者带来了什么益处？在抢救脑水肿的患者中起到什么样的作用？

案例分析：患者，男，55 岁，反复头痛 4 月，加重伴恶心、眼胀 2 日入院。头痛以晨起时明显，无意识障碍，无肢体麻木、大小便失禁等。1 年前调入西藏工作，其他无特殊。4 个月以来疼痛时自行用芬尼康等止痛药进行止痛，近 2 日来疼痛加重伴恶心、眼胀。服止痛药无效而入院。头颅 CT 示脑沟、裂模糊，两侧白质密度略低，CT 值为 35 HU。以脑水肿收治入院。入院后，给予高浓度高流量吸氧 6～8 L/min，地塞米松 20～40 mg 静脉滴注，静脉滴注 20% 甘露醇 250 mL（2 次/日），呋塞米 20 mg 稀释于 25% 葡萄糖 20 mL 静脉注射等。通过脱水、利尿快速降低颅内压，减轻患者头痛、恶心等症状，避免脑疝的发生。经上述治疗后直至好转出院。

一、利尿药

（一）概述

利尿药（diuretics）是一类选择性作用于肾脏，抑制肾脏对水和电解质的再吸收，增加水和电解质的排泄，从而使尿量增多的药物。临床上主要用于治疗各种原因引起的水肿，也可用于某些非水肿性疾病，如高血压、高钙血症等的治疗。目前依据它们的效能和作用部位的不同将利尿药分为三类：①高效能利尿药，利尿作用强大，如呋塞米、依他尼酸、布美他尼等；②中效能利尿药，利尿效能中等，如噻嗪类、氯噻酮等；③低效能利尿药，利尿作用弱于上述两类，如螺内酯、氨苯喋啶、阿米洛利等保钾利尿药等。

（二）利尿药分类及基本药理作用

1. 高效能利尿药

（1）作用迅速、强大、短暂　其作用的机制是抑制髓袢升支上皮细胞管腔侧的 $Na^+/K^+/2Cl^-$ 联合转运子，抑制 NaCl 的重吸收，此段髓质不能维持高渗，从而抑制集合管对水的重吸收。也可使 Ca^{2+}、Mg^{2+} 和 K^+ 的排泄增加。

（2）袢利尿药对血管床有直接扩张作用　该类药可增加全身静脉容量，降低左心室充盈压，增加肾血流量，改变肾皮质内血流分布。

2. 中效能利尿药

（1）利尿作用温和持久　其作用机制是抑制髓襻升支粗段皮质部和远曲小管近端 Na^+/Cl^- 联合转运子,抑制 $NaCl$ 的重吸收。长期服用可引起低血钾。主要用于各种原因引起的水肿以及高尿钙伴有肾结石者。

（2）抗利尿作用　该类药能明显减少尿崩症患者的尿量及减轻口渴症状,其作用机制不明。主要用于肾源性尿崩症。

（3）降压作用　用药早期通过利尿、减少血容量而降压。长期用药则通过扩张外周血管而产生降压作用。

3. 低效能利尿药

主要作用于远曲小管和集合管,为醛固酮的竞争性拮抗剂。用药后产生排 Na^+、保 K^+ 的作用。利尿作用弱,起效缓慢而持久。

（三）临床应用

1. 高效能利尿药　临床上该类药用于:急性肺水肿和脑水肿;心、肝、肾等各类水肿,用于其他利尿药无效的严重水肿患者;急、慢性肾功能衰竭;高钙血症;加速某些毒物的排泄等。

2. 中效能利尿药　该类药是临床广泛应用的一类口服利尿药和降压药,用于各种原因引起的水肿以及高尿钙伴有肾结石者、肾源性尿崩症者。

3. 低效能利尿药　该类药用于治疗与醛固酮升高有关的顽固性水肿和充血性心力衰竭。

（四）不良反应及用药注意事项

1. 高效能利尿药　该类药主要不良反应为水与电解质紊乱。表现为低血容量、低血钾、低血钠、低钾性碱血症,长期应用还可引起低血镁。此外,该类药具有耳毒性,同时使用其他耳毒性药物,如合用氨基苷类抗生素时较易发生耳毒性。另外,该类药会导致高尿酸血症。其他可有恶心、呕吐、过敏反应等。该类药物静脉注射时速度不宜过快。

2. 中效能利尿药　该类药主要不良反应为电解质紊乱,如低血钾、低血钠、低血镁、低氯性碱中毒等。此外,会引起高尿酸血症、高血糖、高脂血症,偶可发生严重过敏反应,表现为溶血性贫血、血小板减少、坏死性胰腺炎等。

3. 低效能利尿药　该类药不良反应较少,但长期使用可致高钾血症,此外,还有性激素样副作用,可引起男子乳房女性化和性功能障碍、妇女多毛症等。

用药期间应监测体重、体液出入量及血电解质,防止水与电解质紊乱;肝病患者注意观察神志、监测血钾,避免肝性脑病的发生。

（五）药物相互作用

（1）高效能利尿药呋塞米与氨基糖苷类药物合用会增加耳毒性;与第一、二代头孢类合用会增加肾毒性;与阿司匹林、华法令合用会导致出血;与糖皮质激素合用会加重

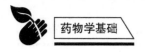

低血钾。

（2）中效能利尿药为磺胺类药物，与磺胺类抗生素具有交叉过敏反应。

（3）低效能利尿药螺内酯与非甾体类抗炎镇痛药（尤其是吲哚美辛）合用能降低本药的利尿作用，且增加肾毒性，与含钾药物合用会增加高血钾的危险。

（4）强效及中效利尿药均可导致低血钾，可增强强心苷对心脏的毒性。

（六）常用利尿药

呋塞米（furosemide，速尿）

呋塞米为高效能利尿药，具有强大的利尿作用，易导致水和电解质的紊乱，临床上有口服片剂和注射剂。

【作用与应用】

呋塞米具有强大的利尿作用并对血管床有直接扩张作用，可增加全身静脉容量，降低左室充盈压。临床上应用于：急性肺水肿和脑水肿；心、肝、肾等各类水肿，用于其他利尿药无效的严重水肿患者；严重高血压；急、慢性肾功能衰竭；高钙血症；加速某些毒物的排泄等。

【不良反应和用药注意】

（1）水与电解质紊乱。表现为低血容量、低血钾、低血钠、低钾性碱血症、长期应用还可引起低血镁。

（2）耳毒性，同时使用其他耳毒性药物，如并用氨基苷类抗生素时较易发生耳毒性。

（3）祥利尿药可能造成高尿酸血症高尿酸血症，诱发痛风。

（4）其他，如消化道症状，大剂量时尚可出现上消化道出血；过敏反应。

氢氯噻嗪（hydrochlorothiazede，双氢克尿噻）

氢氯噻嗪为中效能利尿药，具有较强的利尿作用，可导致水和电解质的紊乱，临床上为口服片剂。

【作用与应用】

本品是临床广泛应用的一类口服利尿药和降压药，作用为利尿、降压。临床上用于各种原因引起的水肿，对心源性水肿效果较好，对肾源性水肿疗效与肾功能损害程度有关，损害轻者效果好，反之效果差。常与其他降压药合用治疗高血压，增强降压作用，减少不良反应。亦可用于尿崩症的治疗。

【不良反应和用药注意】

1. 水、电解质紊乱　多见低钾血症。采用间歇方法即服药 3～4 d，停药 3～4 d 可减少电解质紊乱。合用留钾利尿药可防治低血钾。

2. 高尿酸血症　该药可竞争性抑制尿酸分泌，可使尿酸排出减少，而引起高尿酸血症，痛风患者慎用。

3. 高血糖、高脂血症　该药因可抑制胰岛素的分泌及葡萄糖的利用，糖尿病患者慎用。又可升高血甘油三酯,低密度脂蛋白和胆固醇等,高脂血症患者不宜用。长期用药应监测血尿酸和血糖。

螺内酯(spironolactone,安体舒通)

螺内酯为低效能利尿药,属保钾利尿药,为口服片剂。

【作用与应用】

本药为醛固酮的竞争性抑制剂,作用于远曲小管和集合管,故利尿作用较弱。主要用于水肿性疾病、高血压的辅助治疗、原发性醛固酮增多症、低钾血症的预防。

【不良反应和用药注意】

本药不良反应较少,但长期使用可致高钾血症,此外,还有性激素样副作用,可引起男子乳房女性化和性功能障碍、妇女多毛症等。与非甾体类抗炎镇痛药合用,尤其是吲哚美辛,能降低本药的利尿作用,且增加肾毒性,与含钾药物合用增加高血钾的危险。

氨苯蝶啶(triamterene)和阿米洛利(amiloride)

氨苯蝶啶和阿米洛利的作用部位在远曲小管和集合管,抑制 K^+-Na^+ 交换,直接抑制远曲小管和集合管对 Na^+ 的重吸收,减少 K^+ 分泌。两药口服吸收快,作用持续时间可达 10 h,经肾脏排泄。常与其他排钾利尿药合用治疗各种顽固性水肿,并能对抗其他利尿药的排 K^+ 副作用。

两药不良反应较少。长期服用可导致高钾血症,偶见嗜睡、恶心、腹泻、皮疹。有高血钾倾向,严重肝、肾功能不全者禁用。

二、脱水药

脱水药(dehydrant agents)是一类能迅速提高血浆渗透压,使组织脱水的药物,具有渗透性利尿的作用,又称渗透性利尿药。代表药有甘露醇、山梨醇、高渗葡萄糖等,用于治疗脑水肿、青光眼急性发作和患者术前降低眼内压等。

甘露醇(mannitol)

【作用与应用】

该药能迅速提高血浆渗透压,使组织间液水分向血浆转移。此外还具有利尿作用,是临床上治疗脑水肿、降低颅内压的首选药,也可用于青光眼急性发作和患者术前降低眼内压,此外还可用于预防急性肾功能衰竭。

【不良反应和用药注意】

不良反应少见。注射过快可引起一过性头痛、头晕、视力模糊等。因其可增加循环血量而增加心脏负荷,慢性心功能不全者禁用,另外,活动性颅内出血者禁用。

山梨醇(sorbitol)

山梨醇是甘露醇的同分异构体,其作用与甘露醇相似,但较弱。因价格便宜故常被选用。

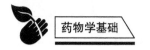

高渗葡萄糖(hypertonic glucose)

高渗葡萄糖可部分地从血管壁弥散进入组织中,并易被组织代谢利用,故作用弱而不持久,一般与甘露醇合用,临床上用于脑水肿、急性肺水肿。

三、前列腺增生用药

前列腺增生是中老年男性常见疾病,表现为尿频、尿急、排尿困难、尿失禁、血尿、急性尿潴留。目前临床上常用药物主要有以下几类。

1. 使前列腺体积缩小的药物 由于前列腺增生与血液中的一种叫做双氢睾丸酮的激素有关,而双氢睾丸酮又是睾丸所分泌的睾酮通过 5α-还原酶的作用转换而成的,因此抑制 5α-还原酶的作用就能减少双氢睾丸酮生成,致使其在血液中的浓度下降而使前列腺体积缩小,梗阻症状得以缓解。其代表药物是保列治。

2. 平滑肌松弛剂 解除前列腺包膜和腺体内平滑肌纤维张力,使膀胱颈、前列腺和尿道平滑肌松弛,从而减轻症状。代表药为 α-肾上腺素受体阻滞剂酚苄明、盐酸特拉唑嗪(马沙尼)。但这类药对全身血管内的平滑肌都有松弛作用,故服用后有可能出现体位性低血压。此外,还有鼻塞、眩晕、心悸、头痛、乏力、视物模糊、不射精等副作用。

3. 植物类药 这类药物是从非洲草药、花粉等植物中提炼出来的有效成分,具有抑制睾酮在腺体中的作用或直接作用于增生细胞,从而减轻腺体水肿。目前,临床上常用的有通尿灵、保前列、护前列、前列康。

4. 其他 类固醇类药物和性激素类药,如甲帕霉素、抑那通、安宫黄体酮等。

前列腺增生患者不宜使用的药物:阿托品、普鲁本辛、山莨菪碱、樟柳碱、多虑平等三环素抗忧郁药应禁用,因为影响膀胱逼尿肌和膀胱括约肌的功能,使这些肌肉松弛,从而引起和加重排尿困难,使病情加重。此外,吗啡、肾上腺素、麻黄碱以及抗过敏药(如氯苯那敏(扑尔敏)、苯海拉明、异丙嗪等)也有上述药物影响排尿的副作用,故也应禁忌使用或慎用。

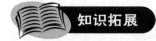知识拓展 ∙∙∙∙∙∙∙∙∙∙∙∙∙∙∙∙∙∙∙∙∙∙∙∙∙∙∙∙∙∙∙∙∙∙

尿 崩 症

尿崩症是指血管加压素(又称抗利尿激素)分泌不足(又称中枢性或垂体性尿崩症),或肾脏对血管加压素反应缺陷(又称肾性尿崩症)而引起的一组症候群,其特点是多尿、烦渴、低比重尿和低渗尿。

(1)中枢性尿崩症。中枢性尿崩症是产生调节尿量的抗利尿激素(加压素又名后叶加压素)的视上核、室旁核和产生抗利尿激素的脑下垂体后叶发生了病变,使分泌出来的抗利尿激素不足。这是由脑炎、慢性特发性黄瘤病、脑肿瘤、外伤等所引起的,成为中枢性或垂体性尿崩症。

（2）肾性尿崩症。肾性尿崩症是肾脏远端小管和集合管上皮细胞对抗利尿激素不敏感，导致从肾小球滤出的尿液中重新回收水分减少，使之排出大量稀释的尿液。故而尿崩症不是因为大剂量使用利尿剂而引起。

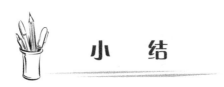

泌尿系统药物主要分为利尿药、脱水药、前列腺增生药。高效能利尿药临床上主要用于急性肺水肿和脑水肿；心、肝、肾等各类水肿及其他利尿药无效的严重水肿患者；急、慢性肾功能衰竭；高钙血症；加速某些毒物的排泄等。中效能利尿药是临床上广泛应用的一类口服利尿药和降压药，用于各种原因引起的水肿以及高尿钙伴有肾结石者、肾源性尿崩症者。强效能及中效能利尿药均可导致低钾血症，可增强强心苷对心脏的毒性，用药时注意监测血液中的电解质。低效能利尿药主要用于治疗与醛固酮升高有关的顽固性水肿和充血性心力衰竭，长期使用可致高钾血症。

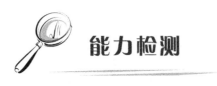

1. 试述利尿药的分类和作用部位，各类利尿药的代表药及主要不良反应。
2. 简述脱水药的临床应用及不良反应。

参考文献

［1］ 王迎新. 药理学［M］. 北京：人民卫生出版社，2003.
［2］ 库宝善. 药理学［M］. 北京：北京大学医学出版社，2004.
［3］ 杨宝峰. 药理学［M］. 7 版. 北京：人民卫生出版社，2008.

任务三　呼吸系统药物的基本知识

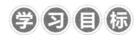

知识目标

（1）掌握沙丁胺醇、特布他林的作用特点、临床应用、不良反应及用药注意事项；

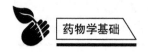

（2）掌握氨茶碱的作用、应用、严重不良反应及防治；

（3）熟悉色甘酸钠的药理作用及临床应用；熟悉各类镇咳药、祛痰药的药理作用及临床应用；

（4）了解平喘药、镇咳药、祛痰药的作用机制。

能力目标

（1）能为支气管哮喘患者选择正确的药物；

（2）使用平喘、镇咳药药时能识别药物的不良反应，并实施预防和治疗措施。

案例引导

临床上常见的支气管哮喘、心源性哮喘怎样区分？怎样为他们选择合适的药物进行解救？

案例分析：患者，女，46岁。发作性呼吸困难，伴胸闷、咳嗽30 min入院。30 min前因路过某涂料厂后出现发作性呼吸困难，伴胸闷、咳嗽。自行在就近药店购买"沙丁胺醇气雾剂"吸入，无缓解急诊入院。既往曾有类似病史，无心悸、气急等。急诊拟"支气管哮喘"收住入院。查体：满肺哮鸣音。经吸氧，吸入沙美特罗替卡松粉吸入剂。生理盐水250 mL＋甲泼尼龙100 mg静脉滴注，生理盐水250 mL＋氨茶碱0.25 g静脉滴注后好转出院。

患者，女，45岁，劳力性呼吸困难1年，夜间发作性呼吸困难3 d入院。查体：T 36.8℃；P 112次/分；R 16次/分；BP 130/86 mmHg。双肺底湿啰音，伴哮鸣音。以左心功能不全收治入院。入院后以卧床休息、吸氧、5％葡萄糖液20 mL＋西地兰0.3 mg缓慢静脉注射，口服安体舒通40 mg一日三次，硝酸异山梨醇酯（消心痛）20 mg一日三次。经治疗后好转出院。

支气管哮喘主要为气道存在高反应性，表现为接触过敏原或某些诱因之后突然发生的呼气性呼吸困难，伴哮鸣音。既往有发作的病史，一般和遗传、过敏体质相关。肺部听诊有哮鸣音。而心源性哮喘先有心脏病病史，发生急性左心衰竭后引起呼吸困难。两者起病不一样。用药上前者迅速用药扩张支气管，抗炎以减少渗出，缓解支气管平滑肌痉挛，使气道畅通；后者则为休息、吸氧、利尿、改善心功能治疗。故应选用不同的药物进行治疗。

一、平喘药

（一）概述

平喘药（antiasthmatic drugs）是指能缓解支气管哮喘喘息症状的药物。常用的平喘药有三大类：支气管扩张药；抗炎性平喘药；抗过敏平喘药。

（二）基本药理作用

1. 支气管扩张药 本药使气道平滑肌松弛,如 $β_2$ 受体兴奋剂、茶碱、麻黄碱、异丙肾上腺素等。

2. 抗炎平喘药 本药通过抗过敏、抗炎、提高 β 受体反应性等作用发挥疗效,如糖皮质激素等。

3. 抗过敏平喘药 本药主要通过抗过敏和轻度的抗炎作用达到治疗哮喘的目的,如苯海拉明、异丙嗪。

（三）临床应用

平喘药主要用于支气管哮喘及喘息型支气管炎急性发作期的治疗,部分平喘药也可用于哮喘的预防。

（四）不良反应及用药注意事项

1. 心脏反应 $β_2$ 受体兴奋剂、异丙肾上腺素、茶碱等均可导致心脏反应,如心律失常,重者可致死亡。

2. 肌肉震颤 导致面部肌肉、四肢肌肉震颤,如 $β_2$ 受体兴奋剂、茶碱。

3. 代谢紊乱 引起血中乳酸增高、丙酮酸升高等,如 $β_2$ 受体兴奋剂、茶碱。

4. 消化道症状 呕吐、上腹痛。

（五）药物相互作用

麻黄碱与茶碱合用会导致不良反应发生率增大;茶碱与肾上腺素合用易引起心律失常; $β_2$ 受体兴奋剂与茶碱合用会累积平喘作用,但同时副作用也会增大;糖皮质激素与茶碱合用会增强疗效;普萘洛尔可拮抗沙丁胺醇而不宜合用。

（六）常用平喘药

支气管扩张药

沙丁胺醇(salbutamol)

【作用与应用】

沙丁胺醇为选择性 $β_2$ 受体激动剂,能有效地抑制组胺等致过敏性物质的释放,解除支气管痉挛。用于支气管哮喘、喘息性支气管炎、支气管痉挛、肺气肿等症。

【不良反应和用药注意】

1. 较常见的不良反应 心脏反应、肌肉震颤、代谢紊乱。

2. 较少见的不良反应 头晕、目眩、口咽发干。

3. 过量中毒的早兆表现 胸痛,头晕,持续严重的头痛,严重高血压,持续恶心、呕吐,持续心率增快或心搏强烈,情绪烦躁不安等。

同时应用其他肾上腺素受体激动剂者,其作用可增加,不良反应也可能加重。并用茶碱类药时,可增加松弛支气管平滑肌的作用,也可能增加不良反应。其支气管扩张作用能被 β 受体阻滞药普萘洛尔所拮抗,因而不宜与普萘洛尔同用。

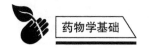

沙美特罗替卡松粉吸入剂(舒替利迭)

沙美特罗替卡松粉吸入剂为复方制剂,成分为沙美特罗和丙酸氟替卡松。沙美特罗为一种选择性的长效(12 h)β_2-肾上腺素受体激动剂。丙酸氟替卡松为糖皮质激素抗炎药。该制剂可快速缓解哮喘症状,且维持时间长,可用于可逆性气道阻塞性疾病,如哮喘、喘息型慢性支气管炎等。

不良反应:暂时性震颤,主观性心悸及头疼等,有口咽部刺激的报道,敏感型患者偶有心律失常。应用丙酸氟替卡松时可出现声嘶、口咽部念珠菌病(鹅口疮)、皮肤过敏反应等。

特布他林(terbutaline)

【作用与应用】

特布他林为选择性的 β_2 受体激动剂,支气管扩张作用比沙丁胺醇弱,吸入后 5 min 起效,作用时间 4~6 h,是中效的 β_2 受体激动剂。临床上用于治疗支气管哮喘、喘息性支气管炎、肺气肿等。

【不良反应和用药注意】

不良反应同沙丁胺醇,少数人可出现口干、鼻塞、轻度胸闷、嗜睡及手指震颤等,个别人可有心悸、头痛等症状。

氨茶碱(aminophylline)

【作用与应用】

氨茶碱为茶碱与乙二胺复盐,其药理作用主要来自茶碱,乙二胺使其水溶性增强。选择性抑制磷酸二酯酶(PDE),抑制环化腺核苷一磷酸(cAMP)的水解而舒张支气管平滑肌。

临床上用于支气管哮喘、喘息型支气管炎、阻塞性肺气肿等疾病以缓解喘息症状;也可用于心力衰竭的哮喘(心源性哮喘)的辅助诊断。

【不良反应和用药注意】

常见的不良反应为:恶心、胃部不适、呕吐、食欲减退,也可出现头痛、烦躁、易激动。

静脉注射剂量过大或过快表现为心律失常、血压骤降、惊厥,甚至猝死。须稀释后缓慢静脉注射,持续 10 min,且小儿不宜。

异丙托溴铵(ipratropium bromide)

异丙托溴铵对支气管平滑肌有较高选择性的强效抗胆碱药,松弛支气管平滑肌作用较强,对呼吸道腺体和心血管系统的作用不明显。用于防治支气管哮喘和喘息型慢性支气管炎,尤其适用于因用 β 受体激动剂产生肌肉震颤、心动过速而不能耐受此类药物的患者。治疗老年性哮喘特别有效。本品与 β 受体激动剂合用可相互增强疗效。

不良反应:少数患者吸药后有口苦或口干、鼻干等症状。

抗炎平喘药

糖皮质激素(glucocorticoids,GCs)

糖皮质激素为抗炎平喘药,其平喘作用强,主要通过抗过敏、抗炎、提高 β 受体反应性等作用发挥疗效,用于反复发作的顽固性哮喘和其持续状态,是目前作用最强的平喘药。因全身用药如口服、静脉等给药不良反应多且重,一般不推荐全身用药,除严重的感染、哮喘持续状态或经其他药物治疗无效的哮喘外。全身用药不良反应多,详见本书相关内容(项目六,内分泌系统药物:糖皮质激素)。因吸入给药可直接将药物送入气道,在气道内可获得较高的药物浓度,充分发挥局部抗炎作用,并可减少或避免全身性药物不良反应,故以气雾吸入给药为佳,吸入性糖皮质激素(ICS)成为目前最常用的抗炎性平喘药。

ICS 常用的药物有丙酸倍氯米松(BDP)、布地奈德(BUD)和氟替卡松(FP),以定量气雾剂、干粉剂或溶液吸入。目前推出的布地奈德气雾剂,是目前局部作用最强、副作用最小的平喘药。

丙酸倍氯米松气雾剂(beclometasone dipropionate aerosol)

丙酸倍氯米松为人工合成的强效外用糖皮质激素类药物,因本品局部用于肺而无明显全身作用,可用气雾吸入法以缓解哮喘症状和过敏性鼻炎的治疗,本品有治疗和预防作用。

不良反应:气雾剂对个别人有刺激感,咽喉部出现白色念球菌感染。但吸后立即漱口可减轻刺激感,并可用局部抗菌药物控制感染。无水、钠潴留作用,偶见声嘶或口干,少数可因变态反应引起皮疹。

布地奈德气雾剂(budesonide aerosol)

含有布地奈德的气雾剂是一种非卤代化的糖皮质激素,用于非糖皮质激素依赖性或依赖性的支气管哮喘和喘息型慢性支气管炎患者。

不良反应:喉部轻微刺激、咳嗽和声嘶,咽部念珠菌感染、精神紧张。

抗过敏平喘药

色甘酸二钠(disodium cromoglycate)

稳定肥大细胞膜,抑制肥大细胞脱颗粒从而抑制过敏活性物质释放。起效慢,对已发作哮喘无效;口服难吸收,粉雾吸入给药。适用于预防外因性支气管哮喘、过敏性鼻炎及食物过敏。

不良反应很少,少数患者因粉雾吸入发生呛咳甚至诱发哮喘。

二、镇咳药

(一)概述

根据作用部位的不同,可将镇咳药(antitussives)分为中枢性及外周性两大类。中

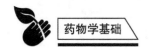

枢性镇咳药如可待因(甲基吗啡),外周性镇咳药如那可丁。中枢性镇咳药分为依赖性和非依赖性两种,依赖性即具有成瘾性,其中依赖性中枢镇咳药阿片类生物碱依赖性强,不宜滥用。

（二）镇咳药分类及基本药理作用

（1）中枢性镇咳药直接抑制咳嗽中枢从而达到强大的止咳作用。

（2）外周性镇咳药选择性抑制咳嗽中枢和呼吸感受器,故兼有中枢及外周镇咳作用,作用弱于可待因,但无成瘾性。具有局部麻醉作用并能抑制牵张感受器,从而抑制咳嗽。

（三）临床应用

（1）中枢性镇咳药适用于剧烈无痰性干咳,对胸膜炎干咳伴胸痛尤为适宜,痰多者不易用。

（2）外周性镇咳药用于上呼吸道炎症所致干咳、阵咳或刺激性干咳或阵咳。

（四）不良反应及用药注意事项

（1）中枢性镇咳药不良反应:过量可致呼吸抑制,久用有耐受性和成瘾性;过量可致烦躁不安和小儿惊厥。

（2）外周性镇咳药不良反应较少见。

（五）药物相互作用

可待因与中枢抑制药并用时,可致相加作用,可加重呼吸抑制,抑制咳嗽中枢。那可丁不宜与中枢兴奋药同用。

（六）常用镇咳药

中枢性镇咳药

可待因(codeine)

【作用与应用】

可待因是从罂粟属植物中分离出来的一种天然阿片类生物碱,它通过直接抑制延脑的咳嗽中枢而产生较强的镇咳作用。因其抑制支气管腺体分泌,可使痰液黏稠,难以咳出,故不宜用于多痰的患者,多用于无痰干咳及剧烈、频繁的咳嗽;有少量痰液的患者,宜与祛痰药合用。

【不良反应和用药注意】

镇咳剂量时,对呼吸中枢抑制作用轻微,且无明显便秘、尿潴留及体位性低血压等副作用,耐受性及成瘾性等作用均较吗啡弱。大剂量使用可导致呼吸抑制。儿童静脉注射可待因可诱发组胺释放,导致血管扩张、严重低血压和呼吸暂停,因此儿童均不宜采用静脉给药。本品可通过胎盘屏障,使用后可导致胎儿产生药物依赖,引起新生儿的戒断症状,如过度啼哭、打喷嚏、打呵欠、腹泻、呕吐等,故妊娠期间禁用。分娩期应用本品可引起新生儿呼吸抑制。痰多、黏稠者禁用,以防因抑制咳嗽反射而使大量痰液阻塞呼吸道,导致继发感染而加重病情。可待因可自乳汁排出,哺乳期妇女应慎用。12 岁以下儿童不宜使用。老年患者慎用。

右美沙芬(dextromethorphan)

【作用与应用】

右美沙芬为吗啡类左吗喃甲基醚的右旋异构体,通过抑制延髓咳嗽中枢而发挥中枢性镇咳作用。其镇咳强度与可待因相等或略强。长期应用未见耐受性和成瘾性。治疗剂量不抑制呼吸。为目前临床上应用最广的中枢性镇咳药。主要用于无痰干咳及剧烈、频繁的咳嗽;有少量痰液的患者,宜与祛痰药合用。

【不良反应和用药注意】

偶有头晕、轻度嗜睡、口干、便秘等副作用。孕妇及痰多患者慎用,妊娠 3 个月内妇女及有精神病史者禁用,青光眼患者禁用。

外周性镇咳药

那可丁(noscapine)

那可丁为外周性镇咳药,可抑制肺牵张反射引起的咳嗽,具有对呼吸道局部的麻醉作用,消除局部刺激症状,镇咳作用一般维持 4 h。无耐受性和依赖性。口服给药,临床上用于上呼吸道感染所致的刺激性干咳、嗓子发痒等。

不宜与其他中枢兴奋药同用,有时可见轻微的恶心、头痛、嗜睡。

苯佐那酯(benzonatate,退嗽)

苯佐那酯的化学结构与丁卡因(局部麻醉药)相似,故具有较强的局部麻醉作用。吸收后分布于呼吸道,抑制肺-迷走神经反射,从而阻断咳嗽反射的传入冲动,产生镇咳作用。镇咳作用的强度略低于可待因,但不抑制呼吸。临床上常用于急性支气管炎、支气管哮喘、肺炎、肺癌所引起的刺激性干咳、阵咳等。

有时可出现嗜睡、恶心、眩晕、胸部紧迫感和麻木感、皮疹等不良反应。注意服用时勿嚼碎,以免引起口腔麻木。

三、祛痰药(expectorants)

(一)概述

祛痰药是一类能增加呼吸道分泌,使痰液变稀而易于排出的药物,同时能加速呼吸道黏膜纤毛运动,改善痰液转运功能,所以又称为黏液促动药。按照作用机制的不同可以分为两大类:①黏液分泌促进药:氯化铵、吐根、桔梗等;②黏痰溶解药:溴己新(必嗽平)、乙酰半胱氨酸(痰易净,易咳净)等。临床上常用于咳嗽伴黏液浓痰,痰液不易咳出者。

(二)基本药理作用

祛痰药主要的基本药理作用为:刺激呼吸道分泌黏液从而使痰液稀释;使痰液中的酸性黏蛋白纤维断裂、黏蛋白分子裂解从而达到溶解痰液的作用。

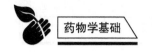

（三）临床应用

祛痰药主要用于呼吸道各种疾病伴有黏痰、大量浓痰不易咳出者。

（四）不良反应及用药注意事项

1. 胃肠道反应　恶心、呕吐等。

2. 其他　头昏、嗜睡、过敏等。

代谢性酸中毒患者忌用氯化铵；肺出血、急性胃肠炎和肾炎患者禁用愈创木酚甘油醚。溴己新可增加四环素类抗生素在支气管的分布浓度，因而可增强此类抗生素在呼吸道的抗菌疗效。

（五）药物相互作用

溴己新可增加四环素类抗生素在支气管的分布浓度，因而可增强此类抗生素在呼吸道的抗菌疗效。愈创木酚甘油醚与其他镇咳平喘药合用可达到较好的痰液稀释效果。

（六）常用祛痰药

痰液稀释药

氯化铵（ammonium chloride）

氯化铵对呼吸道黏膜具有化学性刺激作用，反射性地增加痰量，使痰液易于排出，有利于不易咳出的黏痰的清除。此外，该药物被吸收后，氯离子进入血液和细胞外液，使尿液酸化。口服给药，临床上用于痰黏稠不易咳出者，亦可用于泌尿系统感染需酸化尿液时。

服用后有恶心，偶出现呕吐。肝、肾功能异常者慎用；肝、肾功能严重损害，尤其是肝性脑病、肾功能衰竭、尿毒症者禁用。

愈创木酚甘油醚（guaifenesin，甲甘苯二醚，愈创愈甘醚，甘油愈创木酯）

作用同氯化铵但较强，多与其他镇咳平喘药合用。用于慢性支气管炎和支气管扩张症等有黏液不易咳出的情况。

不良反应：可见恶心、头晕、嗜睡和过敏。因其具有刺激和扩张血管平滑肌的作用，故禁用于肺出血、急性胃肠炎和肾炎患者。

桔梗和远志

反射性地使呼吸道分泌增加，用于上呼吸道感染的有痰、咳嗽、痰液不易咳出者。

桔梗和远志为中药，不良反应很少。

黏痰溶解药

溴己新（bromhexine，溴己铵，必消痰，必嗽平）

溴己新有较强的溶解黏痰作用，可使痰中的黏多糖纤维素或黏蛋白裂解，降低痰液黏度。临床上用于慢性支气管炎、哮喘等痰液黏稠不易咯出的患者。

不良反应：偶有恶心、胃部不适及血清转氨酶升高。胃溃疡患者慎用。溴己新可增加四环素类抗生素在支气管内的分布浓度,因而可增加此类抗生素在呼吸道的抗菌疗效。

乙酰半胱氨酸(acetylcysteine,痰易净,易咳净,莫咳粉)

乙酰半胱氨酸结构中的巯基(—SH)能使痰液中糖蛋白的多肽链中的二硫键(—S—S—)断裂,降低黏痰和脓痰的黏性,使之易于排出。临床上用于术后咯痰困难,急、慢性支气管炎,支气管扩张,肺炎,肺结核,肺气肿等引起痰液黏稠和咯痰困难者。给药方法:气雾给药、气管内滴入。

不良反应:因本药有特殊臭味,易引起恶心、呕吐等症状。

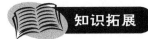 知识拓展

支气管哮喘及发病机制

支气管哮喘(bronchial asthma,简称哮喘),是一种以嗜酸性粒细胞、肥大细胞反应为主的气道变应性炎症(allergic airway inflammation,AAI)和以气道高反应性(broncho-hyper-reactivity,BHR)为特征的疾病。易感者对此类炎症表现为不同程度的可逆性气道阻塞症状。临床上表现为反复发作性伴有哮鸣音的呼气性呼吸困难、胸闷或咳嗽,可自行缓解或于治疗后缓解。若长期反复发作可使气道(包括胶原纤维、平滑肌)重建,导致气道增厚与狭窄,形成阻塞性肺气肿。

有过敏体质的人接触抗原后,在 B 细胞介导下,浆细胞产生 IgE,后者附着在肥大细胞上。当再次接触抗原时,Ca^{2+}进入肥大细胞内,细胞释放组胺、嗜酸性粒细胞趋化因子等,使平滑肌立即发生痉挛,此为速发性哮喘反应(immediate asthmatic reaction,IAR)。更常见的是不少患者在接触抗原数小时乃至数十小时后才发作哮喘,称为迟发性哮喘反应(late asthmatic reaction,LAR)。此时,支气管壁内(以及支气管肺泡灌洗液内)有大量炎性细胞(巨噬细胞、嗜酸性粒细胞、中性粒细胞等),释放出多种炎性递质,如白三烯(LTS)、前列腺素(PGS)、血栓素(TX)及血小板活化因子(PAF)等,引起微小血管渗漏、支气管黏膜水肿、腺体分泌增加,以及渗出物阻塞气道,有的甚至形成黏液栓,导致通气障碍、气道高反应性(BHR)和 AAI。此外,在气道上皮损伤、神经末梢暴露、受炎性因子作用后,释放神经肽(NK)、P 物质(SP)等,进一步加重黏膜水肿、腺体分泌和支气管平滑肌痉挛。

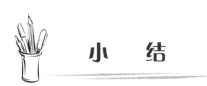 小 结

呼吸系统药物主要分为:平喘药、镇咳药、祛痰药三大类,平喘药临床上用于支气管

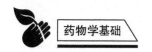

哮喘及喘息型支气管炎急性发作期的治疗;镇咳药用于剧烈咳嗽、无浓痰的患者;祛痰药用于大量浓痰、黏痰不易咳出者。β₂受体激动剂、茶碱类平喘药具有心脏反应,用药时应注意观察;糖皮质激素类平喘药不宜长期大剂量使用,要逐步减量、停药,以免发生反跳现象;色甘酸钠不用于哮喘急性发作期,主要用于预防哮喘。中枢性镇咳药可待因是从罂粟属植物中提取出来的一种天然阿片类生物碱,长期使用可产生依赖性,不宜滥用,12岁以下儿童、孕期妇女、老人慎用。祛痰药的主要不良反应为恶心、呕吐,有消化性溃疡者慎用或禁用(视具体药物而定)。

能力检测

1. 试述呼吸系统药的分类和各类代表药,并说出相应药物的主要不良反应。
2. 简述沙丁胺醇、特布他林、氨茶碱的作用特点、临床应用及用药注意事项。

参考文献

[1] 王迎新.药理学[M].北京:人民卫生出版社,2003.
[2] 尹详敏,于信民.药理学[M].济南:山东大学出版社,2004.
[3] 杨宝峰.药理学[M].7版.北京:人民卫生出版社,2008.
[4] 周宏灏.药理学[M].北京:科学出版社,2007.

任务四 消化系统药物的基本知识

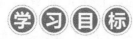

知识目标

(1) 掌握抑制胃酸分泌药的作用机制、作用特点、不良反应和用药注意;

(2) 掌握昂丹司琼、格拉司琼、甲氧氯普胺、多潘立酮、硫酸镁作用特点、用途、不良反应和用药注意;

(3) 熟悉胃黏膜保护药、抗幽门螺杆菌药、抗肝性脑病药、利胆药、泻药、止泻药的作用特点和用药注意;

(4) 了解肝炎辅助用药、助消化药、抗酸药的作用特点及用药注意。

能力目标

(1) 能为消化性溃疡患者选择合适的药物。

(2) 使用抗消化性溃疡药、泻药时能识别药物的不良反应,并实施预防和治疗措施。

![案例引导]

由于现代生活节奏的加快,精神紧张、不规律饮食、吸烟等原因使得消化性溃疡发病率逐年增高,由此引发消化道出血、穿孔等。目前,多数患者使用抗消化性溃疡药物时治疗周期不规则,容易导致治疗不彻底,复发率高。怎样用药才能使该病的治愈率提高、复发减少呢? 怎样为消化性溃疡患者选择合适的药物呢?

案例分析:某女,65 岁,上腹痛 7 d,呕血 3 h 入院。诊断为消化性溃疡。采取"生理盐水 250 mL＋氨甲苯酸 0.2 g 静脉滴注,生理盐水 250 mL＋雷尼替丁 50 mg 静脉滴注,硫糖铝片一次 0.5 g,一日三次",治疗后病情好转。

消化性溃疡为常见的消化系统疾病,治疗不彻底时容易复发,且常导致出血、穿孔等并发症的发生。一旦发生出血应禁食,运用止血、抑制胃酸分泌、保护胃黏膜药物进行治疗。要做到减少和防止该并发症的发生,首先做到生活作息及饮食规律,不食辛辣刺激饮食,合理应用抑制胃酸分泌药、胃黏膜保护剂。若合并幽门螺杆菌感染者加用两联抗生素治疗。

一、抗消化性溃疡药

(一)概述

胃溃疡和十二指肠溃疡总称为消化性溃疡,近年来的实验与临床研究表明,胃酸分泌过多、幽门螺杆菌感染(攻击因子)和胃黏液、碳酸氢根离子的分泌作用减弱(防御因子)等因素是引起消化性溃疡的主要环节。抗消化性溃疡药物主要是减少胃酸、抗幽门螺杆菌感染等攻击因子的作用,增强胃黏膜的保护功能,修复胃黏膜或增强胃的防御因子的作用,以达到止痛、促进溃疡愈合、防止复发及并发症发生的目的。临床上常用的抗消化性溃疡药物有抗酸药、抑制胃酸分泌药、胃黏膜保护药。胃酸分泌的调节机制见图 5-4-1。

(二)基本药理作用

1. 中和胃酸及抑制胃酸分泌 中和胃酸药能中和胃酸,使胃内酸度减少,如氢氧化铝等;抑制胃酸分泌药通过阻断 H_2 受体、质子泵的抑制从而使胃酸分泌减少,如西咪替丁、奥美拉唑等。

2. 胃黏膜保护 形成保护膜,使胃黏膜不受胃酸的直接刺激。

3. 抗幽门螺杆菌感染 各种抗生素,如阿莫西林、庆大霉素、克拉霉素等。

(三)临床应用

主要用于消化性溃疡的治疗,此外可用于急、慢性胃炎。

(四)不良反应及用药注意事项

1. 中和胃酸及抑制胃酸分泌药物 不良反应较少,长期使用可能致便秘、腹胀、男

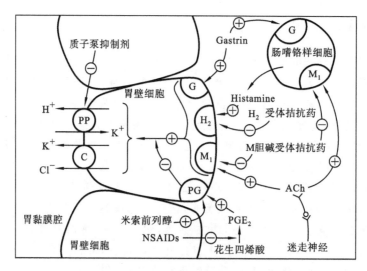

图 5-4-1　胃酸分泌的调节机制

性乳房女性化。

2. 胃黏膜保护药物　不良反应较少。米索前列醇而致稀便或腹泻,能引起宫缩而致流产。

3. 抗幽门螺杆菌感染药物　主要为各种抗生素的不良反应,详见本书相关章节。

（五）药物相互作用

抗幽门螺杆菌药物针对幽门螺杆菌感染,主张适当的联合用药,注意耐药菌株;因抗酸药可以直接中和胃酸,因此若与酸性药物(如阿司匹林、维生素 C)合用,会发生中和反应,二者药效均降低,故不推荐合用。若与弱碱性药物(如麻黄碱)合用时,弱碱性药物吸收增加,血药浓度升高,药效增强。硫糖铝需在胃酸作用下,解离为氢氧化铝和具有高度极性的硫酸蔗糖阴离子,方可发挥其作用。

（六）常用抗消化性溃疡药

抗酸药

氢氧化铝（aluminum hydroxide）

氢氧化镁（magnesium hydroxide）

碳酸钙（calcium carbonate）

碳酸氢钠（sodium bicarbonate）

【作用与应用】

以上均为弱碱性物质,口服后在胃内直接中和胃酸,提高胃内容物的 pH 值,降低胃蛋白酶活性,具有缓解消化性溃疡的疼痛等作用。有些抗酸药如氢氧化铝、硅酸镁等还能形成胶状保护膜,覆盖于溃疡面和胃黏膜,起保护溃疡面和胃黏膜的作用。常用的抗酸药有碳酸钙、氢氧化镁、氢氧化铝、碳酸氢钠等。常用于治疗胃溃疡、十二指肠溃疡和胃酸分泌过多症。由于抗酸药物仅仅是直接中和已经分泌的胃酸，而不能调节胃酸的分泌，有些甚至可能造成反跳性的胃酸分泌增加，所以抗酸药物并不是治疗消化性溃疡的首选药物。通常用于对症治疗，可缓解疼痛、反酸等不适症状。抗酸药在胃内容物将近排空或完全排空后才能充分发挥抗酸作用，故通常应在餐后 1～1.5 h 和晚上临睡前服用。

【不良反应和用药注意】

抗酸药的主要不良反应为排便习惯的改变、中等程度的腹泻。其他不良反应有如呼吸系统中严重的高镁血症会引起呼吸麻痹；心血管系统如果服用大量的含镁的抗酸剂，可导致高镁血症，出现循环衰竭，服用含钠的抗酸剂也会引起心脏衰竭。

抑制胃酸分泌药

西咪替丁(cimetidine，甲氰咪胍)

【作用与应用】

有显著抑制胃酸分泌的作用，能明显抑制基础胃酸和夜间胃酸分泌，也能抑制由组胺、五肽胃泌素、胰岛素和食物等刺激引起的胃酸分泌，并使其酸度降低，对化学刺激引起的腐蚀性胃炎有预防和保护作用，对应激性溃疡和上消化道出血也有明显疗效。临床上可用于消化性溃疡、上消化道出血、促胃液素分泌瘤。治疗消化性溃疡的周期为4～6周。

【不良反应和用药注意】

该药的不良反应较少，表现如下。

(1) 一般症状：头痛、头晕、腹泻、便秘、脱发等。

(2) 中枢神经症状：焦虑、定向障碍、幻觉等。

(3) 内分泌系统症状：抗雄激素、促催乳素分泌作用，男性乳房发育。

(4) 其他：心动过缓，肝、肾损害，白细胞减少。

用药期间监测肝、肾功能，孕妇禁用，注意反跳现象。

雷尼替丁(ranitidine)

雷尼替丁，又名呋喃硝胺，为强效组胺 H_2 受体拮抗剂。作用比西咪替丁强 4～10倍，且作用时间更长。能有效地抑制组胺、五肽胃泌素和氨甲酰胆碱刺激后引起的胃酸分泌，降低胃酸和胃酶活性，主要用于胃酸过多、烧心的治疗。

该药的不良反应较西咪替丁少，可有皮疹、头痛、腹泻乏力等。

奥美拉唑(omeprazole)

【作用与应用】

奥美拉唑，别名洛赛克，为质子泵抑制剂，即能够选择性地作用于胃黏膜壁细胞，抑制处于胃壁细胞顶端膜构成的分泌性微管和胞浆内的管状泡上的 H^+-K^+-ATP 酶的活性，从而有效地抑制胃酸的分泌，起效迅速，是目前作用最强的胃酸抑制药。临床上

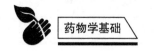

用于胃及十二指肠溃疡,返流性食管炎和胃泌素瘤。

【不良反应和用药注意】

不良反应少见。曾有头痛、腹泻、便秘、腹痛、恶心、呕吐、腹胀等报道,偶见血清氨基酸转移酶(ALT,AST)增高、胆红素增高、皮疹、眩晕、嗜睡、失眠等反应。该药具有酶抑制作用,可延缓经肝脏细胞色素 P450 系统代谢的药物(如双香豆素、地西泮、苯妥英钠、华法令、硝苯吡啶)在体内的消除。当本药品与上述药物一起使用时,应酌情减轻后者用量。治疗消化性溃疡周期为 2～4 周。

胃黏膜保护药

米索前列醇(misoprostol)

米索前列醇是目前临床上广泛应用的前列腺素制剂,其抗溃疡作用主要基于其对胃酸分泌的抑制。治疗消化性溃疡的效果与甲氰咪胍大体相当,主要应用于非类固醇抗炎剂服用者,可以预防和减少胃溃疡的发生。

常见的不良反应是腹痛和腹泻,另外,可导致出血和孕妇流产,因此孕妇忌用,该类药物不作为消化性溃疡的常规治疗药物。

硫糖铝(sucralfate)

硫糖铝是硫酸化二糖和氢氧化铝的复合物,在酸性胃液中,凝聚成糊状黏稠物,可附着于胃、十二指肠黏膜表面,与溃疡面附着作用尤为显著,覆盖于溃疡面上后,阻止胃酸、胃蛋白酶继续侵袭溃疡面,有利于黏膜上皮细胞的再生和阻止氢离子向黏膜内逆弥散,从而促进溃疡的愈合。近年来,从动物实验和人体研究中发现,硫糖铝有保护胃黏膜的作用,并具有吸附胃液中胆盐的作用,这些对促进溃疡愈合有一定作用。

该药无明显不良反应,偶见恶心、便秘。

抗幽门螺杆菌(HP)药

常用的抗幽门螺杆菌药分为两类,第一类为抗消化性溃疡药,如含铋制剂、H^+-K^+-ATP 酶抑制剂、硫糖铝等,抗幽门螺杆菌作用较弱,单用疗效较差,同时可用于非幽门螺杆菌感染的消化性溃疡患者,具有保护胃黏膜作用。第二类为抗菌药物,如头孢菌素、庆大霉素、甲硝唑、四环素、克拉霉素等。注意 2～3 种抗菌药物联用。具体药物见抗菌药物相关章节。注意抗幽门螺杆菌药物使用的时间要求:十二指肠溃疡合并幽门螺杆菌感染,抗幽门螺杆菌药物连续使用时间为 2～4 周;胃溃疡合并幽门螺杆菌感染,抗幽门螺杆菌药物连续使用时间为 4～6 周。使用时间要充足,以免复发。

二、助消化药

(一)概述

助消化药多为消化液中成分或促进消化液分泌的药物,能促进食物消化。临床上常用的助消化药物有胃蛋白酶、胰酶、乳酶生。

（二）助消化药分类及基本药理作用

1. 胃蛋白酶 胃蛋白酶能使胃酸作用后凝固的蛋白质分解成为小的肽片段，从而帮助消化。

2. 胰酶 胰酶主要含胰蛋白酶、胰淀粉酶和胰脂肪酶等。胰蛋白酶能使蛋白质转化为蛋白胨，胰淀粉酶能使淀粉转化为糊精与糖，胰脂肪酶则能使脂肪分解为甘油和脂肪酸。

3. 乳酶生 乳酶生为活肠球菌的干燥制剂，在肠内分解糖类生成乳酸，使肠内酸度增高，从而抑制腐败菌的生长繁殖，并防止肠内发酵，减少产气，因而有促进消化和止泻作用。

（三）临床应用

临床上助消化药主要用于消化道分泌功能减弱、消化不良的治疗。

（四）不良反应及用药注意事项

该类药物不良反应较少。消化性溃疡患者不宜使用胃蛋白酶，不宜与碱性物质合用；胰酶可引起口腔或肛周溃疡，偶见过敏反应，如皮疹、鼻炎和支气管哮喘等；乳酶生为活肠球菌的干燥制剂，不宜在高温环境中保存，不宜与铋剂、鞣酸、活性炭、酊剂等能抑制、吸附或杀灭活肠球菌的药物合用。

（五）药物相互作用

胃蛋白酶在酸性环境中疗效增强，不能与碱性食物、药物合用；西咪替丁能增强口服胰酶的疗效，酸性药物降低胰酶疗效，胰酶可干扰叶酸的吸收；制酸药、磺胺类或抗生素不宜与乳酶生合用，因可减弱其疗效，故应分开服用（间隔 3 h），铋剂、鞣酸、活性炭、酊剂等能抑制、吸附或杀灭活肠球菌，故不能与之合用。

（六）常助消化药

胃蛋白酶（pepsin）

【作用与应用】

自猪、牛、羊等胃黏膜提取的胃蛋白酶，能使胃酸作用后凝固的蛋白质分解成为小的肽片段，从而帮助消化。临床上因食用蛋白性食物过多所致消化不良、胃蛋白酶缺乏或病后消化功能减退引起的消化不良症，常用胃蛋白酶与稀盐酸合用治疗。

【不良反应和用药注意】

未见不良反应，消化性溃疡患者忌用。

胰酶（pancreatin）

【作用与应用】

胰酶为助消化药，是从牛、猪或羊等动物的胰脏中得到的多种酶的混合物，胰酶主要含胰蛋白酶、胰淀粉酶和胰脂肪酶等。胰蛋白酶能使蛋白质转化为蛋白胨，胰淀粉酶能使淀粉转化为糊精与糖，胰脂肪酶则能使脂肪分解为甘油和脂肪酸。在中性或弱碱

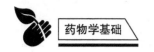

性条件下活性较强,在肠液中可消化淀粉、蛋白质及脂肪,从而起到促进消化和增进食欲的作用。临床上主要用于各种原因引起的胰腺外分泌功能不足的替代治疗,以缓解消化不良或食欲减退等症状。

【不良反应和用药注意】

本药可引起口腔或肛周溃疡,幼儿多见。偶见过敏反应,如皮疹、鼻炎和支气管哮喘等。与等量碳酸氢钠同服可增强疗效。西咪替丁能增强口服胰酶的疗效。胰酶忌与酸性药物同服,可干扰叶酸的吸收,故服用胰酶的患者可能需要补充叶酸。本药不能用开水冲服,以免失效。

乳酶生(biofermin,lactasin,表飞鸣)

【作用与应用】

乳酶生为活肠球菌的干燥制剂,在肠内分解糖类生成乳酸,使肠内酸度增高,从而抑制腐败菌的生长繁殖,并防止肠内发酵,减少产气,因而有促进消化和止泻作用。临床上用于消化不良、腹胀及小儿饮食失调所引起的腹泻、绿便等。

【不良反应和用药注意】

该药未见不良反应。该药为活菌制剂,不应置于高温处,过敏体质者慎用。制酸药、磺胺类或抗生素与本品合用时,可减弱其疗效,故应分开服用(间隔 3 h)。铋剂、鞣酸、活性炭、酊剂等能抑制、吸附或杀灭活肠球菌,故不能合用。

三、止吐药

止吐药是防止或减轻恶心、呕吐的药物,可通过不同环节抑制呕吐反应,包括以下几类:①噻嗪类药物,如氯丙嗪、异丙嗪等,主要抑制催吐化学感受区,对各种呕吐均有效;②抗组胺药,苯海拉明、乘晕宁等常用于晕动病呕吐;③抗胆碱能药,如东莨菪碱,由于不良反应较多,现少用;④其他,还有甲氧氯普胺(胃复安)、多潘立酮(吗丁啉)、半夏注射剂、氯丁醇等,用于缓解胃肠道的恶心、呕吐症状。

5-HT$_3$受体阻断药

昂丹司琼(ondansetron,枢腹宁)和格拉司琼

能阻断 5-HT$_3$受体,阻滞刺激向呕吐中枢传入从而达到止吐目的。临床上用于放疗、化疗药物(如环磷酰胺、阿霉素等)引起的恶心、呕吐,起效快、强(优于甲氧氯普胺),对运动症、激动多巴胺受体恶心、呕吐基本无效。其他药,如格拉司琼、多拉司琼等。

不良反应较多,仅用于其他药物不能控制的恶心、呕吐。

多巴胺受体阻断药

甲氧氯普胺(metoclopramide,胃复安,灭吐灵)和多潘立酮

两者均为多巴胺(D$_2$)受体拮抗剂,可作用于延髓催吐化学感受区(CTZ)中多巴胺受体而提高 CTZ 的阈值,具有强大的中枢性镇吐作用。促进胃的排空,促进幽门、十二指肠及上部空肠的松弛。用于各种原因(如胃肠疾病、放疗、化疗、手术、颅脑损伤、海空

作业以及药物等)所致恶心、呕吐、嗳气、消化不良、胃部胀满等症状的对症治疗及胃食管反流性疾病、残胃排空延迟症、迷走神经切除后胃排空延缓等。

不良反应较常见,如昏睡、烦躁不安、倦息无力,严重口渴、恶心、便秘、腹泻、睡眠障碍、眩晕、头痛、乳腺肿痛及皮疹等少见。

四、泻药与止泻药

泻药

泻药能增加肠中水分或肠蠕动,促进排软便、稀便。泻药分为三大类:渗透性泻药,如硫酸镁;刺激性泻药,如酚酞;润滑性泻药,如液体石蜡。

硫酸镁(magnesium)

本药口服不易吸收,会在肠内形成高渗状态,保留水分,刺激排稀便。此外,本药还具有利胆功能。临床上口服给药用于导泻,其作用强大,可排除肠内毒物、导泻、驱虫;还可用于阻塞性黄疸,慢性胆囊炎。硫酸镁采用静脉注射给药时具有抗惊厥作用。

主要不良反应:泻下作用强,月经期、妊娠期妇女及老人慎用。静脉注射给药用于妊娠高血压,治疗先兆子痫和子痫,也用于治疗早产。

液体石蜡(liquid paraffin)

液体石蜡为矿物油,能润滑肠壁,在肠道中不吸收,阻碍水的吸收,排软便。用于老人便秘、痔疮、肛门手术等。

主要不良反应:长期服用可干扰维生素 A、D、K 及钙、磷的吸收;误入气管可引起类脂性肺炎。故不宜用于婴儿、幼儿。

止泻药

阿片制剂能提高肠张力,抑制蠕动,止泻作用强,用于非感染性腹泻;地芬诺酯(苯乙哌啶),为人工合成的哌替啶衍生物,对肠道运动的影响类似于阿片制剂,短期不成瘾,用于急性腹泻;洛哌丁胺(苯丁洛胺),抑制 ACh 释放作用强、迅速,用于急、慢性便秘;鞣酸蛋白、次碳酸铋为收敛药,附于肠黏膜上,形成蛋白沉淀,缓解刺激,抑制蠕动、渗出,发挥收敛、止泻作用;药用碳为吸附剂,是水溶性粉末,颗粒小,总面积大,可吸附气体、毒物,应用腹泻、腹胀、急性中毒。

短期使用不良反应少见,可有腹部不适、恶心、失眠等。

五、肝脏疾病辅助用药

治疗肝性脑病药

肝性脑病又称为肝昏迷。它是指肝病进行性发展,肝功能严重减退,伴有(或不伴有)广泛门体短路时出现的神经系统症状和体征等。引起肝性脑病的诱因可归纳为三方面。

(1)增加氨等含氮物质及其他毒物的来源,如进食过量的蛋白质、消化道大出血、

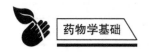

氮质血症、口服铵盐、尿素、蛋氨酸等。便秘也是不利的因素,会使有毒物质排出减慢。

(2) 低钾碱中毒时,NH_4^+容易变成NH_3,导致氨中毒,常由于大量利尿或放腹腔积液引起。

(3) 加重对肝细胞的损害,使肝功能进一步减退。例如,手术、麻醉、镇静剂、某些抗结核药物、感染和缺氧等。在慢性肝病时,大约半数病例可发现肝性脑病的诱因。

常用药物氨酪酸、精氨酸等,通过降低血氨,促进大脑新陈代谢达到治疗肝性脑病的目的。

氨酪酸(aminobutyric)

可降低血氨,促进大脑新陈代谢。用于治疗各种类型的肝性脑病(肝昏迷),也用于脑卒后遗症、脑动脉硬化症、头部外伤后遗症及尿毒症、煤气中毒等所致的昏迷。

不良反应较少,用药后偶见灼热感、恶心、头晕、失眠、便秘、腹泻。

治疗肝炎辅助用药

肝太乐(glucurolactone)

在肝内能与某些毒物结合而起解毒作用,可降低肝淀粉酶活性,使肝糖原增加、脂肪储量降低,该药亦为构成体内结缔组织的成分。可用于急、慢性肝炎,肝硬化,还可用于食物或药物中毒后解毒。

不良反应较少,偶有面红,轻度胃肠不适,减量或停药后即消失。

利胆药

口服胆酸、鹅去氧胆酸或熊去氧胆酸能减少胆固醇的合成和分泌,有助于溶化非钙化型胆固醇胆石。

去氢胆酸(dehydrocholic acid)

能促进胆汁分泌,稀释胆汁,利胆,还可促进脂肪吸收。临床用于胆汁淤积、排石。胆道完全梗阻者禁用。

不良反应较少,可有口干、皮肤瘙痒等。胆道完全梗阻及严重肝肾功能不全者禁用。

熊去氧胆酸(ursodeoxycholic acid)

能抑制胆酸、胆固醇吸收,抑制胆固醇合成和分泌,使胆固醇饱和度降低,溶解胆结石。临床上常用于胆石症、胆囊、胆管炎。

不良反应较少,主要为水样腹泻。

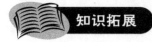 知识拓展 ································

克 罗 恩 病

克罗恩病(Crohn 病)是一种原因不明的胃肠道慢性、反复发作性、非特异性的全壁层炎症性疾病。病变呈节段性分布,以末段回肠、邻近结肠多见,从口腔至肛门各段消化道均可受累,临床上以腹痛、腹泻、腹部肿块、瘘管形成和肠梗阻为特点,伴有发热、贫血、营养障碍以及关节、皮肤、眼、口腔黏膜、肝脏等肠外损害,组织学特征为肉芽性炎性改变,同时伴纤维化和溃疡。发病年龄多在 15～30 岁,无性别差异,病程迁延反复,难以治愈。治疗药物主要为:氨基水杨酸制剂、糖皮质激素、免疫抑制剂,合并感染时可加用抗生素。因其具有反复、长期的病史,临床上注意要与消化性溃疡相鉴别,用药上和消化性溃疡具有较大的差异。

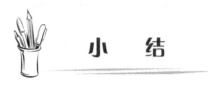

小 结

消化系统药物主要分为:抗消化性溃疡药、助消化药、止吐药、泻药与止泻药、肝脏疾病辅助用药。重点掌握抗消化性溃疡药,要注意该类药物的主要代表药及作用特点、应用。注意其抗消化性溃疡治疗的周期,不宜随意停药;此外,西咪替丁具有反跳现象。注意药物的相互作用。熟悉硫酸镁不同给药途径的药理作用及应用。

能力检测

1. 试述治疗消化性溃疡药物的分类,胃壁细胞质子泵抑制药奥美拉唑的抑酸作用和应用。

2. 试述硫酸镁不同给药途径的药理作用。

参考文献

[1] 王迎新.药理学[M].北京:人民卫生出版社,2003.

[2] 杨宝峰.药理学[M].7 版.北京:人民卫生出版社,2008.

[3] 周宏灏.药理学[M].北京:科学出版社,2008.

[4] 鹿怀兴.药理学[M].2 版.北京:科学出版社,2008.

(吴秋桃)

内分泌系统药物概论

任务一　肾上腺皮质激素类药物的基本知识

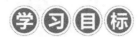

知识目标

（1）掌握糖皮质激素类药物的作用及适应证；

（2）熟悉糖皮质激素类药物的作用机制与相应不良反应、用药注意事项及禁忌证；

（3）了解糖皮质激素类药物的分类、代表药、用法及疗程。

能力目标

能识别糖皮质激素类药物适应证、禁忌证及药物的不良反应，并实施预防和治疗措施。

案例引导

近年来，在临床上糖皮质激素被广泛使用，滥用现象时有出现，应熟悉糖皮质激素作用、应用及其不良反应带来的后果及处理方法。

案例分析：患者，女，45 岁。患系统性红斑狼疮多年，最近因上呼吸道感染而病情加重，入院后，医生给予泼尼松每日 1 mg/kg，急性期分 3 次口服，病情稳定后改为每日 1 次，早晨 8 点顿服，缓解后改为隔日 1 次。8 周后减量，每 2 周减 1 片，直至出院。糖皮质激素具有抗免疫作用，可以缓解患者的系统性红斑狼疮症状，达到治疗目的。

肾上腺皮质激素是肾上腺皮质分泌的各种类固醇的总称，担负着机体内各种物质代谢的调节作用，主要分为三类：①盐皮质激素（mineralocorticoids），由球状带分泌，以醛固酮、脱氧皮质酮为代表，主要影响水盐代谢，可用于治疗慢性肾上腺皮质功能减退症；②糖皮质激素（glucocorticoids，GCS），由束状带分泌，以氢化可的松（皮质醇）和可的松（皮质素）为代表，主要影响糖、脂肪和蛋白质代谢，药理剂量时有抗炎、抗免疫、抗内毒素、抗休克等作用，可用于治疗肾上腺皮质功能不全、严重感染、自身免疫性疾病、休克等。其分泌和生成受促肾上腺皮质激素（ACTH）调节（图 6-1-1）；③性激素：由网状带所分泌。

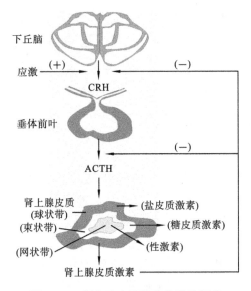

图 6-1-1　肾上腺皮质激素分泌的调节

注：CRH—促皮质素释放激素，ACTH—促肾上腺皮质激素。

一、糖皮质激素

正常人糖皮质激素的分泌具有昼夜节律性。凌晨开始上升，上午 8—10 时氢化可的松的血药浓度达高峰（约 450 nmol/L），随后逐渐下降，午夜 12 时血药浓度最低（约 110 nmol/L）。在非应激状态下成年人氢化可的松的每日分泌量为 10～20 mg。此昼夜节律变化主要受 ACTH 影响，在应激状态下其分泌量可达正常的 10 倍左右。当糖皮质激素在血中浓度增高时，与垂体的特异受体结合，使 ACTH 的分泌受到抑制。内源性糖皮质激素主要是可的松和氢化可的松。临床上应用的糖皮质激素多为半合成品，可分为 4 类（见表 6-1-1）。

表 6-1-1　常用糖皮质激素类药物的比较

类别	药　　　物	抗炎（比值）	糖代谢（比值）	水盐代谢（比值）	$t_{1/2}$ /h	一次口服常用量/mg
短效	氢化可的松	1	1	1	8～12	10～20
	可的松	0.8	0.8	0.8	8～12	12.5～25
中效	泼尼松	3.5	3.5	0.6	12～36	2.5～10
	泼尼松龙	4	4	0.6	12～36	2.5～10
	甲泼尼松	5	10	0.5	12～36	2～8
	曲安西龙	5	5	≈0	12～36	2～8

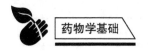

续表

类别	药　　物	抗炎 （比值）	糖代谢 （比值）	水盐代谢 （比值）	$t_{1/2}$ /h	一次口服 常用量/mg
长效	地塞米松	30	30	≈0	36～54	0.75～1.5
	倍他米松	25～35	30～35	≈0	36～54	0.6～1.2
外用	氟氢可的松	12	12	75	18～36	—
	氟氢松	40	17	强	18～36	—

【体内过程】

口服及注射给药均易吸收,局部用量过大也可致全身作用。主要在肝脏内代谢,可的松和泼尼松在肝脏分别转化为氢化可的松和泼尼松龙而发挥生物效应,故严重肝功能不全的患者宜应用氢化可的松或泼尼松龙。肝药酶诱导剂加快糖皮质激素分解,如与苯巴比妥、苯妥英钠、利福平等合用时,须增加用量。

【作用】

糖皮质激素类药物作用广泛而复杂,且随剂量不同而异。生理情况下所分泌的糖皮质激素主要影响物质代谢过程,超生理剂量则具有抗炎、抗免疫等药理作用。

1. 生理作用

（1）糖代谢:本类药物能增加肝糖原、肌糖原含量并升高血糖。其机制为:促进糖原异生;减慢葡萄糖分解为 CO_2 的氧化过程;减少机体组织对葡萄糖的利用。

（2）蛋白质代谢:本类药物可促进淋巴组织、结缔组织、肌肉、脂肪及皮肤等组织的蛋白质分解,抑制蛋白质的合成,久用可致生长减慢、肌肉消瘦、皮肤变薄、骨质疏松、淋巴组织萎缩、伤口愈合延缓等,阻碍儿童的生长发育,还可引起负氮平衡。

（3）脂肪代谢:促进脂肪分解,抑制其合成。长期使用能增高血胆固醇含量,并激活四肢皮下的脂酶,使四肢脂肪减少,脂肪重新分布于面部、胸、背及臀部,形成满月脸和向心性肥胖。

（4）水和电解质代谢:有较弱的盐皮质激素的作用,产生水钠潴留、排钾等作用。增加肾小球滤过率和拮抗 ADH 而利尿。久用可引起低钙血症,导致骨质脱钙。

2. 药理作用

（1）抗炎:对抗各种原因(如物理因素、化学因素、生理因素、免疫因素等)引起的炎症均具有强大的非特异性抑制作用。在炎症早期可减轻渗出、水肿、毛细血管扩张、白细胞浸润及吞噬反应,从而改善红、肿、热、痛等症状;在后期可抑制毛细血管和纤维母细胞的增生,延缓肉芽组织生成,防止组织粘连及瘢痕形成,减轻后遗症。但必须注意,炎症反应是机体的防御功能之一,炎症反应后期是组织修复的重要过程。因此,GCS在抑制炎症、减轻症状的同时,也降低了机体的防御功能,可致感染扩散及阻碍伤口愈合。抗炎作用的基本机制:GCS 与靶细胞浆内的糖皮质激素受体结合后,影响了参与炎症的一些基因转录而产生抗炎效应。

（2）抗免疫：对免疫过程的多个环节均有抑制作用。治疗量：抑制细胞免疫，从而抑制迟发性过敏反应和异体器官移植的排斥反应，也减轻一些自身免疫性疾病的症状。大剂量：干扰体液免疫，使抗体生成减少。

（3）抗内毒素：能提高机体对细菌内毒素的耐受力，迅速缓解内毒素引起的发热、昏迷、惊厥、休克等中毒症状。这与其稳定溶酶体膜、减少内源性致热原的释放和降低下丘脑体温调节中枢对致热原的敏感性有关。对外毒素无效。

（4）抗休克：大剂量具有抗休克作用，其作用机制与下列因素有关。①扩张痉挛收缩的血管，兴奋心脏，加强心肌收缩力；②稳定溶酶体膜，减少心肌抑制因子（MDF）的形成；③抑制某些致炎因子的产生，减轻全身炎症反应，缓解休克症状；④提高机体对细菌内毒素的耐受力，缓解中毒症状。

（5）其他作用：①血液与造血系统。能增强骨髓造血功能，使血液中红细胞和血红蛋白含量增加；大剂量也使血小板和纤维蛋白原增多，缩短凝血时间；使中性粒细胞增多，但降低其游走、吞噬等功能；使淋巴组织退化，抑制淋巴细胞分裂，导致血中淋巴细胞减少；使血中单核细胞和嗜酸粒细胞减少。②中枢神经系统。能提高中枢神经系统的兴奋性，出现欣快、激动、失眠等，偶可诱发精神失常，大剂量可致儿童惊厥。③消化系统：能使胃酸和胃蛋白酶分泌增多，提高食欲，促进消化，大剂量可诱发或加重消化性溃疡。

【应用】

1. 替代疗法　适用于肾上腺皮质功能不全症（肾上腺危象和 Addison's 病）、脑垂体前叶功能减退症及肾上腺次全切除术后。

2. 严重感染或炎症

（1）严重感染：主要用于中毒性感染或同时伴有休克者，如中毒性细菌性痢疾、中毒性肺炎、结核性脑膜炎。糖皮质激素有强大的抗炎、抗毒、抗休克作用，能增强机体对有害刺激的耐受性，减轻中毒反应，有利于患者度过危险期。必须指出：①糖皮质激素无抗菌作用，且能降低机体的防御功能，必须合用足量、有效的抗生素；②糖皮质激素无抗病毒作用，一般不用于病毒性感染，用后易致感染扩散。

（2）防止某些炎症后遗症：主要用于重要器官的炎症，如结核性脑膜炎、脑膜炎、胸膜炎、睾丸炎及烧伤等，早期使用可防止或减轻粘连及瘢痕形成而引起的功能障碍；对于眼部炎症，如虹膜炎、角膜炎及视网膜炎等，有迅速消炎止痛、防止角膜混浊和瘢痕粘连的作用；对眼前部炎症可局部用药，眼后部炎症需全身用药；急性炎症收效快、复发少，慢性炎症复发较多。角膜溃疡者禁用。

3. 自身免疫性疾病、过敏性疾病及异体器官移植后排异反应

（1）自身免疫性疾病：本类药用于治疗风湿热、风湿性及类风湿性关节炎、全身性红斑狼疮、结节性动脉周围炎、皮肌炎、自身免疫性贫血和肾病综合征等，通过抑制免疫反应缓解症状，但不能根治。一般采取综合疗法，不宜单用，以免引起不良反应。亦用于异体器官移植手术后以抑制排异反应。

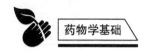

（2）过敏性疾病：本类药适用于荨麻疹、枯草热、血清热、血管神经性水肿、过敏性鼻炎、支气管哮喘和过敏性休克等。在应用肾上腺素受体激动药和抗组胺药治疗严重病例无好转或无效时，糖皮质激素可作为辅助治疗药物。

4. 抗休克 糖皮质激素广泛用于各种休克的治疗，尤其对中毒性休克效佳。感染中毒性休克时，在有效抗菌药物治疗下，可及早、短时间突击使用大剂量糖皮质激素，见效后即停药；过敏性休克为次选药，可与首选药肾上腺素合用；心源性休克须结合病因治疗；低血容量性休克，在补液、补充电解质或输血后效果不佳者，可合用超大剂量的皮质激素。

5. 血液病 糖皮质激素可用于急性淋巴细胞性白血病、再生障碍性贫血、粒细胞减少症、血小板减少症和过敏性紫癜的治疗，但停药后易复发。

6. 局部应用 糖皮质激素对接触性皮炎、湿疹、肛门瘙痒、银屑病等都有效。宜用氢化可的松、泼尼松龙或氟轻松。对天疱疮及剥脱性皮炎等严重病例仍需全身用药。

【不良反应和用药注意】

1. 长期大量应用所致的不良反应

（1）医源性肾上腺皮质功能亢进症（Cushing's syndrome，库欣综合征）：过量应用糖皮质激素导致物质代谢和水盐代谢紊乱，患者出现满月脸、水牛背、向心性肥胖、皮肤变薄、痤疮、多毛、水肿、低钾血症、高血压、糖尿、负氮平衡、消化性溃疡等（图6-1-2）。停药后可自行消退，必要时采取低盐、低糖、高蛋白饮食，以及应用降压药、降糖药、氯化钾等。严重高血压、高血压伴有充血性心力衰竭、糖尿病患者禁用。

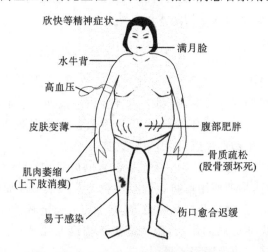

图 6-1-2 长期、大量应用糖皮质激素药物引起的不良反应示意图

（2）诱发或加重感染：因糖皮质激素抑制机体的防御功能，长期应用常可诱发感染或使体内潜在病灶扩散，以真菌、结核分枝杆菌、葡萄球菌、变形杆菌、铜绿假单胞菌和各种疱疹病毒为主。故结核患者必要时应并用抗结核药；水痘、麻疹、真菌感染、单纯疱疹及活动性结核病患者禁用。

（3）诱发或加重溃疡：糖皮质激素药物可使胃酸、胃蛋白酶分泌增加，抑制胃液分泌，降低胃肠黏膜的抵抗力，故可诱发或加剧胃及十二指肠溃疡，甚至造成消化道出血或穿孔。对少数患者可诱发胰腺炎或脂肪肝。活动性消化性溃疡、新近胃肠吻合术禁用。

（4）心血管系统并发症：长期应用可引起高血压和动脉粥样硬化。高血压、动脉粥样硬化患者禁用。

（5）肌肉、骨骼并发症：表现为骨质疏松、肌肉萎缩、伤口愈合迟缓等。与糖皮质激素促进蛋白质分解，抑制其合成及增加钙、磷排泄有关。骨质疏松多见于儿童、老人、绝经期妇女，严重者可发生自发性骨及股骨颈坏死。因抑制生长激素分泌和造成负氮平衡，影响儿童生长发育，对孕妇偶可引起畸胎。骨质疏松、骨折、糖尿病患者及孕妇禁用。

（6）神经精神异常：可出现欣快感、激动、不安、谵妄，个别患者诱发精神病或癫痫。严重精神病和癫痫禁用。

（7）诱发青光眼和白内障：大剂量长期应用可使眼内压增高。

2. 停药反应

（1）医源性肾上腺皮质功能不全：长期应用尤其是连续给药的患者，减量过快或突然停药时，可引起肾上腺皮质萎缩和功能不全。少数患者遇到严重应激情况（如感染、创伤、手术等）时可发生肾上腺危象，出现恶心、呕吐、乏力、低血压、休克等，需及时抢救。预防措施：①避免长期用药；②长期用药时停药应逐渐减量；③停药前后给予ACTH；④停药后1年内遇到应激情况（如感染、创伤、手术等）时应及时给予足量糖皮质激素。

（2）反跳现象，指患者症状基本控制后，突然停药或减量过快，引起原病复发或恶化的现象。其原因可能是患者对糖皮质激素产生依赖性或疾病症状尚未被完全控制。此时常需加大剂量再行治疗，待症状缓解后再逐渐减量至停药，不可突然停药。

【禁忌证】

对病情危急的适应证，虽有禁忌存在，仍不得不用。待病情稳定后，应尽早停药或减量。禁忌证包括：心脏病或急性心力衰竭、严重高血压、严重精神病和癫痫、活动性消化性溃疡、新近胃肠吻合术、骨折、骨质疏松、创伤修复期、肾上腺皮质功能亢进症、糖尿病、青光眼、角膜溃疡、妊娠、抗菌药物不能控制的感染（如水痘、麻疹、全身性真菌感染）等。

【用法与疗程】

1. 大剂量突击疗法 用于严重中毒性感染及各种休克。氢化可的松首次可静滴 $200\sim300$ mg，一日量可达 1 g 以上，疗程不超过 $3\sim5$ 日。

2. 一般剂量长期疗法 用于肾病综合征、结缔组织病、顽固性支气管哮喘、中心视网膜炎、各种恶性淋巴瘤、淋巴细胞白血病等。开始口服泼尼松 $10\sim20$ mg（或相应剂量的其他糖皮质激素），每日 3 次。起效后，逐渐减量至最小维持量，持续数月。

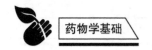

皮质激素的分泌具有昼夜节律性,每日上午 8—10 时为分泌高潮,随后逐渐下降,午夜 12 时为分泌低潮(图 6-1-3)。临床上用药可随这种节律进行,在长期疗法中对某些慢性病采用隔日一次给药法,将一日或两日的总药量在隔日早晨一次给予。此时正值激素的正常分泌高峰,对肾上腺皮质功能的抑制最轻,不良反应可降至最低。目前维持量用法有两种。

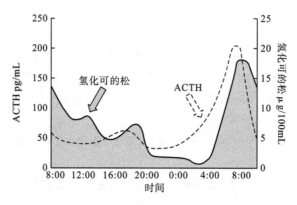

图 6-1-3　ACTH 和氢化可的松的昼夜节律性变化

(1) 每日晨给药法:采用短效的可的松或氢化可的松,于每日 7—8 时一次给药。

(2) 隔日给药法:采用泼尼松或泼尼松龙隔日一次,于早晨 7—8 时给药。已证明,外源性皮质激素类药物对垂体-肾上腺皮质轴的抑制性影响,在早晨最小,在午夜最大。

3. 小剂量替代疗法　用于脑垂体功能减退症、艾迪生病及肾上腺皮质次全切除术后,一般给予可的松 12.5～25 mg/d 或氢化可的松 10～20 mg/d。

二、盐皮质激素

盐皮质激素(mineralocorticoids)主要有醛固酮和去氧皮质酮两种。以醛固酮为主的盐皮质激素的分泌主要受肾素-血管紧张素系统以及血 K^+、血 Na^+ 浓度的调节。当失血、失水、血 K^+ 升高或血 Na^+ 降低时,可通过肾小球旁压力感受器和钠敏感受器促进肾小球旁细胞释放肾素,进而肾素-血管紧张素 II 直接刺激肾上腺皮质球状带细胞合成和分泌醛固酮,以维持机体的水及电解质平衡。

【作用与应用】

具有留钠排钾作用,可促进肾远曲小管和集合管对 Na^+ 的主动重吸收,伴有 Cl^- 和水的重吸收,同时使 K^+ 和 H^+ 排出增加。去氧皮质酮与糖皮质激素作为替代疗法,治疗慢性肾上腺皮质功能减退症,以纠正患者失钠、失水和钾潴留等,恢复水和电解质平衡。

【不良反应和用药注意】

过量或长期使用易引起水钠潴留、高血压、心脏扩大和低钾血症。

三、促肾上腺皮质激素

促肾上腺皮质激素(adreno-cortico-tropic hormone,ACTH)是垂体分泌的含有 39

个氨基酸残基的多肽。临床所用 ACTH 多从牛、羊、猪垂体提取制得,易引起过敏反应。其作用是促进肾上腺皮质增生、合成和分泌糖皮质激素,以维持肾上腺皮质正常的形态和功能,ACTH 缺乏将引起肾上腺皮质萎缩、功能不全。由于作用间接,所以显效较慢,并且需在肾上腺皮质功能完好时方能发挥作用。一般给药后 2 h 才显效,难以应急。临床上主要用于检测腺垂体-肾上腺皮质功能水平及长期使用糖皮质激素停药前后功能水平,以防止发生皮质功能不全。

四、皮质激素抑制药

米托坦(mitotane)

能选择性作用于束状带及网状带,使其萎缩、坏死。用于不可切除的皮质癌、复发癌及术后的辅助治疗。有消化不适、中枢抑制及运动失调等不良反应,减少剂量后可消失。

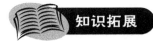 知识拓展

选择性糖皮质激素受体激动剂

近年来,一些研究机构致力于开发选择性糖皮质激素受体激动剂。这类激动剂的特点是在保留强力抗炎活性的同时,减少不良反应,因而具有较高的治疗指数。在动物体内实验中,使用多种炎症模型进一步对这类激动剂进行抗炎活性测试,并评价其副作用。迄今为止,已有多个选择性糖皮质激素受体激动剂的结构被公布。ZK216348、AL-438 和 LGD5552 等化合物的出现,提示选择性糖皮质激素受体激动剂具有很大的开发前景。期待在不久的将来,会有疗效显著、安全性强的选择性糖皮质激素受体激动剂进入临床应用,为人类健康服务。

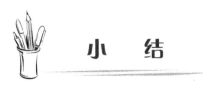 小 结

糖皮质激素类药物按其作用时间长短的不同分为:短效激素,如可的松、氢化可的松;中效激素,如泼尼松、泼尼松龙、甲泼尼松龙(甲强龙);长效激素,如地塞米松、倍他米松;改变剂型的超长效激素,如康宁克通 A、得保松等。糖皮质激素的药理作用主要可归纳为"四抗",即抗炎、抗免疫、抗毒素和抗休克。此外,糖皮质激素对血液与造血系统、中枢神经系统等也有广泛的影响。地塞米松抗炎效力强,作用时间长,但对下丘脑-垂体-肾上腺轴的危害较严重,不适宜于长疗程的用药,只可作为临时性用药。氢化可的松虽然对下丘脑-垂体-肾上腺轴的危害较轻,但其抗炎效力弱,作用时间短,也不适

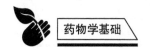

宜于治疗慢性的自身免疫性疾病,临床上主要用其作为肾上腺皮质功能不全的替代治疗,其起效快,不需体内代谢转换。目前,在急救方面有使用甲泼尼松龙(甲强龙)代替氢化可的松的趋势。

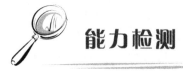

能力检测

1. 试述糖皮质激素的主要药理作用。
2. 长期大量应用糖皮质激素的不良反应有哪些?哪些疾病禁用糖皮质激素?

任务二　甲状腺激素及抗甲状腺药的基本知识

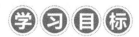

学习目标

知识目标

(1) 掌握硫脲类抗甲状腺药的作用、作用机制、应用、不良反应及用药注意;

(2) 熟悉碘及碘化物、β肾上腺受体阻断药的抗甲状腺作用机制及临床应用;

(3) 了解甲状腺激素的生物合成及作用。

能力目标

(1) 说出治疗甲状腺功能亢进症的常用药物的分类和代表药;说出硫脲类的作用、应用及主要不良反应表现及处理方法;

(2) 能简述甲状腺素和其他抗甲状腺药的作用及特点。

案例引导

　　近年来甲状腺疾病患者临床上有所增加,应熟悉治疗甲状腺功能亢进症常用的药物作用、应用及其不良反应带来的后果及处理方法。

　　案例分析:患者,女性,27岁。因怕热、多汗、心悸一年余,于2009年7月3日复诊。患者于2008年5月开始无明显诱因出现怕热、多汗、心悸、手抖、脾气暴躁。2008年10月在医院检查甲状腺功能,提示:T_3 34.5 nmol/L,T_4 96 nmol/L,促甲状腺素 TSH<0.005 IU,诊断为"甲状腺功能亢进症"(甲亢)。给予甲巯咪唑5 mg,每日三次,普萘洛尔10 mg,每日三次,一月后症状逐渐缓解,用药期间定期监测,甲状腺功能逐渐恢复正常。

一、甲状腺激素

甲状腺是体内最大的内分泌腺体,其功能障碍会导致疾病的发生。正常甲状腺分泌足量的甲状腺激素,即三碘甲状腺原氨酸(triiodothyronine,T_3)和四碘甲状腺原氨酸(甲状腺素,thyroxine,T_4),以维持机体正常生长发育、正常体温及正常能量水平,它们作用相同,但作用强度与持续时间不同。可应用于呆小病、黏液性水肿、单纯性甲状腺肿的治疗,过量使用易引起甲状腺功能亢进症。

【甲状腺激素的合成、储存、分泌与调节】

1. 合成与储存 血中的碘化物被甲状腺细胞的碘泵主动摄取。甲状腺重 $15\sim20$ g,正常时甲状腺腺泡细胞中碘化物的浓度为血浆浓度的 $20\sim40$ 倍。甲状腺功能亢进症时可达 $100\sim200$ 倍。因此,摄碘率是甲状腺功能指标之一。碘(I^-)被过氧化酶氧化为活性碘(I°),活性碘与甲状腺球蛋白(TG)上的酪氨酸残基结合,生成一碘酪氨酸(MIT)和二碘酪氨酸(DIT),该过程称为碘的有机化。甲状腺过氧化物酶可被甲状腺内高浓度的碘和硫脲类药物抑制。在过氧化酶作用下,两个 DIT 耦联成 T_4,1 个 MIT 与 1 个 DIT 耦联成 T_3。

2. 释放与调节 甲状腺激素在甲状腺腺泡上皮顶部胶质处以胞吐及蛋白水解的方式释放出 T_3、T_4,下丘脑分泌促甲状腺激素释放激素(TRH),可促进腺垂体合成和释放促甲状腺激素(TSH),TSH 促进甲状腺合成和释放 T_3、T_4,血液中 T_3、T_4 浓度升高。但血液中过高的 T_3、T_4 又对 TRH 和 TSH 的释放起负反馈调节作用。

【作用】

1. 维持生长发育 主要促进蛋白质合成及骨骼、脑的生长发育。婴幼儿先天性甲状腺功能低下时,可出现身体矮小、肢体粗短、智力迟钝,即呆小病(克汀病)。

2. 代谢

(1)促进糖原分解和糖的氧化,增加耗氧量,提高基础代谢。甲状腺功能低下时,产热减少,患者怕冷,其他代谢活动也低,其基础代谢率(BMR)可降到 $-40\%\sim-20\%$。甲状腺功能亢进症时则 BMR 增高,可达 $20\%\sim80\%$,有怕热、多汗等症状。

(2)促进脂肪、蛋白质、碳水化合物、水、电解质等代谢。幼年及成人甲状腺功能严重减退者有钠、氯的潴留,细胞间液增多,大量黏蛋白沉积于皮下组织而引起皮下黏液性水肿。

3. 提高交感-肾上腺系统的敏感性 使机体对儿茶酚胺类物质的反应性提高,故甲状腺功能亢进症患者表现心率加快、血压升高及心排出量增加等儿茶酚胺功能亢进症状。

【应用】

主要作为补充疗法用于甲状腺功能低下症。

1. 呆小病 甲状腺功能低下始于胎儿或新生儿,治疗越早越好。若治疗过晚,躯体虽正常,但智力低下。治疗应从小剂量开始,逐渐增加剂量,终身用药。

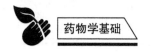

2. 黏液性水肿 一般可从小剂量开始,渐增至足量,2～3周后如 BMR 恢复正常,可逐渐减为维持量。老年及心血管疾病患者增量宜缓慢,以防过量诱发或加重心脏病变。

3. 单纯性甲状腺肿 当碘摄入量每天小于 20 μg 时引起缺碘。缺碘所致单纯性甲状腺肿者应补碘,原因不明者给予适量甲状腺激素,补充内源性激素的不足,并可抑制 TSH 过多分泌,以缓解腺体代偿性增生肥大。结节常不能消失,须进行手术。

4. 其他 甲亢患者服用抗甲状腺药时,加服 T₄ 有利于减轻突眼、甲状腺肿大以及防止甲状腺功能低下;甲状腺癌术后应用 T₄ 可抑制残余甲状腺癌变组织,减少复发,但用量需较大。

【不良反应和用药注意】

过量可引起甲状腺功能亢进症的临床症状。轻者体温及基础代谢率均高于正常,表现出多汗、体重减轻、神经过敏、失眠、心悸等;重者则出现呕吐、腹泻、发热、脉搏快而不规则,在老年人和心脏病患者中,可发生心绞痛和心肌梗死,宜用 β 受体阻断药对抗。毒性反应一旦发生,立即停用甲状腺素,待症状消失后再从小剂量开始服用。

二、抗甲状腺药

抗甲状腺药是指能阻碍甲状腺激素合成或改变组织对甲状腺激素反应性的药物,常用药物有硫脲类、碘和碘化物、放射性碘及 β-肾上腺素受体阻断药。

(一)硫脲类药物

硫脲类药物可分为:硫氧嘧啶类,包括甲硫氧嘧啶(methylthiouracil)、丙硫氧嘧啶(propylthiouracil);咪唑类,包括甲巯咪唑(thiamazole,他巴唑)及卡比马唑(carbimazole,甲亢平)。

【体内过程】

硫氧嘧啶类药物口服后吸收迅速,生物利用度约为 80%。血浆蛋白结合率约为 75%,在体内分布较广、易进入乳汁和通过胎盘。主要在肝内代谢,$t_{1/2}$ 为 2 h。甲巯咪唑的血浆 $t_{1/2}$ 为 4.7 h,但在甲状腺组织中药物浓度可维持 16～24 h。卡比马唑为甲巯咪唑的衍化物,在体内转化成甲巯咪唑而发挥作用。

【作用】

基本作用是抑制甲状腺过氧化物酶作用下的酪氨酸的碘化及耦联,而药物本身则作为过氧化物酶的底物而被碘化,使氧化碘不能结合到甲状腺球蛋白上,从而抑制甲状腺激素的生物合成。硫脲类药物对已合成的甲状腺激素无效,须待已合成的激素被消耗后才能完全生效。一般用药 2～3 周甲亢症状开始减轻,1～3 个月 BMR 才恢复正常。长期应用后,可使血清甲状腺激素水平显著下降,反馈性增加 TSH 分泌而引起腺体代偿性增生,腺体增大、充血,重者可产生压迫症状。另外,丙基硫氧嘧啶能抑制周围组织内 T₄ 脱碘生成 T₃,迅速控制血清中生物活性较强的 T₃ 水平。作用较其他药物稍快,更适用于甲状腺危象的辅助治疗,因此在治疗重症甲亢、甲亢危象时列为首选药。

【应用】

1. 甲亢的内科治疗 适用于轻症和不适宜手术或[131]I治疗者,如儿童、青少年、术后复发及中重度患者且年老体弱或兼有心、肝、肾、出血性疾病的患者。疗程1～2年,过短则易复发。

2. 甲状腺手术前准备 对需作甲状腺部分切除手术的患者,宜先用硫脲类将甲状腺功能控制到正常或接近正常,以减少发生麻醉意外或手术合并症及甲状腺危象的机会。但由于应用硫脲类药物后TSH分泌增多,使甲状腺腺体增生,组织脆而充血,不利于手术进行,需在手术前2周左右加服大量碘剂,使腺体缩小、坚实,以利于手术进行。

3. 甲状腺危象的治疗 甲状腺危象时,主要给予大剂量碘剂以阻止甲状腺激素释放,并同时应用大剂量硫脲类药物(较一般用量增大1倍),以阻断甲状腺激素的合成。疗程一般不超过1周。

【不良反应和用药注意】

1. 过敏反应 最常见的有皮疹、发热、荨麻疹等轻度过敏反应,大部分早期发生,停药后可自行消退,少数可发生剥脱性皮炎等严重反应,需用糖皮质激素处理。应密切观察,一般无需停药也可消失。

2. 消化道反应 出现厌食、呕吐、腹痛、腹泻等消化道反应,偶可发生黄疸和药物性肝炎。

3. 粒细胞缺乏症 最严重的不良反应,一般发生在治疗后的2～3个月内,发生频率为0.3%～0.6%。发生率虽低,但具有潜在致死性,以甲硫氧嘧啶和卡比马唑为多见。应定期查血常规。

4. 甲状腺肿及甲状腺功能减退 长期用药后可使血清甲状腺激素水平显著下降,反馈性增加TSH分泌而引起腺体代偿性增生、腺体增大充血、甲状腺功能减退。

该类药物易通过胎盘和进入乳液,故孕妇慎用,哺乳期妇女、甲状腺癌患者禁用。

(二)碘及碘化物

【作用与应用】

碘(iodine)和碘化物(iodide)是治疗甲状腺疾病最古老的药物,不同剂量的碘化物对甲状腺功能影响各异。

1. 小剂量碘促进甲状腺激素的合成 用于防治碘缺乏病,如单纯性甲状腺肿及呆小病。国家规定的食用盐(以1∶10000～1∶100000比例加入碘化钾)能有效预防碘缺乏病的发生。

2. 大剂量碘具有抗甲状腺作用 主要是抑制蛋白水解酶而阻止甲状腺激素释放,此外,可通过抑制过氧化物酶而阻止甲状腺激素的合成。抗甲状腺作用快而强。

大剂量碘的应用只限于以下情况:①甲状腺功能亢进症的手术前准备,一般在术前两周给予复方碘溶液(卢戈液,Lugol's solution)以使甲状腺组织退化、血管减少、腺体缩小变韧,有利于手术进行及减少出血。但需同时配合服用硫脲类药物;②甲状腺危象的治疗,可将碘化物加到10%葡萄糖溶液中静滴,也可服用复方碘溶液,并在两周内逐

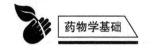

渐停服,需同时配合服用硫脲类药物。

【不良反应和用药注意】

1. 急性变态反应 可于用药后立即或几小时后发生,主要表现为血管神经性水肿、上呼吸道水肿及严重喉头水肿,可导致窒息。一般停药后可消退,加服食盐和增加饮水量可促进碘排泄。必要时采取抗过敏措施。

2. 慢性碘中毒 表现为口腔及咽喉烧灼感、唾液分泌增多及眼刺激症状等。

3. 诱发甲状腺功能紊乱 长期服用碘化物可诱发甲亢。碘可进入乳汁并通过胎盘,引起新生儿和婴儿甲状腺功能异常或甲状腺肿,严重者可压迫气管而致命,所以孕妇及哺乳期妇女应慎用。

（三）放射性碘

临床上应用的放射性碘为^{131}I,$t_{1/2}$为 8 d。

【作用】

^{131}I 被甲状腺摄取后,参与甲状腺激素的合成,并储存在滤泡的胶质中,放出 β-射线（99%）和 γ-射线（1%）。β-射线射程为 0.5～2 mm,辐射损伤只限于甲状腺实质,又因增生细胞较周围组织对辐射更敏感,损伤很少波及其他组织,所以^{131}I 起到类似手术切除部分甲状腺的作用,具有简便、安全、疗效明显等优点。γ-射线可在体外测得,因而可作甲状腺摄碘功能测定。

【应用】

1. 甲状腺功能检查 小剂量^{131}I 可用于检查甲状腺功能。甲亢时,摄碘率高,摄碘高峰时间前移。反之,摄碘率低,摄碘高峰时间后延。

2. 甲亢治疗 只适用于甲亢因各种原因不能手术或药物治疗无效及术后复发的病例。由于儿童甲状腺组织处于生长期,对辐射效应较敏感,卵巢也是碘浓集之处,放射性碘可能对遗传产生影响,我国药典规定,20 岁以下患者、妊娠或哺乳期妇女及肾功能不良者均不宜用。

【不良反应及和用药注意】

剂量过大易致甲状腺功能减退。一旦发生甲状腺功能减退,可补充甲状腺激素。

（四）β 肾上腺素受体阻断药

β 肾上腺素受体阻断药(普萘洛尔、比索洛尔)是甲亢及甲状腺危象时有价值的辅助治疗药物,适用于不宜用抗甲状腺药、不宜手术及不宜用^{131}I 治疗的患者。主要通过其阻断 β 肾上腺素受体的作用而改善甲亢的症状;此外,还能抑制外周 T_4 脱碘成为 T_3,因 T_3 是主要的外周激素,故该作用有助于控制甲亢。

β 肾上腺素受体阻断药不干扰硫脲类药物对甲状腺的作用,且作用迅速,能有效对抗甲亢所致的心率加快、心收缩力增强等交感神经活动增强等症状,也能适当减少甲状腺激素的分泌。但单用时其控制症状的作用有限,若与硫脲类药物合用则疗效迅速而显著。甲状腺危象时,静脉注射能帮助患者度过危险期。应用大量的 β 肾上腺素受体阻断药作为甲状腺术前准备,不会导致腺体增大、变脆,2周后可进行手术,临床上广泛应用该类药物与硫脲类联合做术前准备。

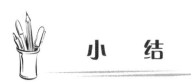 **知识拓展**

　　美国食品药品监督管理局(FDA)2009年6月就丙硫氧嘧啶可能引起严重肝损害的风险向医疗卫生专业人士发出警告。丙基硫氧嘧啶比甲巯咪唑更易引起肝损害。一旦怀疑肝损害,应立即停用丙基硫氧嘧啶。丙基硫氧嘧啶不应用于儿童患者,除非对甲巯咪唑过敏或不耐受且不能选用其他治疗方案。患者出现下述症状应立即就诊:乏力、虚弱、腹痛、食欲不振、瘙痒、皮肤或巩膜黄染。

　　甲亢治疗药物选择:甲巯咪唑作用要优于丙基硫氧嘧啶,一般情况下尽量不选丙基硫氧嘧啶,如非要使用,建议先使用3~4个月,然后改用甲巯咪唑。丙基硫氧嘧啶最大的风险是免疫性肝损害,有时是致命的。甲亢治疗的难点是何时停药。要摒弃以前的1~2年疗程的落后概念。事实上,甲亢治疗没有疗程,应依据患者情况来定,至少治疗2年以上,甚至可以6~8年;最小维持量6个月,甲状腺功能一直正常,可考虑停药,但停药后至少每3个月要复查甲状腺功能一次。

 **小　结**

　　甲状腺功能亢进症的治疗方法主要为使用抗甲状腺药物、手术和放射性碘。国内首选仍然是硫脲类药物为主的药物治疗,其中以甲巯咪唑和丙基硫氧嘧啶最为常用。抗甲状腺药物可使40%~60%甲亢患者得到缓解。其缺点主要是:复发率高达60%~80%。副作用较多,包括药疹、白细胞减少、肝功能损害、粒细胞缺乏等,发生率为5%~30%。严重的副作用可使患者死亡。欧美国家选择最多的[131]I治疗,其特点是:方法简便、安全,成本低,效益高,患者只需要服用1次含[131]I的药水或胶囊,90%以上的患者在3~6个月内治愈,总有效率在95%以上,但易造成甲状腺功能减退。复发率小于5%。不会增加患者甲状腺癌和白血病等癌症的发病率;不影响患者的生育能力,不增加遗传损害。目前,国内[131]I主要用于不能用抗甲状腺药物或手术治疗的难治性重度甲亢患者。

能力检测

1. 试述硫脲类的主要作用、应用及不良反应。

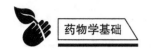

2. 试述甲状腺手术前准备的药物及各药的用药机制。

任务三　胰岛素及口服降糖药的基本知识

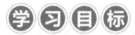

知识目标

(1) 掌握胰岛素的作用、作用机制、应用及不良反应;

(2) 熟悉磺酰脲类及双胍类的作用、作用机制、应用和不良反应;

(3) 了解几种胰岛素制剂、α-葡萄糖苷酶抑制药和其他新型降糖药的作用特点。

能力目标

(1) 能为糖尿病患者合理选用降糖药,及时处理药物不良反应;

(2) 能说出口服降糖药的作用特点、主要不良反应表现及处理方法。

案例引导

　　近年来,糖尿病患者数量明显增加,应熟悉治疗糖尿病的药物,掌握胰岛素的作用、应用及其不良反应带来的后果及处理方法。应熟悉磺酰脲类及双胍类的作用、应用和不良反应及处理方法。

　　案例分析:患者,男,18岁。患者于7年前出现口渴、多饮,每天饮水4500 mL,尿频,量多,基本与日饮水量相当,多食易饥,每餐进食约400 g。当地医院检查空腹血糖12.9 mmol/L,尿酮体(+++),给予胰岛素治疗。一周前因情绪变化上述症状加重,实验室检查:空腹血糖18.9 mmol/L,甘油三酯2.69 mmol/L。后换用人胰岛素治疗,症状缓解。本案例为胰岛素抵抗患者,需换用其他制剂或增加胰岛素剂量缓解病情。

　　糖尿病(diabetes mellitus,DM)是一组以慢性高血糖为主要特征的代谢内分泌病。其发病率持续上升,已成为全世界发病率和死亡率最高的5种疾病之一。临床上糖尿病可分为以下几种类型。①1型糖尿病(insulin-dependent diabetes mellitus,IDDM,胰岛素依赖型):胰岛β细胞破坏,引起胰岛素绝对缺乏。多见于青少年,大多发病较快,病情较重,症状明显且严重,有酮症酸中毒倾向。②2型糖尿病(non-insulin-dependent diabetes mellitus,NIDDM,非胰岛素依赖型):病因复杂,与遗传、环境等因素有关。患者有胰岛素抵抗和胰岛素分泌缺陷,血中胰岛素水平可正常或升高。多见于成年肥胖者,发病缓慢,病情相对较轻。③特殊类型糖尿病。④妊娠期糖尿病。目前,糖尿病的治疗普遍采用"五驾马车"综合治疗原则,即糖尿病知识教育、饮食治疗、运动治疗、药物治疗及血糖监测。在饮食治疗和运动治疗的基础上应用降血糖药物控制高血糖、纠正代谢紊乱及防止并发症的发生。1 型糖尿病必须用胰岛素治疗，并终生替代；2 型糖尿病经 8～12 周正规饮食治疗和运动治疗，若仍未达到满意的血糖控制，应开始药物治疗。可采用口服降糖药，也可使用胰岛素，还可联合使用。糖尿病药物治疗的目的：控制血糖，减少并发症，提高患者的生活质量，延长寿命。

一、胰岛素(insulin,ins)

胰岛素是由胰岛 β 细胞分泌的一种由两条多肽链组成的酸性蛋白质，A 链含 21 个氨基酸残基，B 链含 30 个氨基酸残基，A、B 两链通过两个二硫键共价相连。药用胰岛素多由猪、牛等胰腺提取制备而成。胰岛素结构有种属差异，可成为抗原，引起过敏反应。目前可通过 DNA 重组技术人工合成胰岛素。

【体内过程】

普通制剂易被肠道消化酶破坏，故口服无效，必须注射给药。皮下注射迅速吸收，代谢快，血浆 $t_{1/2}$ 为 9～10 min，作用可持续数小时。主要在肝、肾灭活，严重肝、肾功能不良能影响其灭活。所有中、长效制剂均为混悬剂，不可静脉注射。胰岛素制剂根据作用时间长短分类见表 6-3-1。除传统注射剂以外，目前新开发的胰岛素有胰岛素笔芯、胰岛素笔、特充装置、胰岛素连续皮下注射装置（CSH）、喷射注射器系统以及吸入性胰岛素（国外已有上市制剂，如 EXUBERA）。

表 6-3-1　常用胰岛素制剂分类及特点

分类	制剂名称	给药途径	作用时间/h			给药时间和次数
			开始	最强	持续	
超短效	门冬胰岛素(IA)	皮下	1/3	1～3	3～5	餐前，3 次/日
	赖脯胰岛素(IL)	皮下	1/3	0.5～1	4～5	餐前，3 次/日
短效	正规胰岛素(RI)	静脉	立即	1/2	2	急救时，餐前 15～30 min，3～4 次/日
		皮下	1/3～1/2	2～3	6～12	
	结晶锌胰岛素(CZI)	静脉	1/2	1/2	2	急救时，餐前 15～30 min，3～4 次/日
		皮下		2～4	6～12	
中效	无定型胰岛素锌悬液[IZS(A)]	皮下	1	4～6	12～16	餐前 15～30 min，3～4 次/日
	低精蛋白锌胰岛素(NPH)	皮下	2～4	8～12	18～24	早或晚餐前 30～60 min，1～2 次/日
	珠蛋白锌胰岛素(GZI)	皮下	2～4	6～10	12～18	早或晚餐前 30～60 min，1～2 次/日

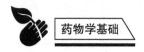

分类	制剂名称	给药途径	作用时间/h			给药时间和次数
			开始	最强	持续	
长效	精蛋白锌胰岛素（PAI）	皮下	3～6	14～20	24～36	早餐前 30～60 min，1次/日
	结晶胰岛素锌悬液[IZS(C)]	皮下	4～6	16～18	30～36	早餐前 30～60 min，1次/日
超长效	甘精胰岛素（IG，来得时）	皮下	1.5		22	傍晚，1次/日
预混	诺和灵 30R	皮下	0.5	2～8	24	
胰岛素	诺和灵 50R	皮下	0.5	2～12	16～24	早餐前 30 min，1次/日，剂量视情况而定，有时需于晚餐前再注射 1次

【作用】

1. 对糖代谢的影响　能加速葡萄糖的利用和抑制葡萄糖的生成，使血糖的去路增加而来源减少，血糖降低。

（1）加速葡萄糖的利用：胰岛素能提高细胞膜对葡萄糖的通透性，促进葡萄糖由细胞外转运到细胞内，为组织利用糖提供有利条件，又能促进葡萄糖激酶（肝内）和己糖激酶（肝外）的活性，促进葡萄糖转变为 6-磷酸葡萄糖，从而加速葡萄糖的酵解和氧化；并在糖原合成酶作用下促进肝糖原和肌糖原的合成和储存。

（2）抑制葡萄糖的生成，能抑制肝糖原分解为葡萄糖，以及抑制甘油、乳酸和氨基酸转变为糖原，减少糖原的异生。

2. 对脂肪代谢的影响　促进脂肪合成并抑制其分解，减少游离脂肪酸和酮体的生成，增加脂肪酸的转运，使其利用率增加；

3. 对蛋白质代谢的影响　增加氨基酸的转运和蛋白质的合成，抑制其分解。

4. 影响钾离子转运　激活细胞膜 Na^+-K^+-ATP 酶，促进钾离子向细胞内转运，有利于纠正细胞缺钾症状。

【应用】

1. 糖尿病　胰岛素是治疗糖尿病最合理的药物，是治疗 1 型糖尿病唯一药物，对 2 型糖尿病为保存残存的胰岛功能，在糖尿病早期即将胰岛素作为一线药物，目前主要用于：①重症糖尿病（IDDM，1 型）；②2 型糖尿病经饮食控制或用口服降血糖药未能控制者，以及口服降血糖药有禁忌或不能耐受者；③合并重度感染、消耗性疾病、高热、妊娠、创伤以及手术的各型糖尿病；④糖尿病急性并发症，如糖尿病酮症酸中毒或非酮症性高渗昏迷。治疗原则是立即静脉滴注足量短效胰岛素，以纠正高血糖、高渗状态及酸中毒，适当补钾。

2. 纠正细胞内缺钾　胰岛素与葡萄糖同时使用可促使钾内流,临床上用极化液(GIK,即葡萄糖、胰岛素、氯化钾)静脉滴注,防治心肌梗死时或其他心脏病变时的心律失常。

3. 其他　胰岛素与ATP及辅酶A组成能量合剂用于2型糖尿病合并肺结核、肿瘤、肝硬化、心力衰竭等疾病患者的辅助治疗,可增加食欲、恢复体力;也可用于妊娠糖尿病和糖尿病妊娠期间,防止代谢紊乱,保证胎儿正常发育。另外,亦可以治疗高钾血症。

【不良反应和用药注意】

1. 低血糖反应　大多由于胰岛素过量或未按时按量进食或运动过多等诱因引起。早期表现为饥饿感、脉搏增快、出汗、心悸、烦躁等症状;严重者可出现共济失调、震颤、昏迷或惊厥、休克,甚至死亡。注意及早发现和及早进食或饮用糖水等。严重者应立即静脉注射50%葡萄糖。注意鉴别低血糖昏迷和酮症酸中毒性昏迷及非酮症性糖尿病昏迷。

2. 过敏反应　大多见于动物胰岛素与非纯化胰岛素,分为局部过敏与全身过敏。局部过敏仅为注射部位及周围出现斑丘疹及瘙痒;全身过敏可引起荨麻疹、过敏性紫癜,极少数严重者可出现过敏性休克。过敏反应可见于初次使用,或使用1个月后,以及停用一段时间后又开始使用者。

3. 胰岛素耐受性(胰岛素抵抗)　①急性型:在并发感染、创伤、手术、情绪激动等应激状态时,血中抗胰岛素物质增多而导致胰岛素耐受。②慢性型:没有并发症却每日需用胰岛素200 U以上。此时要加大胰岛素用量或改用高纯度制剂。

4. 反应性高血糖　当胰岛素用量略超过需要而发生轻度低血糖时,可不出现明显症状,却能引起调节机制的代偿反应。各种原因引起的生长激素、肾上腺素、胰高血糖素和糖皮质激素分泌增加而形成的高血糖,也可出现糖尿甚至酮尿,容易误认为胰岛素用量不足而得不到正确处理。

5. 局部反应　皮下注射时,会发生表面发红,长期应用皮下脂肪会萎缩。预防方法:使用高纯度的胰岛素制剂,经常更换注射部位。

二、口服降血糖药

目前常用的口服降血糖药有磺酰脲类、双胍类、α-葡萄糖苷酶抑制药、噻唑烷二酮类及非磺酰脲类胰岛素促分泌药等。

(一)磺酰脲类

第一代药物:甲苯磺丁脲(tolbutamide,D860)、氯磺丙脲(chlorpropamide,P-607)等。第二代药物:格列本脲(glibenclamide,优降糖)、格列吡嗪(glipizide,美吡达)、格列喹酮(gliquidone,糖适平)、格列齐特(glilclazide,达美康,甲磺吡脲)、格列波脲(glibornuride)等。

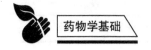

【作用】

1. 降血糖 降糖机制主要通过刺激胰岛 β 细胞分泌和释放胰岛素；还能抑制胰高血糖素的分泌；增加组织对胰岛素的敏感性。其作用特点为：可降低正常人的血糖，对胰岛功能尚存的患者有效，但对胰岛功能完全丧失者或切除胰腺的动物无效。

2. 抗利尿 氯磺丙脲、格列本脲可促进 ADH 的分泌和增强其作用。

3. 对凝血功能的影响 第三代磺酰脲类药物如格列齐特，可使血小板数目减少、黏附力减弱，还可刺激纤溶酶原的合成，恢复纤溶酶活力，并降低微血管对活性胺类的敏感性，对预防或减轻糖尿病患者微血管并发症有一定作用。

【应用】

1. 糖尿病 用于胰岛功能尚存的 2 型糖尿病饮食控制无效者，65％～75％的疗效较好。每日胰岛素需要量在 40 U 以上者大多无效。对产生胰岛素耐受性的患者可用以刺激内源性胰岛素分泌而减少胰岛素的用量。

2. 尿崩症 仅可选用氯磺丙脲，单用就可使患者尿量明显减少。

【不良反应和用药注意】

1. 胃肠道反应 胃肠不适、恶心、腹泻，多与剂量有关。偶见粒细胞减少和胆汁郁积性黄疸，多在 1～2 个月内发生，需定期检查肝功能。

2. 低血糖反应 较少见，多因药物过量所致，氯磺丙脲、格列本脲可引起持久的低血糖反应，可持续数日，需反复注射葡萄糖解救。特别是老人、肝肾功能不良的患者较易发生。第二代磺酰脲类药物较少引起低血糖。

3. 其他 少数患者可出现过敏反应，如皮疹或红斑等。大剂量可引起中枢神经系统症状，如嗜睡、眩晕、共济失调、精神错乱，少数有白细胞、血小板减少及溶血性贫血。氯磺丙脲的半衰期最长，更易发生此种反应。老年人及肝肾功能不良者较易发生。长期应用磺酰脲类可引起甲状腺功能减退，应予重视。在动物实验中，大剂量时曾致畸胎。

（二）双胍类

本类药物有苯乙双胍（phenformin，苯乙福明，降糖灵）和二甲双胍（metformin，甲福明，降糖片）。苯乙双胍因有导致乳酸中毒的危险而在临床上较少使用。

【作用与应用】

双胍类的降血糖作用与磺酰脲类完全不同，它不刺激胰岛素 β 细胞释放胰岛素，对正常人血糖无影响，但对糖尿病患者则可使血糖明显降低。其机制可能是：①增加肌肉组织的无氧糖酵解，促进组织对葡萄糖的摄取和利用；②减少肝细胞糖异生，降低葡萄糖在肠道的吸收；③增加胰岛素与其受体结合；④降低血中胰高血糖素水平。二甲双胍还具有除降糖作用以外的心血管保护作用。它是目前唯一既兼顾疗效，又兼顾费用且安全的理想降糖药物。国内外权威指南已将其推荐为贯穿 2 型糖尿病治疗全程的一线首选药物。

本类药适用于单用饮食控制无效的轻、中型糖尿病患者，尤其肥胖病例。常与磺酰脲类或胰岛素合用。如单用磺酰脲类无效者，加用该类药物常可奏效。

【不良反应和用药注意】

1. 一般反应 厌食、口苦、口腔金属味、胃肠道刺激等,减量或停药后消失。可在进餐时或进餐后服用以减轻上述症状。

2. 低血糖症 初期用药时可出现低血糖反应,宜从小剂量开始逐渐加大剂量。

3. 乳酸血症及酮症 由于双胍类增加糖的无氧酵解可抑制糖异生,少数患者可引起酮症及乳酸血症,尤以苯乙双胍的发生率高。

（三）α-葡萄糖苷酶抑制药

本类药是一类新型口服降血糖药,临床上常用的是阿卡波糖(acarbose,拜糖平)和伏格列波糖(voglibose,倍欣)。其降血糖机制:口服后在小肠上皮刷状缘与碳水化合物竞争水解碳水化合物的酶,从而减慢水解及产生葡萄糖的速度并延缓葡萄糖的吸收,使血糖峰值降低。临床上主要用于轻、中度 2 型糖尿病。对应用磺酰脲类或胰岛素治疗效果不佳者,加用阿卡波糖常可明显降低餐后血糖,使血糖波动减少,减少磺酰脲类或胰岛素的用量。应在进食第一口食物时嚼碎药片后服用,食物中应有碳水化合物。如果服药后很长时间才进餐,则疗效不佳或无效。如餐后才想起来未服药,不必补服。主要副作用是胃肠道反应,是由于碳水化合物在肠道滞留和酵解产气所引起,因而有腹胀、嗳气、肛门排气增多,甚至有腹泻,多数情况下不影响治疗。但消化性溃疡、肠道炎症患者不宜使用。

（四）噻唑烷二酮类

多为噻唑烷二酮(thiazolidinedione)的衍生物,如罗格列酮(rosiglitazone,文迪雅,avandia)、环格列酮(ciglitazone)、吡格列酮(pioglitazone)、恩格列酮(englitazone)等。该类药物主要是增加肌肉和脂肪组织对胰岛素的敏感性,提高细胞对葡萄糖的利用而发挥降低血糖的疗效,可明显降低空腹血糖及胰岛素和 C-肽水平,对餐后血糖和胰岛素亦有明显的降低作用。使糖化血红蛋白(HbAlc)水平明显降低。其改善胰岛素抵抗及降糖的机制与竞争性激活过氧化物酶增殖活化受体 γ(PPARγ),调节胰岛素反应性基因转录有关。主要用于 2 型糖尿病患者。噻唑烷二酮类治疗 2 型糖尿病奏效的条件为患者尚有一定的分泌胰岛素的能力。

该类药物具有良好的安全性和耐受性,低血糖发生率低。副作用主要有嗜睡、肌肉和骨骼痛、头痛等。但有一定的肝毒性,曲格列酮在上市后仅仅 3 年时间,就因严重肝毒性甚至肝功能衰竭致死而迅速从全球撤出市场。罗格列酮在面世 8 年后(2007 年 5 月)因严重心脏毒性甚至致死而遭美国食品药品监督管理局(FDA)警告,要求企业修改说明书,将“与胰岛素合用”列入禁忌,并提示有导致心力衰竭和增加女性骨折发生率的危险。

（五）非磺酰脲类胰岛素促分泌药

瑞格列奈(repaglinide)是氨基乙酰基苯甲酸衍生物,是一种新型的胰岛素促分泌剂。该药为新型的非磺酰脲类口服降血糖药,但它也能有效地刺激胰岛素的分

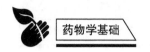

泌,降低空腹和餐后血糖水平。该药与磺酰脲类有相似的作用机制,可刺激胰岛素的分泌。其降糖作用比格列本脲强 3～5 倍,口服吸收迅速,在肝内代谢,持续时间短,给药方法灵活,集中作用于餐后葡萄糖的负载,以降低与饮食有关的血糖浓度,适用于降低 2 型糖尿病患者的餐后血糖。瑞格列奈不良反应少,常见低血糖、头痛和腹泻等。

知识拓展

目前,使用的主流人胰岛素有以下缺点:首先,由于注射用人胰岛素为六聚体,进入人体内后要分解成二聚体或单体才能被组织吸收,不同个体之间该分解和吸收过程差异很大,并且最后进入人体循环的胰岛素浓度会下降 1000～10000 倍;其次,胰岛素悬浊液如未充分混合或是形成晶体会使吸收效率降低;再次,不同注射部位的局部血流和组织结构的不同也会导致作用效果不同。新开发的胰岛素类似物是通过 DNA 重组技术获得,各自有其独特的临床应用特点。速效胰岛素类似物起效快,可于餐前即刻注射,从而更好地控制餐后血糖;特慢效胰岛素类似物作用平缓,可模拟生理胰岛素状态,配合速效胰岛素可起到胰岛素泵的效果;新的胰岛素类似物能更好地替代或补充内源性胰岛素分泌,能更好地模拟胰岛素体内过程,已成为目前治疗糖尿病的主流方向。

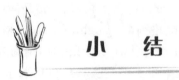

小　结

糖尿病的患病率急剧增长,致使许多国家,特别是发达国家用于治疗此病及其并发症的费用猛增。目前,全世界已把糖尿病视为最主要的公共卫生问题之一。1 型糖尿病患者在发病时就需要胰岛素治疗,而且需要终生进行胰岛素替代治疗;2 型糖尿病患者在生活方式和口服降糖药联合治疗的基础上仍未达标者,即可开始加入胰岛素的联合治疗,一般经过最大剂量口服降糖药治疗后 HbA1c 仍大于 7.0% 时,就应该开始进行胰岛素治疗。

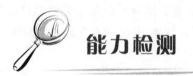

能力检测

1. 试述胰岛素治疗糖尿病的适应证及不良反应。
2. 说出口服降糖药的分类及代表药物,简述其正确的服药方法。

任务四　性激素类药物及避孕药的基本知识

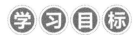

知识目标

(1) 熟悉雌激素、孕激素及雄激素的作用及应用、不良反应及用药注意;

(2) 了解同化激素作用,避孕药的种类、作用、主要不良反应及用药注意。

能力目标

(1) 能说出雌激素、孕激素及雄激素的作用及应用;

(2) 能识别避孕药的种类、作用、主要不良反应。

案例引导

　　性激素是性腺分泌的激素,其作用各不相同,避孕药多属于雌激素和孕激素的复合制剂,应熟悉其作用、应用及其不良反应带来的后果及处理方法。

　　案例分析:患者,女,30 岁。妊娠 55 日,腹痛伴少量阴道出血 1 日,化验尿HCG(＋)。查体:身高 160 cm,体重 51 kg,发育正常,神清,自动体位。体温 36.2℃,脉搏 88 次/分,血压正常。B超示宫内早孕。诊断:先兆流产。治疗:绝对卧床休息;黄体酮 20 mg,肌内注射每日一次,治疗 7 日;安络血 8 mg,口服每日三次。经治疗,患者阴道出血停止,腹痛消失。

一、性激素类药

(一)雌激素及雌激素拮抗药

雌激素

　　卵巢分泌的雌激素(estrogens)主要是雌二醇(estradiol)。从孕妇尿提出的雌酮(estrone)和雌三醇(estriol)等,多为雌二醇的代谢产物。雌二醇是传统的雌激素类药物,近年来以雌二醇为母体,人工合成许多高效的衍生物,如炔雌醇(ethinyl estradiol)、炔雌醚(quinestrol)及戊酸雌二醇(estradiol valerate)等。此外,也曾合成一些结构较简单的具有雌激素样作用的制剂,如已烯雌酚(diethylstilbestrol)。

【作用】

　　(1) 促进女性性征和性器官发育:①对未成年女性,促使子宫发育、乳腺腺管增生并使脂肪分布发生变化;②对成年女性,保持女性性征并参与月经周期。雌激素使子宫

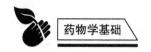

内膜增殖变厚（增殖期），与黄体酮一起使子宫内膜转变为分泌期，提高子宫平滑肌对缩宫素的敏感性；同时使阴道上皮增生，浅表层细胞发生角化。

（2）抑制排卵和泌乳：较大剂量可作用于下丘脑-垂体系统，抑制促性腺激素释放激素（GnRH）的分泌，发挥抗排卵作用，并能抑制乳汁分泌；此外，还具有对抗雄激素的作用。

（3）影响代谢：有轻度水钠潴留作用；能增加骨骼的钙盐沉积，加速骨骺闭合；大剂量能升高血清三酰甘油三酯和磷脂，降低血清胆固醇，可使糖耐量降低，还有促凝血作用。

【应用】

（1）卵巢功能不全与闭经：原发性或继发性卵巢功能低下可用雌激素作替代治疗，以促进外生殖器、子宫及第二性征的发育；与孕激素合用可形成人工月经。

（2）功能性子宫出血：用于因雌激素水平波动引起的不规则出血或雌激素水平低下，子宫内膜创面修复不良引起的出血。也可适当配合使用孕激素，以调整月经周期。

（3）绝经期综合征：绝经期和老年性骨质疏松症，可使用雌激素与雄激素联合治疗，减少骨质疏松。此外，对老年性阴道炎及女阴干枯症等，局部用药有效。

（4）乳房胀痛及退乳：大剂量雌激素可反馈性抑制垂体催乳素的分泌，使乳汁分泌减少而退乳消痛。

（5）晚期乳腺癌：绝经5年以上的乳腺癌可用雌激素治疗，雌激素能缓解晚期乳腺癌不宜手术患者的症状，但绝经期以前的患者禁用，否则可能会促进肿瘤的生长。

（6）前列腺癌：大剂量雌激素类抑制垂体促性腺激素分泌，使睾丸萎缩而抑制雄激素的生成，并有对抗雄激素作用。

（7）其他：雌激素抑制雄激素分泌以治疗青春期痤疮及避孕。

【不良反应和用药注意】

（1）常见恶心、呕吐、食欲不振、头晕等，早晨较多见。从小剂量开始并逐渐增加剂量或反应发生后减少剂量均可减轻反应。注射剂此种反应较轻。

（2）长期大量应用雌激素可使子宫内膜过度增生而引起出血，有子宫出血倾向者及子宫内膜炎患者慎用。

（3）肿瘤患者不宜使用，前列腺癌和绝经期后乳腺癌除外。该药可能引起胆汁郁积性黄疸，故肝功能不良者慎用。

雌激素拮抗药

雌激素拮抗药能竞争性地拮抗雌激素受体，有抑制或减弱雌激素的作用，主要药物有氯米芬（clomifene）、他莫昔芬（tamoxifen）、雷洛昔芬（raloxifene）等。雌激素拮抗药也可称为选择性雌激素受体调节剂，它对机体具有双重作用，即对生殖系统表现为雌激素拮抗作用，而对骨骼系统及心血管系统则发挥拟雌激素样作用，这对雌激素的替代治疗具有重要意义。临床上常用于月经紊乱及长期服用避孕药后发生的闭经。对无排卵型及精子缺失性不育症，以及乳房纤维囊性疾病和晚期乳腺癌也有一定疗效。长期大剂量连续服用可引起卵巢肥大，卵巢囊肿患者禁用。

（二）孕激素类药

天然孕激素（progestogens）主要由卵巢黄体分泌，妊娠 3～4 个月后黄体逐渐萎缩而由胎盘分泌，直至分娩。在近排卵期的卵巢及肾上腺皮质中也有一定量的孕激素产生。临床上应用的孕激素均系人工合成品及其衍生物。孕激素类按化学结构可分为两大类。①17α-羟孕酮类：从黄体酮衍生而得，如醋酸甲羟孕酮（醋酸甲孕酮，安宫黄体酮，medroxyprogesterone acetate）、甲地孕酮（megestrol）、氯地孕酮（chlormadinone）和羟孕酮己酸酯（17α-hydroxyprogesterone caproate）。②19-去甲睾丸酮类：从妊娠素衍生而得，如炔诺酮（norethisterone，norethindrone）、双醋炔诺醇（etynodiol diacetate）、炔诺孕酮（18-甲基炔诺酮，甲基炔诺酮，norgestrel）等。

【作用】

（1）生殖系统：①在月经后期，黄体酮在雌激素作用的基础上，使子宫内膜继续增厚充血，腺体增生并分支，由增殖期转为分泌期，有利于孕卵着床和胚胎发育；②与缩宫素竞争受体，降低子宫对缩宫素的敏感性，有利于胎儿安全生长；③可抑制垂体前叶黄体生成素（LH）的分泌，起负反馈作用，抑制排卵；④促使乳腺腺泡发育，为哺乳做好准备。

（2）利尿：能竞争性地对抗醛固酮，从而促进 Na^+ 和 Cl^- 的排泄并利尿。

（3）升温：能使月经周期的黄体相基础体温升高。

【应用】

（1）功能性子宫出血：孕激素可使子宫内膜协调一致地转为分泌期，维持正常的月经。

（2）流产：对先兆性流产和习惯性流产均有效，有一定的安胎作用。

（3）痛经及子宫内膜异位症：孕激素可通过抑制排卵并减轻子宫痉挛性收缩而止痛，也可使异位的子宫内膜退化，与雌激素合用效果更好。

（4）子宫内膜腺癌、前列腺增生或癌症：大剂量孕激素可使子宫内膜癌细胞分泌耗竭而致其退化，可反馈性地抑制垂体前叶分泌间质细胞刺激激素，减少睾酮分泌，促进前列腺细胞萎缩退化。

【不良反应和用药注意】

不良反应较少。偶见头晕、恶心、乳房胀痛等。长期应用可引起子宫内膜萎缩，月经量减少，并易发阴道真菌感染。大剂量使用 19-甲睾丸酮衍生的孕激素类时可致肝功能障碍。19-去甲睾丸酮衍生的孕激素类药物具有雄激素样作用，可引起女性胎儿男性化，不宜用来安胎。黄体酮有时也可能引起生殖性畸形。

（三）雄激素类药物及同化激素

雄激素类药物

天然雄激素主要由睾丸间质细胞分泌，肾上腺皮质、卵巢和胎盘也有少量分泌，睾酮是其主要成分。临床上常用的为甲睾酮（android；甲基睾丸素，methyltestosterone）、丙酸睾酮（andronate；丙酸睾丸素，testosterone propionate）和苯乙酸睾酮（苯乙酸睾丸素，testosterone phenylacetate）。

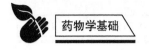

【作用】

（1）生殖系统：促进男性性器官及副性器官发育并保持其成熟状态,促进男性第二性征形成,促进精子的生成及成熟。大剂量反馈抑制垂体前叶分泌促性腺激素。对女性可使雌激素分泌减少。还有抗雌激素作用。

（2）同化作用：雄激素能明显促进蛋白质的合成,减少氨基酸分解,造成正氮平衡,使肌肉增长,体重增加,减少尿氮排泄,同时有水、钠、钙、磷潴留现象;还能促进免疫球蛋白的合成,增强机体的免疫功能和抗感染能力。

（3）骨髓造血功能：大剂量雄激素可促进肾脏分泌促红细胞生成素,也可直接刺激骨髓的造血功能,使红细胞生成增加。

（4）其他：雄激素还有类似糖皮质激素的抗炎作用;有增加肾脏远曲小管重吸收水、钠和保钙作用,所以容易出现水、钠、钙、磷潴留现象。

【应用】

（1）睾丸功能不全：作替代疗法。

（2）功能性子宫出血：通过对抗雌激素作用使子宫平滑肌及其血管收缩、内膜萎缩而止血,更年期患者较适用。

（3）晚期乳腺癌：与其抗雌激素作用有关,可抑制瘤体生长,缓解症状。

（4）贫血：可用于再生障碍性贫血及其他贫血。

【不良反应和用药注意】

女性患者长期应用雄激素类药物,可引起男性化体征,如痤疮、多毛、声音变粗、闭经、乳腺退化、性欲改变等;男性患者可发生性欲亢进,也可出现女性化症状,长期用药后睾丸萎缩,精子生成受到抑制。17α-位由烷基取代的睾酮类药物可干扰肝内毛细胆管的排泄功能,引起胆汁郁积性黄疸。

同化激素类药物

同化激素（anabolic hormone）是一种以同化为主,男性化作用较弱的睾酮衍生物,如苯丙酸诺龙（nandrolone）、司坦唑醇（stanozolol）等。同化激素能促进蛋白质合成,减少蛋白质分解,使肌肉增长、体重增加,主要用于蛋白质合成不足和分解增多,如营养不良、严重烧伤、肿瘤恶液质、手术后恢复期、骨折不易愈合、老年性骨质疏松、肾功能衰竭、再生障碍性贫血及慢性消耗性疾病等。同化激素属体育竞赛的禁用药物。

二、避孕药

生殖过程包括精子和卵子的形成与成熟、排卵、受精、着床以及胚胎发育等许多环节。阻断其中任何一个环节,都能达到避孕和中止妊娠的目的。避孕药是一种安全、方便和理想的避孕方法。现有的避孕药大多为女性避孕药,男用药较少。

（一）主要抑制排卵的避孕药

【作用】

此类药物是以孕激素为主、雌激素为辅组成的复方制剂,是目前应用最多的女性避孕药。雌激素通过负反馈机制抑制下丘脑 GnRH 的释放,从而减少促卵泡素(FSH)的分泌,使卵泡的生长和成熟过程受到抑制;孕激素抑制促黄体生成激素(LH)释放。两者协同起作用而抑制排卵。此外,孕激素还可干扰生殖过程的其他环节,如抑制子宫内膜增殖、抑制宫颈分泌等。

【分类及应用】

(1) 短效口服避孕药:如复方炔诺酮片、复方甲地孕酮片及复方炔诺孕酮片等。从月经周期第 5 日开始,每晚服药一片,不间断连服 22 日。一般于停药后 2～4 就可发生撤退性出血,形成人工月经周期。下次服药仍从月经来潮第 5 日开始。如停药 7 日仍未来月经,则应立即开始服下一周期的药物。漏服时,应于 24 h 内补服一片。

(2) 长效口服避孕药:这是以长效雌激素类药物炔雌醚与不同孕激素类(如炔诺孕酮或氯地孕酮等)配伍而成的复方片剂。服法是从月经来潮当天算起,第 5 日服一片,最初两次间隔 20 日,以后每月服一次,每次一片。

(3) 长效注射避孕药:如复方己酸孕酮注射液(即避孕针 1 号),第一次于月经周期的第 5 日深部肌内注射两支,以后每隔 28 日或于每次月经周期的第 11～12 日注射一次,每次一支。注射后一般于 14 日左右月经来潮。

(4) 埋植剂:植入臂内侧或左肩胛部皮下。

【不良反应和用药注意】

(1) 类早孕反应:出现恶心、呕吐、头晕、乏力、困倦、食欲不振等症状,坚持服药数月,药物反应可自然消失或减轻,个别不能耐受者可按如下方法处理,即每晚加服维生素 B_6 20 mg、维生素 C 100 mg、山莨菪碱 10 mg,连用 1 周。

(2) 阴道出血:可加服炔雌醇。

(3) 月经变化:部分人有月经减少或闭经现象,少数人月经量增加,原月经史不正常者较易发生。如连续 2 个月闭经,应予停药。

(4) 乳汁减少:见于少数哺乳期妇女。

(5) 凝血功能亢进:可诱发血栓性静脉炎和血栓栓塞等。

(6) 轻度损害肝功能:与肝肿瘤的发生有一定关系,服药者应定期检查肝脏,有肝肿大者宜停药。

(7) 色素沉着:少数妇女服用避孕药一段时间后,面部出现褐色色素沉着,停药后多数妇女可减轻或恢复正常。

(8) 白带增多:部分妇女服药 2～3 周后出现白带增多现象,月经来潮后此现象更为明显。

(9) 过敏反应:使用长效避孕针避孕时,极少数妇女出现皮疹、瘙痒等,偶见过敏性休克。

(10) 需用胰岛素治疗的糖尿病患者不宜使用;用药过程出现乳房肿块,应立即停药;宫颈癌患者禁用。

(二) 抗着床避孕药

抗着床避孕药也称探亲避孕药,主要使子宫内膜发生各种功能和形态变化,使之不

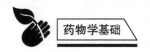

利于孕卵着床。我国多用大剂量炔诺酮（5 mg/次）或甲地孕酮（2 mg/片）。此外还研制成一种新型抗着床药双炔失碳酯（53抗孕片），其主要优点是应用不受月经周期的限制，无论在排卵前、排卵期或排卵后服用，都可影响孕卵着床。一般于同居当晚或事后服用。同居14日以内必须连服14片，如超过14日，应接服Ⅰ号或Ⅱ号口服避孕药。

（三）男性避孕药

棉酚

棉酚（gossypol）具有抑制精子发生和精子活动的作用，可破坏睾丸曲细精管的生精上皮，抑制生精过程，导致精子畸形、死亡，直至没有精子。如果每日服用20 mg，连服2个月，节育有效率可高达99%以上。停药后生精能力可逐渐恢复。不良反应有胃肠道刺激症状、心悸及肝功能改变等。

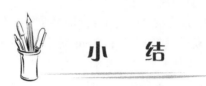

雌激素和孕激素均为内源性激素，具有多种生理作用，在女性体内发育生长，受排卵的神经内分泌控制，参与月经、生育，以及糖、脂肪、蛋白质、无机盐的代谢作用。雄激素促进男性性器官及副性器官发育并保持其成熟状态，亦能明显促进蛋白质的合成。避孕药是通过干扰复杂生殖过程达到避孕效果的一类药物。常用的避孕药多属于雌激素与孕激素的复合制剂。

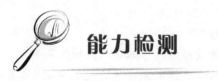

1. 试述雌激素、孕激素、雄激素的临床应用。

参考文献

［1］ 杨宝峰.药理学［M］.7版.北京：人民出版社，2008.
［2］ 吴铁，冯冰虹.药理学［M］.北京：科学出版社，2010.
［3］ 李兵晖，马学玉，吕宏宇.临床用药护理［M］.北京：人民军医出版社，2009.

（陆佩蓓）

抗微生物及抗肿瘤药物概论

任务一　抗菌药的基本概念

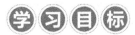

知识目标

（1）掌握抗生素、抗菌谱、抗菌活性、化学治疗、抗生素后效应、细菌耐药性的基本概念；掌握抗菌药物联合应用的目的和原则；

（2）熟悉抗菌药物的作用机制；熟悉肝、肾功能减退时抗菌药物的应用；

（3）了解细菌产生耐药性的机制。

能力目标

针对不同个体合理选择抗菌药，并能分析抗菌药联合应用的合理性。

案例引导

　　妊娠期孕妇服用的多数抗生素能通过胎盘进入胎儿体内，某些药物可能导致胎儿畸形或发育不良，尤其在器官发生的器官形成期（孕8周前）更易导致胎儿畸形。妊娠期及哺乳期用药应如何选择？

　　案例分析：青霉素类属B类药物，是妊娠期应用最安全的抗生素，包括广谱青霉素，如氟哌嗪青霉素及与青霉素配伍的β-内酰胺酶抑制剂（克拉维酸、舒巴坦等）。大环内酯类属B类药物，常用于青霉素过敏者，红霉素最为常用。无味红霉素可导致妊娠期可逆性亚临床肝损害（转氨酶升高），应避免使用，其他类型未发现有此影响，妊娠期可用。哺乳期服用对乳儿无不良影响。头孢菌素类亦属B类药物，产科应用广泛，但妊娠早期的应用还缺乏系统的研究。应把青霉素类、大环内酯类作为妊娠早期的一线药物。头孢菌素类极少量分泌入乳汁中。氯霉素属C类药物，由于胎儿缺乏葡萄糖醛酰转移酶，氯霉素不能失活，积蓄在体内达高浓度时，可导致"灰婴综合征"，妊娠期禁用。哺乳期妇女应用氯霉素可导致婴儿医源性骨髓抑制及肠道菌群失调，哺乳期也应禁用。万古霉素属C类药物，因其有导致严

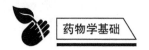

重的肾毒性和耳毒性的可能,故在妊娠期禁用。万古霉素可分泌入乳汁中,对乳儿的影响不显著。

　　美国儿科学会认为哺乳期可以服用乙胺丁醇、异烟肼、利福平,但宜对婴儿定期进行体格检查。

一、抗菌药基本概念

　　对病原微生物、寄生虫及恶性肿瘤细胞所致疾病的药物治疗统称为化学治疗,简称化疗。抗微生物药是一类能抑制或杀灭病原微生物,用于防治感染性疾病的药物,主要包括抗菌药、抗真菌药及抗病毒药。使用抗菌药时,必须注意机体、药物和病原体三者间的关系(图7-1-1)。理想的抗菌药应对病原体有高度的选择性,不易产生耐药性,对机体无毒或低毒。

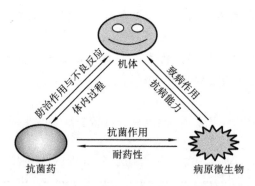

图 7-1-1　机体、药物和病原体三者间的关系

　　(一)抗菌药物的常用术语

　　(1)抗菌药(antibacterial drugs):指能抑制或杀灭细菌,用于防治细菌性感染的药物,有些也可用于寄生虫感染。广义的细菌还包括放线菌、衣原体、支原体、立克次体和螺旋体。抗菌药包括抗生素和人工合成抗菌药。

　　(2)抗生素(antibiotics):指由某些微生物(如细菌、真菌、放线菌属等)分泌产生、能抑制或杀灭其他病原微生物的物质。抗生素分为天然抗生素和人工半合成抗生素两类。

　　(3)抗菌谱:指抗菌药的抗菌范围。可分为以下两种:①窄谱抗菌药:仅对单一菌种或菌属有抗菌作用,如青霉素、红霉素、氨基糖苷类等。②广谱抗菌药:对多种致病菌有抑制或杀灭作用。如四环素类、氯霉素等。

　　(4)抗菌活性:抗菌药抑制或杀灭病原菌的能力。经体外培养试验,能抑制培养基中细菌生长的最低浓度称为最低抑菌浓度(MIC);能杀灭培养基中细菌的最低浓度称为最低杀菌浓度(MBC)。MIC和MBC对临床用药具有一定的指导作用。

（5）抗菌后效应（post-antibiotic effect，PAE）：指细菌与抗菌药短暂接触后，当药物浓度下降，低于 MIC 或消失后，细菌生长仍受到持久抑制的效应。PAE 是评价抗菌药活性的重要指标之一，PAE 较长的药物，给药间隔时间可适当延长，而疗效不减。

（6）耐药性：指长期应用化疗药物后，病原体（微生物、寄生虫、肿瘤细胞）对化疗药物的敏感性下降甚至消失，耐药性又称抗药性。

（二）抗菌药物的作用机制

抗微生物药主要通过干扰病原微生物的生化代谢过程，影响其结构与功能，从而出现抑菌或杀菌作用（图 7-1-2）。

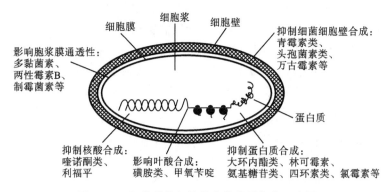

图 7-1-2　细菌结构与抗菌药物作用部位示意图

（1）抑制细菌细胞壁的合成　青霉素类、头孢菌素类、万古霉素等通过抑制转肽酶，干扰病原菌细胞壁黏肽的合成，使新生细胞壁缺损，然后在自溶酶的影响下，导致菌体肿胀、破裂、溶解而死亡。

（2）影响胞浆膜通透性　多黏菌素、两性霉素 B 等能选择性地与病原体胞浆膜中磷脂或固醇类物质结合，增加胞浆膜的通透性，使菌体内蛋白质、核苷酸、氨基酸等重要营养成分外漏，导致病原体死亡。

（3）抑制蛋白质合成　大环内酯类、氨基糖苷类、四环素类、氯霉素、林可霉素类等通过作用于病原体的核糖体，抑制菌体蛋白质合成的不同环节而出现抑菌或杀菌作用。

（4）抑制核酸合成　喹诺酮类抑制 DNA 回旋酶，阻碍细菌 DNA 复制而产生杀菌作用；利福平抑制 DNA 依赖性 RNA 多聚酶，阻碍 mRNA 合成。

（5）抑制叶酸合成　磺胺类、甲氧苄啶分别通过抑制病原体叶酸代谢过程中二氢叶酸合成酶和二氢叶酸还原酶，从而影响四氢叶酸形成，抑制细菌的生长繁殖。

（三）细菌产生耐药性的机制

细菌产生耐药性的机制主要有以下几点。

1. 产生灭活酶

（1）β-内酰胺酶（水解酶）：可水解青霉素类和头孢菌素类药物分子结构中的 β-内酰胺环，使其断裂而丧失抗菌作用。

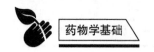

（2）氨基糖苷类抗生素钝化酶（合成酶）：如乙酰转移酶、磷酸转移酶及核苷转移酶等，可改变氨基糖苷类抗生素的分子结构而使其失去抗菌作用。

2. 改变药物作用的靶位 耐药的细菌可改变靶蛋白结构使药物不能与靶蛋白结合，如细菌对利福霉素的耐药；增加靶蛋白的数量，如金黄色葡萄球菌对甲氧西林耐药；生成新的对抗生素亲和力低的耐药靶蛋白，如甲氧西林耐药金黄色葡萄球菌对 β-内酰胺类抗生素产生的耐药。

3. 降低细胞膜的通透性 铜绿假单胞菌的某些菌株失去其外膜上的特异通道后导致对亚胺培南产生耐药性。

4. 改变代谢途径 耐药菌对磺胺类药物产生的耐药性，就是通过产生大量的对氨苯甲酸（PABA），或直接利用叶酸生成二氢叶酸而实现的。

5. 增强药物主动外排 在细菌的胞浆膜上存在药物主动外排系统（由转运分子、外膜蛋白和附加蛋白组成），三种蛋白的联合作用将药物泵出细菌体。细菌可通过此组跨膜蛋白主动外排药物，从而形成低水平非特异性、多重性耐药。如大肠埃希菌、金黄色葡萄球菌、铜绿假单胞菌等。

二、抗菌药的合理应用

抗菌药的合理应用是指在全面了解患者、病原菌和抗菌药三者基本情况与相互联系的基础上，安全有效地应用抗菌药，使患者以最小的用药风险，获得最大的治疗效益，同时还应采取相应措施，以增强患者免疫力。在抗菌药物使用时，应遵循以下原则。

1. 尽早明确病原诊断 合理选用抗菌药，首先必须确定病原，然后进行细菌的药物敏感度试验，必要时还需测定联合药敏试验，供临床选药参考。对不明原因的发热或病毒感染，不要滥用抗菌药。

2. 严格控制预防用药 预防性应用抗菌药仅限于经临床证明确实有效的少数情况，如预防结肠或直肠手术后的多种需氧菌感染和厌氧菌感染；防止闭塞性脉管炎患者因截肢术后导致的气性坏疽；预防流行性脑脊髓膜炎、结核病、疟疾或破伤风；预防风湿热复发或风湿病等。

3. 抗菌药物的联合应用 联合用药的目的在于发挥药物的协同抗菌作用以提高疗效，对混合感染或未做细菌学诊断的病例扩大抗菌范围，降低药物的毒副反应，延缓或减少细菌耐药性的发生。

（1）联合用药指征：①病因未明的严重感染；②单一抗菌药不能有效控制的严重感染或混合感染，如胸腹部严重创伤后并发的感染、胃肠穿孔所致的腹膜炎、肠球菌或链球菌引起的心内膜炎和败血症等，联合用药可明显提高治愈率、缩短疗程；③长期用药易产生耐药的细菌感染，如结核病；④降低药物毒性，如两性霉素 B 与氟胞嘧啶合用治疗深部真菌感染时，可减少前者的剂量，从而减轻毒性反应；⑤细菌感染所致的脑膜炎和骨髓炎。

（2）联合用药的可能效果：根据抗菌药的作用性质，一般将其分为以下四类。

Ⅰ类：繁殖期杀菌剂，如青霉素类和头孢菌素类等。

Ⅱ类：静止期杀菌剂，如氨基糖苷类和多黏菌素类等。

Ⅲ类：速效抑菌剂，如四环素类、大环内酯类和氯霉素等。

Ⅳ类：慢效抑菌剂，如磺胺类。

联合应用上述两类抗菌药时，可产生协同作用（Ⅰ＋Ⅱ）、拮抗作用（Ⅰ＋Ⅲ）、相加作用（Ⅲ＋Ⅳ）、无关或相加作用（Ⅰ＋Ⅳ）四种效果。如青霉素类与氯霉素或四环素类合用时，由于速效抑菌剂使细菌迅速处于静止状态，青霉素类药物难以充分发挥其繁殖期杀菌作用，从而出现拮抗效果。

4. 防止抗菌药的不合理应用

（1）病毒感染：抗菌药对病毒感染无效，对于单纯性病毒感染，一般不使用抗菌药。

（2）病因或发热原因不明：除病情严重或高度怀疑为细菌感染者外，一般不使用抗菌药，以免掩盖典型的临床症状或难以检出病原体而延误诊断和治疗。

（3）局部应用：皮肤黏膜处应用抗菌药时，易诱发过敏反应和细菌耐药，应尽量避免。必须局部使用时，应选用杆菌肽、磺胺米隆和磺胺嘧啶银等供局部使用的药物。

（4）抗菌药剂量过大或过小，以及疗程过短或过长。

（5）常规性使用广谱抗菌药或新上市的药物。

5. 针对患者的情况合理用药

（1）肾功能减退者：避免使用主要经肾排泄而且对肾脏有损害的药物，如两性霉素B、万古霉素、氨基糖苷类和多黏菌素类等抗菌药。

（2）肝功能减退者：肝功能严重受损时，对在肝脏代谢而由肾脏排泄的β-内酰胺类、喹诺酮类、克林霉素、林可霉素等应减量慎用；对红霉素酯化物、氨苄西林酯化物、氯霉素、四环素类、磺胺类、利福平、异烟肼、两性霉素B、酮康唑、咪康唑等应尽量避免使用。

（3）其他：新生儿禁用氯霉素、呋喃类和磺胺类药物，以免造成灰婴综合征、溶血和脑核性黄疸；儿童应避免使用对生长发育有影响的药物，如四环素、喹诺酮类等；孕妇应禁用四环素类、氯霉素、依托红霉素、氨基糖苷类、喹诺酮类、磺胺类等药物。

📖 **知识拓展** ···

目前抗菌药的滥用极为严重，我国住院患者的抗菌药使用率高达80%，外科手术中高达95%，而世界卫生组织推荐的抗菌药使用率仅为30%。大量地使用抗菌药造成耐药性问题日益突出：超级耐药菌、超级细菌、大量的耐药菌产生，意味着我们将来没有抗菌药可用。卫生部为进一步完善抗菌药临床应用技术规范，不断修订完善《抗菌药临床应用指导原则》，并制定《国家抗微生物指南》、《中国国家处方集（儿童药卷）》等一系列文件，加大文件的执行和检查力度。同时，加强合理用药监测系统，更好地指导临床合理使用抗菌药。

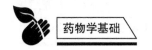

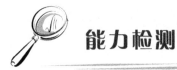

1. 抗菌药的耐药性是怎样产生的？
2. 肝、肾功能减退时哪些药物应慎用或禁用？

参考文献

[1] 宋前流.护理药物学[M].北京：人民军医出版社,2008.

任务二　抗生素的基本知识

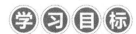

知识目标

（1）掌握青霉素、头孢菌素类、红霉素、氨基糖苷类抗生素、四环素类药物、氯霉素的抗菌谱、适应证、不良反应；

（2）熟悉半合成青霉素、乙酰螺旋霉素、罗红霉素、阿奇霉素、林可霉素、氯林可霉素、庆大霉素、阿米卡星、妥布霉素、奈替米星、大观霉素的作用特点及应用。

能力目标

（1）能够正确配制各类抗生素,避免药物配制禁忌；

（2）能对各类抗生素的不良反应进行用药监护。

案例引导

　　患者,男,62岁。左胫骨骨折、皮肤软组织挫伤,准备行骨科手术。术前讨论预防感染用药：术前30 min,静脉滴注克林霉素0.6 g；术后氯化钠注射液250 mL,氨曲南1.0 g,静脉滴注,每日2次,5%葡萄糖注射液250 mL,克林霉素0.6 g,静脉滴注,每日2次。

　　案例分析：皮肤软组织挫伤和骨科手术,主要感染病原菌为金黄色葡萄球菌,以革兰阳性菌为主,一般首选对革兰阳性（G^+）菌感染效果肯定的杀菌剂而非抑菌剂,宜选用安全及价格相对低廉的第一代头孢菌素,如头孢唑啉。氨曲南仅对革兰阴性（G^-）菌有效,对革兰阳性菌及厌氧菌无效,所以氨曲南不宜选用。克林霉素虽对金黄色葡萄球菌、厌氧菌敏感,但由于快速静脉滴注时可引起血压下降和心电图改变,手术中与麻醉药、肌松药合用时,可增加神经肌肉阻滞,甚至可能引起呼吸麻痹,亦不宜选用。

一、β-内酰胺类抗生素

β-内酰胺类抗生素是一类在化学结构中含有 β-内酰胺环结构的抗生素(图 7-2-1),包括青霉素类、头孢菌素类及其他 β-内酰胺类。

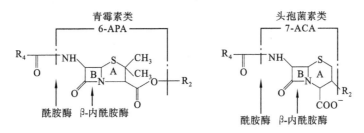

图 7-2-1　青霉素类与头孢菌素类药物的基本化学结构

(一)青霉素类

青霉素 G(penicillin G,benzylpenicillin 苄青霉素)为世界上第一个使用的抗生素,是天然青霉素的代表药。因其具有抗菌作用强、低毒、价廉等优点,故经常使用。临床上多用其钠盐或钾盐,干燥粉末在室温下稳定,但其水溶液极不稳定,易被酸、碱、醇、金属离子等分解破坏,且不耐热,在室温中放置 24 h,大部分降解失效,并产生具有抗原性的致敏物质,故临床上应用时必须用前配制。

【体内过程】

不耐酸,口服后因迅速被胃酸及消化酶破坏而失效,故须肌内注射或静脉滴注。肌内注射吸收快且完全,30 min 内血药浓度达高峰,$t_{1/2}$ 为 0.5～1 h,有效血药浓度可维持 4～6 h。体内分布广泛,在患有脑膜炎时,较易进入脑脊液,可达有效浓度。主要以原形经肾小管分泌排出(90%),丙磺舒可与其竞争分泌,使青霉素 G 的作用时间延长。

【作用】

抗菌作用强,因其在细菌繁殖期低浓度抑菌、高浓度杀菌,故将青霉素称为繁殖期杀菌剂。但抗菌谱比较窄,其特点如下:对 G^+ 菌作用强,对大多数 G^- 杆菌、真菌、原虫、立克次体、病毒等均无效。高度敏感菌包括以下几种。①G^+ 球菌:溶血性链球菌、肺炎球菌、敏感的葡萄球菌(除金葡菌以外)等;②G^+ 杆菌:白喉杆菌、破伤风杆菌、产气荚膜菌及炭疽杆菌等;③G^- 球菌:脑膜炎奈瑟菌及不耐药的淋病奈瑟菌;④螺旋体:梅毒螺旋体、钩端螺旋体、回归热螺旋体等;⑤放线菌。

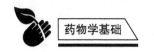

抗菌机制如下:青霉素 G 结构中的 β-内酰胺环可与敏感菌胞浆膜上靶分子青霉素结合蛋白(PBPs)结合,抑制转肽酶的转肽作用,干扰细胞壁黏肽合成,造成细胞壁缺损,导致菌体膨胀、破裂而死亡。

【应用】

青霉素 G 为治疗敏感的 G^+ 球菌、G^+ 杆菌、G^- 球菌及螺旋体所致感染的首选药。

1. G^+ 球菌感染 溶血性链球菌引起的蜂窝织炎、丹毒、猩红热、咽炎、扁桃体炎、心内膜炎等;肺炎链球菌引起的大叶性肺炎、脓胸、支气管肺炎等;草绿色链球菌引起的心内膜炎,常需大剂量静脉滴注才能有效。

2. G^+ 杆菌感染 治疗破伤风、白喉、气性坏疽等,必须配合相应的抗毒素血清使用。

3. G^- 球菌感染 脑膜炎奈瑟菌引起的流行性脑脊髓膜炎,青霉素 G 和磺胺嘧啶为并列首选药;淋病奈瑟菌所致的生殖道淋病(不耐药者)也可使用。

4. 螺旋体感染 青霉素 G 是治疗梅毒的首选药。钩端螺旋体病、回归热等应早期、大剂量使用青霉素 G。

5. 放线菌感染 宜大剂量、长疗程用药。

【不良反应及用药注意事项】

1. 变态反应(过敏反应) 变态反应为最常见的不良反应,发生率为 1%～10%。一般表现为药热、皮疹和血清病性反应,停药后可自行消失;严重者可出现过敏性休克,若抢救不及时,患者可因呼吸困难、循环衰竭而致死,发生率占用药人数的 0.4/10000～1.0/10000,死亡率约为 0.1/10000。过敏性休克的防治措施:①仔细询问过敏史,对青霉素过敏者禁用;②初次使用、用药间隔 3 日以上或更换批号者必须做皮试,反应阳性者禁用;③注射液需现配现用,即时用完;④避免局部用药或在饥饿情况下注射;⑤每次用药后需观察 30 min,无反应者方可离去;⑥做好抢救准备:一旦发生过敏性休克,应立即皮下或肌内注射 0.1% 肾上腺素 0.5～1 mL,严重者可稀释后缓慢静脉注射或静脉滴注,必要时加入糖皮质激素和抗组胺药,并配合其他抢救措施。

2. 赫氏反应 应用青霉素 G 治疗梅毒、钩端螺旋体、鼠咬热或炭疽等感染时,可有症状加剧现象,表现为全身不适、寒战、发热、咽痛、肌痛、心跳加快等症状,可能是大量病原体被杀死后释放的物质所致。

3. 其他不良反应 肌内注射青霉素可产生局部疼痛、红肿或硬结。静脉滴注剂量过大(每日 2 000 万～2 500 万 U)可引起抽搐、昏迷等神经系统反应(青霉素脑病),大剂量青霉素钾盐静脉滴注时可出现高钾血症,甚至心律失常,故不可快速静脉滴注。

禁用于对青霉素 G 或头孢菌素类过敏者及哺乳期妇女,慎用于妊娠期妇女、哮喘、肝肾功能不良、重症肌无力、癫痫病患者及新生儿。

4. 半合成青霉素 为了弥补天然青霉素抗菌谱窄、不耐酸、不耐酶又易水解的缺点,在其母核 6-APA 上引入不同侧链,而分别得到具有耐酸、耐酶、广谱、抗铜绿假单胞菌、抗 G^- 菌等不同特性的半合成青霉素,其抗菌机制、不良反应同青霉素,且存在交叉过敏反应,故使用前需用青霉素或拟用药物做皮试。

苯唑西林(oxacillin,新青霉素Ⅱ)、氯唑西林(cloxacillin)

苯唑西林和氯唑西林为耐酶耐酸青霉素。其抗菌特点如下:①耐酶耐酸,可口服,对葡萄球菌产生的青霉素酶稳定;②抗菌谱同天然青霉素,但抗菌活性不及青霉素。主要用于对青霉素耐药的金黄色葡萄球菌感染。

本类药物供口服和注射的还有萘夫西林(nafcillin,新青青霉素Ⅲ)、双氯西林(dicloxacillin)、氟氯西林(flucloxacillin)。

氨苄西林(ampicillin)、阿莫西林(amoxicillin,羟氨苄青霉素)

氨苄西林和阿莫西林为广谱青霉素。其抗菌特点如下:①耐酸可口服,但不耐酶,对产酶的金黄色葡萄球菌无效;②广谱,对 G^+ 菌和 G^- 菌均有杀灭作用,对 G^- 杆菌作用强,对 G^+ 菌作用不及青霉素 G,对肠球菌作用优于青霉素 G,但对铜绿假单胞菌无效。主要用于各种敏感菌所致的全身感染。氨苄西林主要用于敏感菌所致的呼吸道、伤寒、副伤寒、尿路、胆道、肠道感染及脑膜炎、心内膜炎等。阿莫西林适应证同氨苄西林,但对慢性支气管炎疗效优于氨苄西林,由于对幽门螺杆菌杀灭作用比氨苄西林强,还可用于消化性溃疡的治疗。

本类药物供口服和注射的还有海他西林(hetacillin,phenazacillin,缩酮青霉素)、美坦西林(metampicillin)。供口服的还有酞氨西林(talampicillin)、匹氨西林(pivampicillin,吡氨青霉素)和巴氨西林(bacampicillin)等。

羧苄西林(carbenicillin)、哌拉西林(piperacillin)

羧苄西林和哌拉西林为抗铜绿假单胞菌青霉素。其抗菌特点如下:①广谱,对 G^+ 菌、G^- 菌厌氧菌均有良好的杀菌作用,对 G^- 菌作用强,尤其对铜绿假单胞菌作用突出;②不耐酸,不耐酶,需注射给药;③与氨基糖苷类抗生素合用有协同作用,但不宜混合注射,用于铜绿假单胞菌感染及其他 G^- 菌引起的严重感染。

本类药物供注射的还有磺苄西林(sulbenicillin)、呋苄西林(furbenicillin)、替卡西林(ticarcillin,羧噻吩青霉素)及阿洛西林(azlocillin)和美洛西林(mezlocillin)、阿帕西林(apalcillin)。

美西林(mecillinam)、替莫西林(temocillin)

美西林和替莫西林为抗 G^- 杆菌青霉素。其抗菌特点如下:对 G^- 菌作用强,对 G^+ 菌作用弱,对铜绿假单胞菌无效,主要用于 G^- 杆菌所致的泌尿生殖系统感染、伤寒及胆道感染等。

本类药物供口服的有匹美西林(pivmecillinam),其在体内水解为美西林发挥作用。

(二)头孢菌素类(先锋霉素类)

头孢菌素类药物的结构中含有与青霉素相同的 β-内酰胺环,抗菌机制与青霉素相似,具有抗菌广、杀菌力强、对胃酸稳定及对 β-内酰胺酶有不同程度的稳定性、过敏反应少等优点。本类药物多数不耐酸,需注射给药。少数药物如头孢氨苄、头孢拉定、头孢

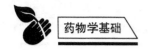

呋辛酯、头孢克洛、头孢克肟等口服有效。

1. 药物分类、作用特点及临床应用　根据抗菌谱、作用强度,对 β-内酰胺酶的稳定性及对肾脏毒性可将头孢菌素分为四代(见表 7-2-1)。

表 7-2-1　常用头孢菌素药的分类、作用特点及临床应用

分类及常用药物	作用特点	临床应用
第一代: 头孢氨苄(cefalexin); 头孢唑啉(cefazolin); 头孢拉啶(cefradine)	①对 G^+ 菌抗菌作用较二、三代强,但对 G^- 菌的作用弱,对铜绿假单胞菌无效;②对青霉素酶稳定,但可被 G^- 菌 β-内酰胺酶破坏;③肾毒性,头孢氨苄较重,头孢拉啶较轻	主要用于耐药金菌及其他敏感菌所致的呼吸道、尿路、败血症、皮肤及软组织感染等
第二代: 头孢呋辛(cefuroxime); 头孢克洛(cefaclor)	①对 G^+ 菌抗菌作用稍逊于第一代,对 G^- 菌作用明显,对部分厌氧菌有效,对铜绿假单胞菌无效;②对多种 β-内酰胺酶比较稳定;③肾毒性较小;④体内分布广,头孢呋辛可进入脑脊液	主要用于大肠埃希菌、克雷伯菌、吲哚变形杆菌所致的肺炎、胆道感染、败血症、腹膜炎和盆腔感染等。头孢克洛与氨基糖苷类合用可有效治疗流感嗜血杆菌引起的脑膜炎。头孢呋辛也可用于脑膜炎和尿路感染
第三代: 头孢噻肟(cefotaxime); 头孢曲松 (ceftriaxone,菌必治); 头孢他啶(ceftazidime,复达欣); 头孢哌酮(cefoperazone)	①对 G^+ 菌抗菌作用弱,对 G^- 菌的作用更强,对厌氧菌、铜绿假单胞菌作用较强;②对各种 β-内酰胺酶稳定;③基本无肾毒性;④体内分布广,组织穿透力强。头孢哌酮、头孢曲松、头孢他啶在胆汁中分布浓度高,后两者可进入脑脊液	主要用于治疗尿路感染及败血症、脑膜炎、肺炎等严重感染。抗铜绿假单胞菌宜选用头孢他啶、头孢哌酮,但后者单用易致耐药性,常与氨基糖苷类合用。新生儿脑膜炎和肠杆菌所致的成人脑膜炎需选用头孢曲松、头孢他啶
第四代: 头孢匹罗(cefpirome); 头孢吡肟(cefepime); 头孢利啶(cefolidin)	①对 G^+、G^- 菌均有高效;②各种 β-内酰胺酶高度稳定;③无肾毒性	主要用于治疗对第三代头孢菌素耐药的细菌感染

2. 不良反应　常见过敏反应,多为皮疹、荨麻疹等,过敏性休克罕见,但与青霉素有交叉过敏现象,青霉素过敏者 5%～10% 对头孢菌素过敏。口服给药可发生胃肠道反应,静脉给药可发生静脉炎。第一代头孢菌素大剂量使用时可出现肾脏毒性,应注意避免与氨基糖苷类和强效利尿剂合用,以免增强肾毒性。第三代、第四代头孢菌素偶见二重感染。长期应用可抑制维生素 K 合成而引起出血,用药期间应观察患者有无出血倾向,必要时酌情补充维生素 K。不宜与抗凝血药合用。

（三）其他 β-内酰胺类

本类抗生素的化学结构中虽有 β-内酰胺环,但无青霉素类与头孢菌素类的基本结构。

亚胺培南(imipenem)、美罗培南(meropenem)

亚胺培南和美罗培南为碳青霉烯类药物,其抗菌特点如下:①抗菌谱广,对 G^+ 菌和 G^- 菌有效,对厌氧菌有强效(亚胺培南作用最强);②不仅对 β-内酰胺酶高度稳定,且有抑酶作用;③亚胺培南易被肾脱氢肽酶降解,临床上所用的制剂是与此酶特异性抑制剂西司他丁等量配比的复方注射剂,称为泰能。临床上主要用于 G^+ 菌、G^- 菌及厌氧菌所致的各种严重感染。

头孢西丁(cefoxitin)、头孢美唑(cefmetazole)

头孢西丁和头孢美唑为头霉素类药物,其抗菌特点如下:①抗菌谱广,对 G^- 杆菌作用强,对厌氧菌高效,与第二代头孢菌素相似;②对 β-内酰胺酶高度稳定。主要用于治疗 G^- 杆菌,包括需氧菌和厌氧菌引起的盆腔、腹腔及妇科的混合感染。

拉氧头孢(latamoxef)

拉氧头孢为氧头孢烯类药物,其抗菌特点如下:①其抗菌谱和抗菌活性与第三代头孢菌素相似;②对 β-内酰胺酶高度稳定,脑脊液含量高,作用维持时间长。主要用于治疗尿路、呼吸道、妇科、胆道感染及脑膜炎、败血症。因可影响凝血功能而致出血,重者可致死,从而限制了其在临床上的应用。

氨曲南(aztreonam)

氨曲南为单环 β-内酰胺类药物,其抗菌作用的特点如下:①对 G^- 杆菌高度敏感,对 G^+ 球菌、厌氧菌作用弱;②对 β-内酰胺酶高度稳定。主要用于大肠埃希菌、沙门菌属、克雷伯菌和铜绿假单胞菌等所致的下呼吸道、尿路、软组织感染及脑膜炎、败血症的治疗。

克拉维酸(clavulanic acid)、舒巴坦(sulbactam)、他唑巴坦(tazobactam)

克拉维酸、舒巴坦和他唑巴坦为 β-内酰胺酶抑制剂,本身无或有微弱的抗菌活性,但能抑制 β-内酰胺酶,与 β-内酰胺类抗生素合用或组成复方制剂使用,可扩大其抗菌谱,增强抗菌作用。主要用于 G^- 杆菌、耐药金黄色葡萄球菌和厌氧菌所致的严重感染(见表 7-2-2)。

表 7-2-2　β-内酰胺酶抑制剂的复方制剂

复方制剂	组　成	给药途径
优立新	氨苄西林:舒巴坦=2:1	im,iv
奥格门汀	阿莫西林:克拉维酸=2:1	po
他唑星	哌拉西林:他唑巴坦=4:1 或 8:1	iv

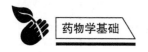

复 方 制 剂	组　成	给 药 途 径
替门汀,特美汀	替卡西林:克拉维酸＝15∶1或30∶1	im,iv
舒普深	头孢哌酮:舒巴坦＝1∶1	im,iv
新治菌	头孢噻肟:舒巴坦＝2∶1	im,iv

二、大环内酯类抗生素

大环内酯类抗生素是一类含有大内酯环结构的抗生素,以红霉素、罗红霉素、克拉霉素及阿齐霉素为代表。红霉素为20世纪50年代发现的第一代大环内酯类药物,后因抗菌谱窄、不良反应大、耐药性等问题于20世纪70年代起陆续发展了第二代半合成大环内酯类,最具代表性的是克拉霉素和阿奇霉素。其作用机制是与细菌核糖体50S亚基结合,抑制蛋白质的合成,属快速抑菌药。该类药物由于结构相似,细菌对各药间存在不完全交叉耐药性,但与其他抗菌药物无交叉耐药性。

红霉素(erythromycin)

【体内过程】

红霉素为碱性抗生素,不耐酸,碱性环境中抗菌活性增强。口服宜用肠溶片或酯化物(如琥乙红霉素、依托红霉素等),体内分布广,尤以胆汁中浓度高,但不易透过血脑屏障。主要经肝脏代谢,胆汁排泄,肝功能不全者药物排泄速度减慢。

【作用与应用】

红霉素抗菌谱与青霉素G相似,但抗菌强度不及青霉素G。①G⁺菌:对金黄色葡萄球菌(包括耐药菌)、表皮葡萄球菌、链球菌、肺炎球菌、白喉杆菌、梭状芽胞杆菌等抗菌作用强。②部分G⁻菌:对脑膜炎奈瑟菌、淋病奈瑟菌、流感杆菌、百日咳杆菌、布鲁斯菌、军团菌及弯曲杆菌高度敏感。③多种厌氧菌(除脆弱类杆菌及梭杆菌外):具有相当的抗菌活性。④其他:对螺旋体、肺炎支原体、立克次体、衣原体也有抑制作用。细菌对红霉素易产生耐药性,但停药可恢复。

红霉素在临床上主要用于以下几种情况:①轻度、中度耐药金黄色葡萄球菌感染及对青霉素过敏患者;②作为首选药用于治疗军团病、支原体肺炎、弯曲杆菌所致感染、沙眼衣原体所致婴儿肺炎和结肠炎、白喉带菌者。

【不良反应】

1. 刺激症状　红霉素刺激性大,口服可引起消化道反应,如恶心、呕吐、上腹部不适及腹泻等;静脉给药可引起血栓性静脉炎。

2. 肝损害　红霉素酯化物引起肝损害,出现转氨酶升高、肝肿大及胆汁郁积性黄疸等,及时停药可恢复。

3. 伪膜性肠炎　口服偶可致肠道菌株失调,引起伪膜性肠炎。禁用于对本品过敏者及肝脏病变患者,慎用于妊娠与哺乳期妇女。

【用药注意事项】

（1）用药期间，应定期检查肝功能，嘱咐患者及家属注意是否有皮肤及巩膜黄染和全身不适、恶心、厌食、腹胀、腹痛及黄疸症状，如出现应立即停药，停药后可恢复。

（2）红霉素不宜与青霉素合用，以防产生拮抗作用；也不宜与四环素类药物合用，防止加重肝损害。治疗泌尿道感染时合用碳酸氢钠可增强疗效，不宜与酸性药物配伍。

（3）相关用药知识：①嘱咐患者和家属红霉素片（尤其是肠溶片）应整片吞服，服药前和服药时不宜饮用酸性饮料，以免降低疗效及增加胃肠道反应；②老人、妇女及肝肾功能不全者使用易损伤听力，尤其是大剂量（4 g/d 以上），叮嘱患者当出现眩晕、耳鸣症状时，要立即报告，停药可恢复。

阿奇霉素（azithromycin）

【体内过程】

阿奇霉素口服后迅速吸收，生物利用度为 37%。体内分布广泛，在各组织内浓度可达同期血浓度的 10～100 倍，$t_{1/2}$ 长达 35～48 h，每日仅需给药一次，给药量的 50% 以上以原形经胆道排出。

【作用与应用】

阿奇霉素抗菌谱比红霉素广，对 G^- 菌作用明显强于红霉素，对某些细菌表现为快速杀菌作用，而其他大环内酯类为抑菌剂。本品对于耐红霉素的 G^+ 菌，包括粪链球菌（肠球菌）及耐甲氧西林的多种葡萄球菌菌株呈现交叉耐药性。主要用于呼吸、泌尿道、皮肤软组织感染及性传播性疾病的治疗。

【不良反应】

阿奇霉素服药后可出现腹痛、腹泻、上腹部不适、恶心、呕吐等胃肠道反应，其发生率明显较红霉素低。偶可出现轻至中度腹胀、头昏、头痛及发热、皮疹、关节痛等过敏反应。少数患者可出现一过性中性粒细胞减少、血清转氨酶升高等症状。

【用药注意事项】

（1）进食可影响阿奇霉素的吸收，故需在饭前 1 h 或饭后 2 h 口服，也不宜与含铝或镁的抗酸药同时服用。

（2）用药期间定期随访肝功能，由于肝胆系统是阿奇霉素排泄的主要途径，肝功能不全者慎用，严重肝病患者不应使用。

（3）用药期间如果发生过敏反应，应立即停药，并采取适当措施。

（4）治疗期间，若患者出现腹泻症状，应考虑伪膜性肠炎发生。如果诊断确立，应采取相应治疗措施，包括维持水、电解质平衡、补充蛋白质等。

（5）不宜肌内注射给药，单次静脉滴注时间不宜少于 60 min，滴注液浓度不得高于 2 mg/mL。

（6）红霉素与氨茶碱合用时，应注意检测后者的血浓度，与华法林合用时应注意检查凝血酶原时间。

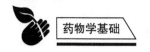

罗红霉素（roxithromycin）

罗红霉素抗菌谱与红霉素相似,对酸稳定,空腹服用吸收良好,抗菌活性与红霉素相似,$t_{1/2}$长达 8.4～15.5 h,每日口服 1～2 次即可,肝肾功能不全者半衰期延长。主要用于敏感菌所致的呼吸道、泌尿道、皮肤及软组织、耳鼻咽喉等部位感染。不良反应轻,主要以胃肠道反应为主。

克拉霉素（clarithromycin）

克拉霉素抗菌活性强于红霉素,对酸稳定,口服吸收迅速完全,且不受进食影响,分布广泛且组织中的浓度明显高于血中浓度,不良反应发生率较红霉素低。但首关消除明显,生物利用度仅为 55%。主要用于呼吸、泌尿道、皮肤软组织感染及幽门螺杆菌引起的消化性溃疡。

三、氨基糖苷类抗生素

氨基糖苷类药物为碱性化合物,由微生物产生或经半合成制得,因其分子结构中均含有氨基糖分子和苷元而得名。临床常用药物有阿米卡星、庆大霉素、链霉素、妥布霉素、奈替霉素、大观霉素等。因化学结构相似,故具有以下共同特点。

1. 药动学　口服不易吸收,仅用作肠道感染,全身感染需注射给药,肌内注射吸收迅速而完全。主要分布在细胞外液,肾皮质及内耳淋巴液中分布浓度高于血药浓度,不易透过血脑屏障,但可透过胎盘屏障,孕妇慎用。约 90% 以原形经肾排泄。

2. 抗菌作用　对 G^- 杆菌有强大的抗菌作用,铜绿假单胞菌对庆大霉素、阿米卡星、妥布霉素敏感;对 G^- 球菌(如淋病奈瑟菌、脑膜炎奈瑟菌等)作用弱;对 G^+ 菌也有一定作用;对厌氧菌无效;结核杆菌对链霉素、阿米卡星敏感。

3. 抗菌机制及耐药性　对细菌蛋白质合成的多个环节有抑制作用,为静止期杀菌剂。具有明显的抗生素后效应。本类药物之间存在交叉耐药性。

4. 不良反应

(1) 耳毒性:对前庭神经和耳蜗神经有损伤。前庭神经功能损伤表现为头昏、视力减退、眼球震颤、眩晕、恶心、呕吐和共济失调,发生率从大到小依次为:新霉素、卡那霉素、链霉素、西索米星、阿米卡星、庆大霉素、妥布霉素、奈替米星。耳蜗听神经功能损伤表现为耳鸣、听力减退和永久性耳聋,发生率从大到小依次为:新霉素、卡那霉素、阿米卡星、西索米星、庆大霉素、妥布霉素、奈替米星、链霉素。

(2) 肾毒性:连续应用几天以上,约 8% 的人会发生不同程度的可逆性肾毒性,表现为蛋白尿、血尿、肾小球滤过率减少,严重者可导致氮质血症及无尿。发生率从大到小依次为:新霉素、卡那霉素、庆大霉素、妥布霉素、阿米卡星、奈替米星、链霉素。

(3) 神经肌肉麻痹:大剂量静脉滴注或腹腔内给药,可出现心肌抑制、血压下降、四肢无力和呼吸衰竭。一旦出现,可用钙剂和新斯的明抢救。

(4) 过敏反应:引起各种皮疹、发热、血管神经性水肿、口周发麻等。链霉素可引起过敏性休克,其发生率仅次于青霉素,死亡率较高。

链霉素(streptomycin)

链霉素是 1944 年从链霉菌培养液中分离得到的最早用于临床的氨基糖苷类药物,也是第一个用于临床的抗结核药。

【作用及应用】

对结核杆菌作用强大,对铜绿假单胞菌无效,对土拉菌和鼠疫有特效。因其毒性及耐药性问题,临床应用范围已逐渐缩小。主要用于以下几种情况:①治疗兔热病和鼠疫(首选药),后者常与四环素联合应用;②抗结核治疗(一线药物),应与其他抗结核药联合应用;③可与青霉素合用治疗细菌性心内膜炎,但常被庆大霉素替代。

【不良反应及用药注意事项】

多且重,最易引起过敏反应,可致过敏性休克,一旦有过敏性休克症状出现时,除按抢救青霉素过敏性休克处理外,尚需静脉注射钙剂;耳毒性常见(前庭损害为主);其次为神经肌肉麻痹;肾毒性较其他氨基糖苷类抗生素轻。

庆大霉素(gentamycin)

抗菌谱广,对各种 G^+ 菌和 G^- 菌均有良好的抗菌作用,特别是对 G^- 杆菌(包括铜绿假单胞菌)作用强,对金黄色葡萄球菌有效,对结核杆菌无效。临床主要用于以下几种情况:①G^- 杆菌感染所致的肺炎、脑膜炎、骨髓炎、心内膜炎及败血症等;②铜绿假单胞菌所致感染,与敏感的 β-内酰胺类,如羧苄青霉素合用;③泌尿系手术前预防术后感染,口服用于肠道感染及术前肠道消毒;④局部用于皮肤、黏膜及五官的感染等。用量过大或疗程过长可发生耳、肾损害,应予以注意。

阿米卡星(amikacin,丁胺卡那霉素)

阿米卡星是抗菌谱最广的氨基糖苷类抗生素,对铜绿假单胞菌等 G^- 杆菌及葡萄球菌抗菌活性强;对结核及其他非典型分枝杆菌感染有效;对多种氨基糖苷类钝化酶稳定。主要用于对庆大霉素或妥布霉素耐药的菌株感染,尤其是铜绿假单胞菌感染。不良反应中耳毒性大于庆大霉素,肾毒性小于庆大霉素。

妥布霉素(tobramycin)

妥布霉素对肺炎杆菌、肠杆菌属、变形杆菌属的抑菌或杀菌作用分别较庆大霉素强2~4 倍,对铜绿假单胞菌的作用是庆大霉素的 2~5 倍,且无交叉耐药性,对其他菌株作用较弱。通常与抗铜绿假单胞菌的半合成青霉素和头孢菌素合用,治疗铜绿假单胞菌所致的严重感染。耐药性与不良反应同庆大霉素,但耳毒性较低。

奈替米星(netilmicin)

奈替米星为新型氨基糖苷类抗生素。抗菌谱广,对铜绿假单胞菌和大肠埃希菌、各种类型的变形杆菌等 G^- 杆菌均具有较强抗菌活性;对多种钝化酶稳定;不易产生耐药性,与其他药物无交叉耐药性。主要用于敏感菌所致的泌尿道、肠道、呼吸道、创口等部

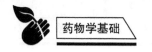

位的感染。不良反应轻,耳毒性、肾毒性发生率较低,症状大多轻微可逆。

大观霉素(spectinomycin,壮观霉素)

大观霉素对淋病奈瑟菌有强大的杀灭作用,且对耐青霉素酶的淋病奈瑟菌仍敏感。只用于淋病治疗,因易产生耐药性,仅限于对青霉素耐药或对青霉素过敏的淋病患者使用。

四、四环素类及氯霉素类抗生素

(一)四环素类

四环素类分为天然品(四环素、土霉素等)和人工半合成品(多西环素、米诺环素等)。本类药物在酸性环境中性质稳定,抗菌作用好。药用其盐酸盐,水溶液不稳定,临用时再配制。

四环素(tetracycline)

【体内过程】

四环素的吸收易受食物影响,金属离子 Ca^{2+}、Mg^{2+}、Fe^{2+}、Al^{3+} 等在肠道与其形成配位化合物,减少了它的吸收。也不宜与抗酸药、奶制品及铁制剂合用。四环素分布广泛,可进入胎儿血液循环及乳汁,胆汁浓度为血药浓度的 $10\sim20$ 倍,可沉淀于新形成的牙和骨骼中,不易透过血脑屏障。口服时 $20\%\sim55\%$ 由肾脏排泄,可用于治疗泌尿生殖道感染,口服和注射给药均可形成肝肠循环,延长作用时间。

【作用与应用】

四环素抗菌谱广,对 G^+ 菌抑制作用强于 G^- 菌,对支原体、衣原体、立克次体、螺旋体、放线菌、阿米巴原虫等也有抑制作用;对铜绿假单胞菌、伤寒杆菌、结核杆菌、真菌、病毒无效。四环素类药物耐药菌株多,天然品之间存在交叉耐药性。目前临床应用明显减少,对常见的细菌性感染已不作为首选药,但仍作为立克次体感染(如斑疹伤寒、恙虫病等)的首选药物;对支原体感染(如支原体肺炎和泌尿生殖道感染等),首选四环素类或大环内酯类;对衣原体感染(如鹦鹉热、沙眼等)及某些螺旋体感染(如回归热等),首选四环素类或青霉素类。

【不良反应及用药注意事项】

(1)局部刺激症状　四环素类药物口服可引起恶心、呕吐、腹泻等症状;饭后服用可减轻,但影响吸收。注射剂因刺激性大,不宜作肌内注射。

(2)二重感染　长期大量应用广谱抗生素使敏感菌被抑制,而不敏感菌和真菌乘机繁殖,导致菌群失调,形成新的感染,又称"二重感染"或"菌群交替症"。常见于幼儿、老年人、抵抗力弱的患者,常见症状有白色念珠菌引起的鹅口疮及难辨梭状芽胞杆菌引起的肠炎(伪膜性肠炎),一旦发生,应立即停药,可采用万古霉素或甲硝唑及抗真菌药治疗。

(3)影响骨骼和牙齿的生长发育　四环素易沉积于形成期的骨骼和牙齿中,可致牙齿黄染和釉质发育不良,并可抑制婴幼儿骨骼生长发育。孕妇、哺乳妇、8岁以下儿童禁用。

(4)其他 长期大量使用四环素类药物可致肝损害,过敏反应偶见皮疹、药热、血管神经性水肿等,本类药物之间有交叉过敏现象。

【药物相互作用】

①四环素类药物与抗酸药(如碳酸氢钠)同用时,吸收减少,活性降低,故服用本品后1~3 h内不应服用抗酸药;②含钙、镁、铁等金属离子的药物,可与四环素类药物形成不溶性络合物,影响其吸收;③与全身麻醉药甲氧氟烷合用时,可增强其肾毒性;④与强利尿药(如呋塞米等)合用时可加重肾功能损害;⑤与其他肝毒性药物(如抗肿瘤化疗药物)合用时可加重肝损害;⑥降血脂药(如考来烯胺或考来替泊)可影响吸收,必须间隔数小时后再分开服用;⑦可降低避孕药效果,增加经期外出血的可能;⑧可抑制血浆凝血酶原的活性,故接受抗凝治疗的患者需调整抗凝药的剂量。

多西环素(doxycycline,强力霉素)、米诺环素(minocycline,二甲胺四环素)

多西环素和米诺环素为人工半合成抗生素,因脂溶性高,口服吸收快而完全,但仍易受金属离子的影响。分布广泛,脑脊液中浓度较高。$t_{1/2}$约20 h,一般感染每日口服一次即可。抗菌活性比天然品强,耐药菌株少见,且与天然品之间无明显交叉耐药性。多西环素抗菌谱、适应证同四环素,抗菌活性比四环素强2~10倍,是四环素类药物中的首选药。米诺环素抗菌谱类似四环素,抗菌活性在本类药物中最强,用于敏感菌引起的泌尿道、呼吸道、胆道、乳腺及皮肤软组织感染,对疟疾也有一定疗效。

多西环素除胃肠道反应外,易引起光敏反应,米诺环素可引起独特的可逆性前庭反应。

(二)氯霉素

氯霉素(chloramphenicol)

【体内过程】

氯霉素口服吸收快而完全,可广泛分布至全身各组织和体液中,脑脊液中分布浓度比其他抗生素均高,体内药物的90%在肝脏与葡萄糖醛酸结合而失活,代谢产物和10%的原形药物由尿中排泄,亦能在泌尿系统达到有效抗菌浓度。

【作用与应用】

氯霉素抗菌谱广,对G^-菌作用强于G^+菌,特别对流感嗜血杆菌、伤寒沙门菌,对立克次体、沙眼衣原体、肺炎衣原体等也有效,临床上一般不作为首选药使用,主要用于流感嗜血杆菌所致脑膜炎,以及沙门菌所致伤寒、副伤寒;也可用于严重立克次体感染的8岁以下儿童、孕妇或对四环素药物过敏者;与其他抗菌药联合使用,可治疗腹腔或盆腔的厌氧菌感染;还可为眼科的局部用药。

【不良反应】

1. 抑制骨髓造血功能 抑制骨髓造血功能是氯霉素最严重的不良反应,有两种表

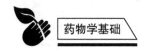

现形式。①可逆性血细胞减少：与剂量和疗程有关，一旦发生应及时停药，容易恢复。②再生障碍性贫血：与剂量和疗程无关，一般较少见，但死亡率高。

2. 灰婴综合征 新生儿、早产儿其肝代谢及肾排泄功能不完善，导致氯霉素蓄积，引起腹胀、呕吐、呼吸及循环衰竭、发绀等中毒症状。新生儿、早产儿、妊娠末期妇女禁用。

3. 其他 氯霉素可发生二重感染，但比四环素少；过敏反应，如皮疹、血管性水肿及结膜水肿等；神经系统反应，如视神经炎、周围神经炎、失眠、幻视及中毒性精神病等。

【用药注意事项】

（1）用于肝肾功能不全及 12 岁以下儿童时应严密观察骨髓抑制的先期症状，如发热、咽痛、易疲劳等，条件许可时可进行血药浓度监测，使其峰浓度维持在 25 mg/L 以下，谷浓度在 5 mg/L 以下，此浓度可抑制大多敏感细菌的生长，如血药浓度超过此范围，可增加引起骨髓抑制的危险。

（2）用药期间应多做血常规检查，出现白细胞下降至正常以下时应及时停药。但血常规检查不能预测通常在治疗完成后发生的再生障碍性贫血。

五、林可霉素类及多肽类抗生素

（一）林可霉素类

林可霉素（lincomycin，洁霉素）、**克林霉素**（clindamycin，氯洁霉素）

【体内过程】

林可霉素空腹口服仅 20%～30% 被吸收，分布广，尤以骨组织中药物浓度最高。可透过胎盘，主要经肝代谢，肾排泄，也可经乳汁分泌排泄。

【作用与应用】

抗菌谱与红霉素相似而较窄，通过抑制蛋白质合成而出现抑菌作用，为窄谱抑菌药。抗菌作用的特点如下。①对多数 G^+ 菌作用强，如耐青霉素的金黄色葡萄球菌、化脓性链球菌、肺炎球菌及厌氧菌均有良好的抗菌效果。②对多数 G^- 菌作用弱或无效。对于普通感染，一般不作为一线药物。主要用于金黄色葡萄球菌所致的急、慢性骨髓炎（首选药）；也用于厌氧菌引起的腹膜炎和盆腔感染。

克林霉素吸收、抗菌活性、毒性、临床疗效均优于林可霉素，两药存在完全交叉耐药性。

【不良反应及用药注意事项】

口服或注射均可发生胃肠道反应，症状为恶心、呕吐、食欲不振、胃部不适和腹泻，严重时可致伪膜性肠炎，甚至致死，可用万古霉素和甲硝唑治疗；具有神经肌肉阻滞作用，避免与氨基糖苷类抗生素合用，与麻醉药、肌松药合用时应注意调整剂量；偶见皮疹、骨髓抑制及肝损害等。

禁用于对本类药物过敏者及一岁以下的新生儿。肝功能不全、孕妇及哺乳期妇女慎用。

（二）多肽类

1. 万古霉素类： 万古霉素（vancomycin）、去甲万古霉素（norvancomycin）、替考拉宁（teicoplanin）

【作用与应用】

万古霉素类抗菌谱窄，主要通过阻碍细胞壁合成，对 G^+ 菌呈现强大杀菌作用，尤其对耐青霉素的金葡菌作用显著。仅用于严重的 G^+ 菌感染，特别是耐甲氧西林（MRSA）和耐甲氧西林表皮葡萄球菌（MRSE）和肠球菌属所致的感染，如败血症、心内膜炎、骨髓炎、呼吸道感染等，口服给药用于治疗伪膜性结肠炎和消化道感染。

【不良反应】

主要是耳、肾毒性，万古霉素和去甲万古霉素毒性较大，替考拉宁毒性较小，偶可致过敏反应；静脉给药，浓度不宜过高，滴注速度也不宜过快，以免出现"红人综合征"（表现为极度皮肤潮红、红斑、荨麻疹、心动过速和低血压等特征性症状）；并严防药液（外漏外漏时可导致静脉炎及组织坏死）。

禁用于肾功能不全者、新生儿及老年人。

2. 多黏菌素类： 多黏菌素 B（polymyxin B）、多黏菌素 E（polymyxin E）

【作用与应用】

多黏菌素 B 和多黏菌素 E 抗菌作用相似，对 G^- 杆菌有强大的杀灭作用，对铜绿假单胞菌高度敏感；对 G^+ 菌、G^- 球菌无效。抗菌机制：主要作用于细菌胞浆膜，增加细胞膜通透性，使细胞内的生命活性物质（如核苷酸、磷酸盐等成分）外漏而起杀菌作用。因毒性大，临床上少用，主要用于其他药物治疗无效的铜绿假单胞菌感染的治疗。

【不良反应】

毒性较大，以肾毒性多见，还可引起神经毒性和肌毒性。

3. 杆菌肽类

杆菌肽（bacitracin）类抗菌谱与青霉素相似，对 G^+ 菌、G^- 球菌、肺炎双球菌、葡萄球菌、淋病奈瑟菌、脑膜炎双球菌及螺旋体等均有杀菌作用。作用机制：杆菌肽不仅作用于细胞壁，也影响原生质体，对胞浆膜也有损坏作用，影响其渗透性。

杆菌肽类对肾脏毒性大，临床应用受到限制，一般不作全身用药，临床主要用于耐青霉素的葡萄球菌感染及外用于皮肤感染等。

📖 **知识拓展**

伪膜性肠炎（pseudomenbraneouscolitis）是主要发生于结肠的急性黏膜坏死性炎症，常见于应用抗生素治疗之后，是抗生素导致菌群失调引起的二重感染，故为医源性并发症。现已证实伪膜性肠炎是由难辨梭状芽胞杆菌（clostridiumdifficile）的毒素引起，起病大多急骤，病情轻者仅有轻度腹泻，重者可呈暴发性，病情进展迅速，病情严重者可以致死。如林可霉素类、万古霉素等可引起伪膜性肠炎。

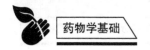

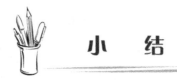 小 结

　　抗生素由某些微生物产生、能抑制或杀灭其他病原微生物的物质,部分现已能人工半合成或全合成。从抗菌强度上可分为杀菌剂(青霉素类、头孢菌素类、氨基糖苷类及多肽类)和抑菌剂(大环内酯类、四环素类、氯霉素及磺胺类),从抗菌谱上又可分为广谱抗生素和窄谱抗生素。主要限于治疗细菌、支原体、衣原体、立克次体、螺旋体、真菌等病原微生物所致的感染性疾病,不包括对各种病毒性疾病和寄生虫病的治疗。

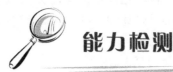 能力检测

　　1. 简述青霉素的不良反应及防治方法。
　　2. 简述第三代头孢菌素抗菌谱的特点。
　　3. 阿莫西林与克拉维酸为何要制成复方制剂?
　　4. 氨基糖苷类抗生素的主要不良反应有哪些?
　　5. 试述影响四环素吸收的因素。
　　6. 四环素的不良反应及其防治措施有哪些?

参考文献

[1]　杨宝峰. 药理学[M]. 7 版. 北京:人民卫生出版社,2008.

[2]　宋前流. 护理药物学[M]. 北京:人民军医出版社,2008.

[3]　陈新谦,金有豫,汤光. 新编药物学[M]. 16 版. 北京:人民卫生出版社,2007.

任务三　人工合成抗菌药的基本知识

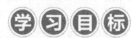 学习目标

知识目标

(1) 掌握喹诺酮类的共同特点、磺胺类药物的共性、甲硝唑抗菌作用及其应用;

(2) 熟悉甲氧苄啶与磺胺类药物合用增效的机制;

(3) 了解呋喃妥因和呋喃唑酮的作用特点及主要应用。

能力目标

（1）能对患者进行喹诺酮类、磺胺类药物相关用药知识教育；

（2）学会观察喹诺酮类、磺胺类药物临床应用后的不良反应。

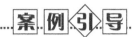

患者，女，23岁，急性化脓性扁桃体炎。用药：氧氟沙星200 mg，静脉滴注，2次/日。

案例分析：氧氟沙星主要适用于肠杆菌科细菌及肺炎克雷伯菌等 G^- 菌所致的泌尿系感染及下呼吸道感染，而化脓性扁桃体炎以 A 组乙型溶血性链球菌感染为主，建议改用青霉素类、头孢菌素第一代、第二代药物治疗，若对 β-内酰胺类抗生素过敏也可选用大环内酯类或新一代喹诺酮类药物，如左氧氟沙星、莫西沙星。

一、喹诺酮类药物

喹诺酮类是含有 4-喹诺酮母核基本结构的人工合成抗菌药，属广谱杀菌剂。1962年研制的萘啶酸为第一代产品，现已很少应用。1973年合成的吡哌酸为第二代产品，现仅用于尿路感染和肠道感染。20 世纪 80 年代以来开发的第三代喹诺酮类，具有高效、广谱、可口服、服药次数少、不良反应小、耐药菌株少等优点，临床应用广泛。常用药物有诺氟沙星、环丙沙星、氧氟沙星、左氧氟沙星、洛美沙星、氟罗沙星、司氟沙星等。有文献将 20 世纪 90 年代后期至今研究开发的喹诺酮类（莫西沙星、吉米沙星）命名为第四代喹诺酮类。

第三代喹诺酮类药物共同特点如下。

1. 药动学 药物吸收迅速而完全，除诺氟沙星外，其余吸收率大于 80%；分布广，组织穿透性好，可进入骨、关节、前列腺、脑等组织；多数药物经尿排泄，尿药浓度高，$t_{1/2}$ 随不同品种长短有较大差异，药物能分泌于乳汁中。

2. 抗菌作用 抗菌谱广，尤其对肠杆菌科及铜绿假单胞菌等 G^- 杆菌有强大抗菌作用，对金黄色葡萄球菌和产酶金黄色葡萄球菌也有良好抗菌作用。个别品种对淋病奈瑟菌、衣原体、结核分枝杆菌、支原体及厌氧菌等也有一定的作用。作用机制为抑制敏感菌 DNA 回旋酶，阻止 DNA 的复制，引起细菌死亡。与其他抗菌药无明显交叉耐药性。

3. 临床应用 常用于敏感菌感染所致的泌尿生殖道感染（单纯性、复杂性尿路感染，细菌性前列腺炎，淋菌性尿道炎、宫颈炎等）、肠道感染（细菌性肠炎、细菌性痢疾、伤寒、副伤寒）、呼吸道感染（肺炎球菌、支原体引起的肺部及支气管感染）、难治性结核病以及 G^- 杆菌所致的骨关节感染、皮肤软组织感染。

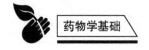

4. 不良反应

（1）胃肠道反应较常见，主要症状有厌食、恶心、呕吐、腹部不适。

（2）中枢神经系统毒性，轻者表现为焦虑、失眠、耳鸣，重者出现精神异常、抽搐、惊厥，偶有幻觉和癫痫发作。

（3）皮肤反应及光敏反应，表现为皮疹、血管神经性水肿、皮肤瘙痒，光照部位出现红斑、光敏性皮炎。

（4）软骨损害，可能引起骨关节病，可致关节痛和关节水肿，故儿童、孕妇、乳母应避免使用。

诺氟沙星（norfloxacin，氟哌酸）

诺氟沙星是第一个用于临床的喹诺酮类药物，口服生物利用度低（35％～45％），血浓度较低，消除 $t_{1/2}$ 为 3～4 h。临床上主要用于敏感菌所致的肠道、泌尿道感染及淋病。

环丙沙星（ciprofloxacin）

【作用及应用】

对铜绿假单胞菌、流感嗜血杆菌、肠球菌、肺炎链球菌、金黄色葡萄球菌、军团菌、淋病奈瑟菌的抗菌活性高于多数氟喹诺酮类药物。但多数厌氧菌对环丙沙星不敏感。主要用于对其他抗菌药耐药的 G^- 杆菌所致的呼吸道、泌尿生殖道、消化道、骨与关节和皮肤软组织感染。

孕妇禁用，哺乳期妇女应用本品时应暂停哺乳，也不宜用于 18 岁以下的小儿及青少年。原有中枢神经系统疾病者（如癫痫及癫痫病史者）均应避免使用。

氧氟沙星（ofloxacin，氟嗪酸）

【作用与应用】

抗菌谱与环丙沙星相似，尚对结核杆分枝杆菌、沙眼衣原体和部分厌氧菌有效。临床上用于敏感菌所致的泌尿生殖道、呼吸道、胆道、皮肤软组织、耳鼻咽喉、眼科感染等疾病，可作为治疗伤寒及抗结核杆菌第二线药物。

【不良反应】

发生率较低，但应注意光敏性皮炎及首次使用时的过敏反应。禁忌证同环丙沙星。

左氧氟沙星（levofloxacin）

【作用及应用】

该药为氧氟沙星的左旋异构体。口服生物利用度接近 100％，消除 $t_{1/2}$ 为 4～6 h，85％以上的药物以原形由尿液排泄。左氧氟沙星具有广谱抗菌作用，抗菌作用强，其抗菌活性是氧氟沙星的两倍，对多数 G^- 菌有较强的抗菌活性，对金黄色葡萄球菌、肺炎链球菌、化脓性链球菌等 G^+ 菌和肺炎支原体、肺炎衣原体也有抗菌作用，但对厌氧菌和肠球菌的作用较差。用于敏感菌引起的泌尿生殖道、呼吸道、胃肠道、伤寒、骨和关节、皮肤软组织、败血症等的治疗。

不良反应发生率低于多数喹诺酮类药物。癫痫及癫痫病史者均应避免使用，用药后偶可发生跟腱炎或跟腱断裂,如有上述症状发生,须立即停药,直至症状消失。孕妇、哺乳期妇女、18 岁以下的小儿及青少年禁用。

洛美沙星(lomefloxacin)

口服生物利用度接近 98%,消除 $t_{1/2}$ 为 7 h,70% 以上的药物以原形由尿液排泄。对革兰阴性菌的抗菌活性与诺氟沙星和氧氟沙星相近,对耐甲氧西林金黄色葡萄球菌(MRSA)、表皮葡萄球菌、链球菌和肠球菌的抗菌活性与氧氟沙星几乎相同,对多数厌氧菌的抗菌活性低于氧氟沙星。对小鼠皮肤具有光致癌作用,患者在用药期间应避免日光照射。

氟罗沙星(fleroxacin,多氟沙星)

口服生物利用度接近 100%。消除 $t_{1/2}$ 达 10 h 以上,每日给药一次。$50\%\sim70\%$ 的药物以原形由尿液排泄,少量药物在肝脏代谢,肝肾功能减退患者应减量。体外抗菌活性与诺氟沙星、环丙沙星和氧氟沙星相近或稍逊,但体内抗菌活性远远超过上述三者。临床上主要用于治疗敏感菌所致的呼吸系统、泌尿系统、妇科、外科的感染性疾病或二次感染。

司氟沙星(sparfloxacin,司帕沙星)

口服吸收良好,肝肠循环明显。体内 50% 的药物随粪便排泄,25% 在肝脏代谢失活,消除 $t_{1/2}$ 超过 16 h,对 G^+ 菌、厌氧菌、结核分枝杆菌、衣原体和支原体的抗菌活性显著优于环丙沙星;对军团菌和 G^- 菌的抗菌活性与环丙沙星相同;对上述的抗菌活性优于诺氟沙星和氧氟沙星。临床上用于上述细菌所致的呼吸系统、泌尿系统和皮肤软组织感染,也可用于骨髓炎和关节炎等。不良反应有光敏性皮炎。该不良反应在该类药物中发生率较高。

莫西沙星(moxifloxacin)、克林沙星(clinafloxacin)

该药是第四代喹诺酮类药物,口服生物利用度约为 90%。消除 $t_{1/2}$ 达 $12\sim15$ h,粪便和尿液中原形药物的排泄量分别是 25% 和 19%。对大多数 G^+ 菌、G^- 菌、厌氧菌、结核分枝杆菌、衣原体和支原体具有较强的抗菌活性。对肺炎球菌而言,其抗菌活性是环丙沙星的 $5\sim7$ 倍,对金黄色葡萄球菌和厌氧菌的抗菌活性是环丙沙星的 17 倍,对衣原体和支原体的抗菌活性是环丙沙星的 $67\sim126$ 倍。对肺炎球菌和金黄色葡萄球菌的抗菌活性甚至超过了司氟沙星。临床上用于敏感菌所致的急性、慢性支气管炎和上呼吸道感染,也可用于泌尿系统和皮肤软组织感染。莫西沙星不良反应发生率低,至今未见严重过敏反应,几乎没有光敏反应。

二、磺胺类及甲氧苄啶

(一)磺胺类

磺胺类药物具有氨苯磺酰胺的基本结构,属广谱抑菌药,曾广泛应用于临床。近年

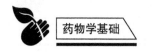

来,由于抗生素和喹诺酮类药物的快速发展,细菌对磺胺的耐药性和药物的不良反应成为突出问题,临床应用受到明显限制。

1. 磺胺类药物的共性

(1)抗菌作用:抗菌广,对不产酶的金黄色葡萄球菌、溶血性链球菌、肺炎链球菌、脑膜炎奈瑟菌、大肠埃希菌、产气杆菌、变形杆菌、奴卡菌属等有良好的抗菌活性;对少数真菌、沙眼衣原体、原虫(疟原虫及弓形虫等)也有效。作用机制为:磺胺类药物与细菌生长繁殖所需的对氨苯甲酸(PABA)竞争二氢叶酸合成酶,从而阻碍细菌核酸合成,抑制细菌的生长繁殖。因此,磺胺类药物为慢速抑菌药。

(2)临床应用:由于耐药性较普遍,目前仅用于一些敏感菌所致流行性脑脊髓膜炎、泌尿生殖道感染、奴卡菌病,以及作为对青霉素过敏患者预防链球菌感染和风湿热复发。

(3)不良反应:①肾损害,用于全身感染的磺胺类药物(如磺胺嘧啶、磺胺甲噁唑)及其代谢产物在尿中溶解度低(当尿液偏酸性时尤甚),析出结晶后易损伤肾脏,出现结晶尿、管型尿、血尿、少尿及腰痛等症状。②过敏反应,较常见,可出现皮疹、药热等症状,严重者出现剥脱性皮炎、多形红斑等,一旦发生,应立即停药。③血液系统反应,抑制造血功能,引起白细胞减少、血小板减少、再生障碍性贫血等;对葡萄糖-6-磷酸脱氢酶缺乏的患者可致溶血性贫血。④其他,有恶心、呕吐、头晕、头痛、乏力等症状,新生儿可致胆红素脑病和溶血。

2. 常用药物

(1)全身感染用磺胺药

磺胺嘧啶(sulfadiazine,SD)

磺胺嘧啶口服易吸收,血浆蛋白结合率低(45%),易通过血脑屏障,脑脊液中浓度可达血药浓度的70%,为治疗流行性脑脊髓膜炎的首选药,也是治疗全身感染的常用药。

磺胺甲噁唑(sulfamethoxazole,SMZ)

磺胺甲噁唑口服易吸收,血浆蛋白结合率高(70%),脑脊液中的浓度低于磺胺嘧啶,尿液浓度高,主要用于大肠埃希菌引起的泌尿道感染。

(2)肠道感染用磺胺药

柳氮磺吡啶(sulfasalazine,SASP)

柳氮磺吡啶口服很少吸收,大部分在肠内分解出磺胺吡啶和5-氨基水杨酸,前者有抗菌、抗炎作用,后者有抗免疫、抗炎作用。临床上用于治疗非特异性结肠炎。长期服药产生较多不良反应,如恶心、呕吐、皮疹、药热和白细胞减少等。尚可影响精子活力而致不育症。

(3)外用磺胺药

磺胺米隆(sulfamylon,SML)

磺胺米隆抗菌谱广,对铜绿假单胞菌、金黄色葡萄球菌和破伤风杆菌有效。抗菌活性不受脓液和坏死组织中 PABA 的影响。药物迅速渗入创面和焦痂,适用于烧伤或大面积创伤后的创面感染,并能提高植皮的成功率,用药局部有疼痛及烧灼感。

磺胺嘧啶银(sulfadiazine silver,SD-Ag,烧伤宁)

磺胺嘧啶银具有磺胺嘧啶的抗菌作用和银盐的收敛作用,抗菌谱广,对多数 G^+ 菌和 G^- 菌有良好的抗菌活性,特别是对铜绿假单胞菌作用显著强于磺胺米隆。临床上可用于治疗烧伤、烫伤的创面感染,并可促进创面干燥、结痂及愈合。

磺胺醋酰钠(sulfacetamide sodium,SA)

磺胺醋酰钠溶液呈中性,刺激性小,穿透力强,作为滴眼剂常用于治疗沙眼、结膜炎和角膜炎等眼科疾病。

(二)甲氧苄啶

甲氧苄啶(trimethoprin,TMP)

【作用及应用】

甲氧苄啶是细菌二氢叶酸还原酶抑制剂,抗菌谱与磺胺类药物相似,而抗菌效力略强。抗菌作用机制是甲氧苄啶抑制细菌二氢叶酸还原酶,阻碍细菌核酸的合成。当与磺胺药合用时有增效作用,其机制如下:既可抑制二氢叶酸合成酶(磺胺药),又可抑制二氢叶酸还原酶,使细菌的叶酸代谢受到双重阻断,使磺胺药的抗菌效力增加数倍至数十倍,甚至出现杀菌作用。常与中效磺胺类药物(SMZ、SD)组成复方制剂,用于呼吸道、泌尿生殖道及肠道感染的治疗,对伤寒亦有效。

【不良反应及用药注意事项】

甲氧苄啶抑制人二氢叶酸还原酶的浓度为抑制敏感菌浓度的十万倍以上,故选择性高,一般对人毒性小。当每日剂量超过 0.5 g 或长期使用时,也可影响叶酸而引起可逆的血液检查指标变化,可致白细胞和血小板减少等。轻症者及时停药,必要时可用四氢叶酸治疗。可致胎儿畸形,孕妇禁用,老年人、婴幼儿、肝肾功能不良者慎用或禁用。

三、硝基咪唑类及硝基呋喃类

(一)硝基咪唑类

甲硝唑(metronidazole,灭滴灵)

甲硝唑口服吸收好,体内分布广,可进入感染病灶和脑脊液。对脆弱类杆菌较为敏感,还具有抗破伤风杆菌、抗滴虫和抗阿米巴原虫作用,但对需氧菌无效。主要用于治疗厌氧菌引起的口腔、腹腔、女性生殖器、下呼吸道、骨和关节等部位的感染,对幽门螺杆菌感染的消化性溃疡及对四环素耐药难辨梭菌感染所致的伪膜性肠炎有特殊疗效,与破伤风抗毒素(TAT)合用可治疗破伤风。

甲硝唑不良反应轻微,主要有胃肠道反应、过敏反应及外周神经炎等。另外,该药还具有抑制乙醛脱氢酶作用,加强酒精效应,可出现双硫仑(双硫醒)反应,如呕吐、面部

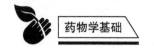

潮红、腹部痉挛等症状,服药期间应禁酒。

同类药物有替硝唑、奥硝唑,其疗效优于甲硝唑,其不良反应比甲硝唑轻。

(二)硝基呋喃类

呋喃妥因(nitrofurantoin,呋喃旦啶)

呋喃妥因抗菌谱广,口服后尿药浓度高。主要用于泌尿生殖道感染,酸化尿液可提高疗效,但复发率高。由于代谢迅速,需 4～6 h 服用一次。常见胃肠道反应,偶见过敏反应。大剂量可引起周围神经炎。

呋喃唑酮(furazolidone,痢特灵)

呋喃唑酮口服吸收少(仅 5% 吸收),肠内浓度高。主要用于细菌性痢疾、肠炎等,也可用于治疗伤寒、副伤寒及胃炎、消化性溃疡。不良反应与呋喃妥因相似,但较轻并少见。

知识拓展

药物光敏反应是指有的患者在使用某些药物后,外出活动过程中短暂接触光线后,皮肤出现刺痛感、红肿、发热、瘙痒、水疱、疱疹等类似于日晒斑或日光性皮炎的症状,严重者出现皮肤糜烂、脱落。可引发光敏反应的抗微生物药物如下。

① 喹诺酮类:其引起光毒反应的作用强弱顺序为:司帕沙星、洛美沙星、氟罗沙星、托舒沙星、环丙沙星、依诺沙星、诺氟沙星、氧氟沙星、左氧氟沙星。

② 四环素类:该类药物引起的光敏反应类似于轻至重度烧伤。使用去甲金霉素的光敏反应发生率尤其高。可引起光敏反应的其他四环素类药物有金霉素、多西环素、土霉素、盐酸美他环素、米诺环素。

③ 磺胺类药物中的磺胺嘧啶、抗真菌药(如灰黄霉素、酮康唑、伊曲康唑等)、抗结核药(如吡嗪酰胺、对氨基水杨酸钠等)、氨基糖苷类药物(如链霉素、卡那霉素、庆大霉素等)以及氯霉素等也可引起光敏反应。

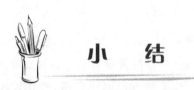

小　结

目前临床上应用的人工合成抗菌药以喹诺酮类为主,第四代的莫西沙星等喹诺酮类药物已问世,磺胺类药物的临床地位已逐渐下降。两类药物均为广谱抗菌药,但在抗菌强度上有所不同,喹诺酮类药物为杀菌剂,磺胺类药物为慢效抑菌剂。喹诺酮类药物在临床上使用频繁,耐药菌株逐渐增多。喹诺酮类药物影响负重关节的软骨发育,禁用于 18 岁以下患者。

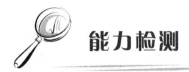

能力检测

1. 简述喹诺酮类药物的共同特点。
2. 简述磺胺类药物的不良反应与防治措施。
3. 简述磺胺甲噁唑与甲氧苄啶配伍的药理学依据。

参考文献

[1] 杨宝峰.药理学[M].7版.北京:人民卫生出版社,2008.
[2] 宋前流.护理药物学[M].北京:人民军医出版社,2008.

任务四 抗病毒药和抗真菌药的基本知识

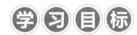

知识目标

(1) 熟悉抗真菌药灰黄霉素、两性霉素 B、制霉菌素、氟胞嘧啶、克霉唑、酮康唑、氟康唑、伊曲康唑的作用特点和应用及不良反应;

(2) 了解抗病毒药阿昔洛韦、阿糖腺苷、利巴韦林、金刚烷胺、干扰素、齐多夫定的作用特点及主要应用。

能力目标

(1) 能区分常见的浅部、深部真菌感染,并能恰当地选择治疗药物,及时处理用药中的不良反应;

(2) 在病毒感染性疾病中能做到恰当地选择治疗药物,知道抗病毒药的致畸作用,并能进行卫生宣教。

案例引导

　　肺癌患者,男,61 岁,在化疗后并发肺部真菌感染,使用伊曲康唑治疗后,临床表现、影像学示明显好转。

　　案例分析:近年来,由于广谱抗生素、免疫抑制剂、恶性肿瘤联合化疗药物的广泛使用,机体免疫力下降,真菌感染率不断上升。本例患者为内源性、深部真菌感染,选用广谱、高效的抗真菌药伊曲康唑较为合适。

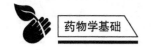

一、抗真菌药

真菌感染按侵犯的部位常分为浅部真菌病和深部真菌病两类。浅部真菌病主要侵犯皮肤、毛发、指(趾)甲等部位,发病率高;深部真菌病主要侵犯内脏和深部组织,常由新型隐球菌、念珠菌、烟曲霉菌等真菌引起,其中念珠菌除可侵犯内脏、神经系统外,还可侵犯皮肤黏膜,引起鹅口疮、口角糜烂、外阴与阴道炎等。近年来,随着广谱抗生素和免疫抑制剂应用的增多,新型隐球菌、念珠菌、烟曲霉菌等条件致病性真菌感染发病率日益提高,其危害性较大。

（一）抗生素类

灰黄霉素(griseofulvin)

灰黄霉素是从青霉菌的培养液中提取的。

【体内过程】

口服易吸收,在脂肪、皮肤、毛发等组织含量较高,能渗入并储存于皮肤角质层及新生的毛发、毛囊、指(趾)甲的角质部分,但不易通过表皮角质层,故外用无效。主要在肝脏代谢灭活。

【药理作用】

灰黄霉素能对抗浅部真菌,对各种皮肤癣菌有强大的抑制作用,对深部真菌和细菌无效。

【临床应用】

灰黄霉素口服可治疗各种癣病,如头癣、体癣、股癣、甲癣(俗称灰指甲)等。为治疗头癣的首选药物,治愈率可达90%以上。对甲癣、体癣疗效较差,需服药数月才能有一定疗效。

【不良反应和用药注意】

灰黄霉素的不良反应较多,有恶心、呕吐、头晕、头痛、精神症状,并会引发外周神经炎等,多与剂量有关。少见暂时性粒细胞减少、梗阻性黄疸等,用药期间应定期进行血常规检查和肝功能检查。与青霉素有交叉过敏性。可致畸,孕妇禁用。

两性霉素 B(amphotericin B)

两性霉素 B 从链霉菌培养液中提取,国产品称为庐山霉素。

【体内过程】

两性霉素 B 口服、肌内注射均难吸收,主要采用静脉滴注。不易透过血脑屏障,经肾缓慢排泄。

【药理作用】

对多种深部真菌,如新型隐球菌、白色念珠菌、烟曲霉菌、皮炎芽生菌、荚膜组织胞浆菌等均有强大抑制作用,高浓度可杀菌,是治疗深部真菌感染的首选药物。

【临床应用】

两性霉素 B 静脉给药可用于治疗全身性深部真菌感染,如真菌性脑膜炎、肺炎、心内膜炎及尿路感染。治疗真菌性脑膜炎时,需加用小剂量鞘内注射。口服仅用于肠道真菌感染。

【不良反应和用药注意】

(1) 静脉滴注常出现寒战、高热、头痛、厌食、恶心、呕吐、全身不适等,在给药部位可引起血栓性脉管炎。故注射液应新鲜配制,每分钟不超过 30 滴;滴注前应服用解热镇痛药和抗组胺药,滴注液中加生理量的地塞米松,并经常更换注射部位。

(2) 长期用药的患者 80% 可致肝肾损害、低钾血症和贫血。应定期做血钾、尿常规、肝肾功能检查。

制霉菌素(nystatin)

制霉菌素作用与两性霉素 B 基本相同,但较弱,毒性更大,不宜注射。口服不吸收,主要用于敏感真菌引起的胃肠道感染;局部外用治疗皮肤、口腔、阴道的念珠菌感染。为预防长期使用广谱抗菌药引起的真菌感染,可短期服用 3~5 日。

(二)唑类

唑类为人工合成的广谱抗真菌药。其作用机制与两性霉素 B 相似。

克霉唑(clotrimazole)

克霉唑为最早用于临床的广谱抗真菌药。抗浅部真菌作用与灰黄霉素相似,但对头癣无效,抗深部真菌作用不及两性霉素 B,且毒性大,现临床上主要外用于皮肤、黏膜、腔道等部位真菌感染。

咪康唑(miconazole)

咪康唑为广谱抗真菌药。局部用药治疗皮肤、阴道、指甲等浅部真菌感染,疗效优于克霉唑。静脉给药用于深部真菌病,常作为两性霉素 B 的替代药,用于对两性霉素 B 不能耐受者。

酮康唑(ketoconazole)

酮康唑为广谱高效抗真菌药。口服用于多种浅部和深部真菌感染,但不易透过血脑屏障,不宜用于真菌性脑膜炎。在酸性溶液中易吸收,故不宜与 H_2受体阻断剂、抗酸药同服。动物实验可致畸,可分泌至乳汁,孕妇、哺乳期妇女应慎用。可引起光敏反应,用药期间应避免长时间暴露于明亮光照下。

氟康唑(fluconazole)

氟康唑体外抗真菌作用比酮康唑弱,体内抗真菌作用比酮康唑强 10~20 倍,临床上主要用于深部念珠菌和隐球菌感染。氟康唑可进入脑脊液,尤其适用于各种真菌性脑膜炎。不良反应较少,不良反应程度较轻,常见轻度消化系统反应、过敏反应。

伊曲康唑(itraconazole)

伊曲康唑对浅部、深部真菌病均有较好疗效,作用比酮康唑强,治愈率高。常见不良反应有恶心、呕吐等胃肠道反应,还可致暂时性转氨酶升高,大剂量可致男性乳房发

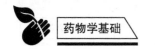

育,停药后可恢复。孕妇、儿童禁用。

（三）其他类

氟胞嘧啶（flucytosine）

氟胞嘧啶为抗深部真菌药。对新型隐球菌、念珠菌、着色真菌等具有抗菌活性。单用易耐药,临床上治疗严重的深部真菌感染常与两性霉素 B 合用。如治疗隐球菌导致的脑膜炎、念珠菌导致的心内膜炎等。不良反应有恶心、腹泻、皮疹、一过性转氨酶升高、粒细胞及血小板减少。孕妇慎用。

另外,水杨酸、苯甲酸、烯丙胺类药物（如特比萘芬）及中药土槿皮、石花等可用于浅部真菌感染的治疗。

二、抗病毒药

病毒感染已成为临床感染性疾病的首要病因。病毒无细胞结构,主要由核酸核心和蛋白质外壳构成,含 DNA 基因组的为 DNA 病毒,含 RNA 基因组的为 RNA 病毒。病毒寄生于宿主细胞内,借助宿主细胞的酶系统合成自身的核酸和蛋白质,进行复制。病毒在自身的生长繁殖过程中阻断宿主细胞正常代谢,损伤宿主细胞。抗病毒药可通过阻止病毒吸附、穿入或脱壳,阻碍病毒生物合成,阻碍病毒释放及增强宿主抗病毒能力而达到抗病毒作用。目前,疗效确切、有高度选择性、对宿主细胞无明显损害的抗病毒药较少。

阿昔洛韦（acyclovir,无环鸟苷）

【体内过程】

阿昔洛韦口服生物利用度低,静脉滴注后血药浓度可显著增高。脑脊液和眼球房水中的浓度可达血浆浓度的 1/2,主要以原形经肾排泄。

【药理作用】

阿昔洛韦属于抗 DNA 病毒药,对Ⅰ型、Ⅱ型单纯疱疹病毒或小痘-带状疱疹病毒作用较强,对 EB 病毒、巨细胞病毒亦有抑制作用,对 RNA 病毒无效。作用机制为,在单纯疱疹病毒感染的细胞内将被病毒编码的胸苷激酶磷酸化,最终形成三磷酸无环鸟苷。后者强效抑制单纯疱疹病毒 DNA 聚合酶,终止 DNA 合成而抗病毒。由于正常细胞无疱疹病毒激酶,故阿昔洛韦选择性好,对细胞毒性小。

【临床应用】

阿昔洛韦主要用于单纯疱疹病毒所致的各种感染,如眼角膜炎、皮肤黏膜感染、生殖器疱疹、疱疹病毒性脑炎。还常用于带状疱疹、免疫缺陷、水痘。

【不良反应和用药注意】

阿昔洛韦毒性较低,但可致荨麻疹、低血压、恶心、呕吐,还可致暂时性肾功能不全,蛋白尿、血尿等。动物实验证明阿昔洛韦有致畸作用,故过敏者禁用。口服多饮水、静脉点滴后 2 h 给予充足饮水。孕妇禁用。

阿糖腺苷（adenine arabinoside，Ara-A）

阿糖腺苷能有效抑制单纯疱疹病毒、带状疱疹病毒、痘病毒、乙型肝炎病毒、巨细胞病毒等 DNA 病毒，临床上可外用治疗疱疹病毒角膜炎，静脉点滴治疗疱疹病毒脑炎及乙型肝炎。不良反应较多，且动物实验证明阿糖腺苷有致畸、致突变、致癌作用，故已被毒性较低的阿昔洛韦所取代。孕妇禁用。

利巴韦林（ribavirin，病毒唑）

利巴韦林为广谱抗病毒药，对多种 DNA 及 RNA 病毒有效，对流感病毒、副流感病毒、单纯疱疹病毒、腺病毒、肠病毒、鼻病毒、痘病毒均有抑制作用。其中，对流感病毒选择性较强；通过抑制病毒的 DNA、RNA 的合成而发挥作用。临床上主要用于防治：甲型、乙型流感；Ⅰ 型、Ⅲ 型副流感；单纯性疱疹病毒性口腔炎；小儿腺病毒性肺炎。不良反应为：口服或静脉滴注一周后即可出现可逆性贫血、白细胞减少等。动物实验表明其有致畸作用。孕妇禁用。

金刚烷胺（amantadine）

金刚烷胺能特异性地抑制甲型流感病毒穿入宿主细胞，抑制病毒脱壳，抑制增殖。高浓度时可抑制乙型流感病毒的感染。临床上主要用于防治甲型流感病毒感染，早期使用可明显退热，并缩短病程，还可用于震颤麻痹，疗效优于抗胆碱药。用量过大可出现失眠、不安、共济失调等中枢症状，用药期间应避免驾车和操纵机器。孕妇、哺乳期妇女禁用。

干扰素（interferon，IFN）

干扰素为广谱抗病毒药。干扰素通过宿主细胞产生一种抗病毒蛋白，后者能选择性地抑制病毒 mRNA 与宿主细胞核蛋白体的结合，从而抑制病毒蛋白质的合成。干扰素对人类乳头瘤病毒引起的尖锐湿疣、单纯疱疹病毒引起的角膜炎、鼻病毒引起的感冒及带状疱疹等效果明显。干扰素还可用于治疗乙型肝炎、巨细胞病毒感染。干扰素通过抑制肿瘤细胞增殖、调节免疫功能而可用于恶性肿瘤的预防和治疗。目前，临床上常用基因重组技术生产 α-干扰素。干扰素口服无效，需注射给药。不良反应有流感样综合征，如发热、头痛、乏力、白细胞减少、骨髓暂时性抑制、血压低等。

齐多夫定（zidovudine）

齐多夫定在受病毒感染的细胞内被细胞胸苷激酶磷酸化为三磷酸齐多夫定，后者能选择性地抑制 HIV 逆转录酶，阻碍 HIV 病毒 DNA 合成。齐多夫定是目前治疗艾滋病的首选药物。过敏者禁用。随着艾滋病的进展，药物不良反应不断增加：常见骨髓抑制，表现为中性粒细胞及血红蛋白减少（应每两周做血常规检查一次，出现异常及时停药）；还可致肌病、乳酸中毒、严重肝脂肪变性等；妊娠 14 周内慎用，哺乳期妇女不宜使用。

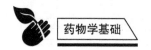

知识拓展

艾滋病是一种严重的传染病。截止 2003 年 6 月底,艾滋病在中国累计报告感染者 45092 例,其中患者 3532 例,死亡 1800 例。艾滋病的主要传播途径是性接触,其次是通过血液传播、母婴传播。控制该病传播的主要方式是广泛宣传教育,提倡安全性行为,确保安全血液供应,杜绝共用注射器,防止医源性感染,感染女性避免妊娠等。我国对艾滋病实行免费治疗,齐多夫定是治疗艾滋病的重要药物之一。对艾滋病感染者进行有效治疗是减少艾滋病传播的有效方式。

小 结

(1) 真菌感染可按部位分为浅部真菌感染和深部真菌感染两类。临床上根据感染部位、药物抗菌谱和毒性大小选择药物。皮肤、口腔、阴道念珠菌感染可选用高效的唑类药物,如咪康唑、氟康唑、伊曲康唑等,或选用制霉菌素(外用)。深部真菌感染首选两性霉素 B,或两性霉素 B 与氟胞嘧啶合用,或选择其他高效的唑类药物,其中氟康唑尤其适用于各种真菌性脑膜炎。

(2) 抗病毒药阿昔洛韦作用较强,但抗病毒谱窄,仅对单纯疱疹病毒及水痘-带状疱疹病毒有效。利巴韦林是新型广谱抗病毒药。干扰素通过使宿主细胞产生抗病毒蛋白而发挥广谱抗病毒作用。金刚烷胺主要用于甲型流感的防治。抗病毒药多有致畸作用,孕妇慎用或禁用。

能力检测

1. 头癣、口腔白色念珠菌感染、真菌性脑膜炎各应选用什么药物?

2. 疱疹病毒性角膜炎、艾滋病首选的抗病毒药是什么?临床上常用的广谱抗病毒药是什么?主要用于甲、乙型流感防治的抗病毒药是什么?

参考文献

[1] 焦万田,侯连兵.新编实用医师药物手册[M].北京:金盾出版社,2010.

[2] 国家基本药物处方集编委会.国家基本药物处方集(化学药品和生物制品)[M].北京:人民卫生出版社,2009.

[3] 卢海儒,何红梅,崔丽萍.307 种国家基本药物全解[M].北京:中国医药科技出版社,2010.

任务五 抗结核病药和抗麻风病药的基本知识

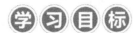

知识目标

(1) 熟悉异烟肼、利福平、乙胺丁醇、链霉素、比嗪酰胺的抗结核作用、用途与不良反应及用药护理;

(2) 了解抗结核病药的用药治疗原则。

能力目标

能预测抗结核化疗方案实施中可能出现的不良反应并及时应对。

案例引导

患者,31 岁,肺结核病史一年,痰结核菌涂片阳性,初治时使用 2EHRZ/4HR 方案,治疗过程中患者出现食欲减退、恶心、呕吐、四肢麻木、步态不稳。对此应如何处理?

案例分析:为避免产生耐药性、提高治疗效果,肺结核多采用联合化疗。2EHRZ/4HR 方案是指:使用乙胺丁醇、异烟肼、利福平和比嗪酰胺,每日一次,强化 2 个月;再用异烟肼、利福平每日一次,用药 4 个月。本例患者的消化道和神经系统不良反应主要是由利福平、异烟肼引起的,因较为轻微,故给予维生素 B_6 治疗、心理疏导即可,不应停药,但应继续检测其他不良反应。

近年来结核病疫情在全球呈上升趋势,在我国,结核菌感染者近 3.3 亿,现有肺结核患者 590 余万。每年全国多个省市仍有新发麻风病病例。结核病和麻风病的病原体均属于分枝杆菌属,生物学特性及致病性与其他细菌不同,故抗结核病药及抗麻风病药通常对其他细菌感染无效。结核菌易产生耐药性,因此结核病的治疗必须联合用药、系统用药。

一、抗结核病药

目前抗结核病药分为两类:一线抗结核药疗效高、不良反应少,包括异烟肼、利福平、链霉素、乙胺丁醇、吡嗪酰胺等;二线抗结核病药作用弱、毒性大,包括对氨基水杨酸钠、丙硫异烟胺、卡那霉素等,仅在细菌对一线抗结核药耐药或患者不能耐受一线抗结核药时使用。

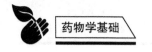

（一）常用抗结核病药

异烟肼（isoniazid，INH；雷米封，rimifon）

1952 年开始用于临床，疗效高、毒性小、口服方便、价廉，至今仍为最好的一线抗结核药之一。

【体内过程】

该药口服生物利用度高，分布迅速而广泛，可进入全身体液和组织中，包括脑脊液、细胞内、干酪样病灶，还能通过胎盘进入胎儿血液；大部分在肝中被乙酰化酶灭活为乙酰化异烟肼等，代谢产物及部分原型由肾排出。乙酰化酶的活性有较大个体差异，活性较低者异烟肼灭活慢。使用异烟肼后血药浓度高、显效快、易中毒者称为慢代谢型，反之则为快代谢型。

【药理作用】

该药仅能杀灭结核杆菌，对其他细菌无作用。在血药浓度提高、接触时间延长、杀灭繁殖期细菌条件下对静止期细菌有抑制作用。抗菌机制可能与抑制结核杆菌细胞壁的重要成分即分枝菌酸的合成有关。分枝菌酸为结核杆菌所特有，故异烟肼对其他细菌无作用。

【临床应用】

该药适用于各种类型结核病。单用易耐药，除对高危人群预防用药可单独使用外，均应与其他抗结核病药联用。对急性粟粒性肺结核和结核性脑膜炎患者进行治疗时应增大剂量、延长疗程，必要时给予静脉滴注。

【不良反应和用药注意】

发生率与剂量有关，一般治疗量时少而轻。

1. 神经系统毒性　神经系统毒性多见于用量大、用药时间长及慢代谢型或维生素 B_6 缺乏者。毒性原因可能是异烟肼与维生素 B_6 结构相似，二者竞争同一酶系统，或者是异烟肼与维生素 B_6 相结合随尿排出，致维生素 B_6 利用减少、排泄增加，继发性缺乏引起。其表现为四肢麻木或感觉异常、疼痛、震颤、反射迟钝、共济失调、肌肉萎缩、轻瘫等外周神经炎症状，还可引起兴奋、失眠、甚至精神失常惊厥等中枢神经系统的毒性反应。上述症状或毒性反应用维生素 B_6 可预防。

2. 肝脏毒性　一般剂量可致暂时性转氨酶增高，较大剂量或长期用药可致肝损害，以 35 岁以上及快代谢型患者多见。用药期间应定期检查肝功能。肝病者慎用。

3. 其他　皮疹、药热、粒细胞减少等。

利福平（rifampicin，甲哌利福霉素，rifampin，RFP）

该药为人工半合成的利福霉素衍生物，是目前最有效的抗结核药物之一，具有高效、低毒、口服方便等优点。

【体内过程】

该药口服吸收快而完全，饭后服药或与对氨基水杨酸同服可延缓其吸收（故应空腹服药，或在使用对氨基水杨酸 6 h 后服用）；其穿透性强，可分布于全身各组织和体液，包括进入细胞内、结核空洞、通过胎盘进入胎儿体内,在脑脊液中浓度较低,但脑膜炎时可增高至有效水平;主要经肝代谢为抗菌力较弱的去乙酰基利福平;反复口服可诱导肝药酶,加快自身及其他药物的代谢;主要由胆汁排泄并形成肝肠循环。由于利福平及代谢产物呈橘红色,故患者的粪便、尿液、痰液、唾液、汗液等均可被染成橘红色,应事先告知患者。

【药理作用】

该药为广谱抗菌药;对结核杆菌、麻风杆菌以及革兰阳性菌,尤其是耐药金黄色葡萄球菌有很强抗菌作用;对革兰阴性菌如大肠埃希菌、变形杆菌、流感嗜血杆菌以及某些病毒、沙眼衣原体也有抑制作用;对繁殖期结核杆菌作用最强,对静止期结核杆菌所需杀菌浓度较繁殖期约高 10 倍;对吞噬细胞内的结核杆菌也有杀灭作用。该药为全效杀菌药,抗菌机制是抑制分枝杆菌和其他微生物的 DNA 依赖性 RNA 多聚酶,从而阻碍细菌的 mRNA 合成。

【临床应用】

该药为一线抗结核药,单用易耐药,主要与其他抗结核病药合用,治疗各种结核;还可用于治疗麻风病、耐药金黄色葡萄球菌及其他敏感菌的感染;外用可治疗沙眼、急性结膜炎、病毒性角膜炎等。

【不良反应和用药注意】

1. 胃肠道反应　较常见,表现为恶心、呕吐、腹胀等。

2. 肝损害　长期大剂量使用时少数患者可出现肝损害,表现为黄疸、转氨酶增高等。与异烟肼合用,肝病患者、老年人、酒精中毒者较易发生。用药期间应定期检查肝功能。

3. 过敏反应　少数患者可出现皮疹、药热,

4. 致畸作用　对动物有致畸作用,妊娠早期、婴儿、肝功能不良者慎用。

乙胺丁醇(ethambutol,EB)

【体内过程】

该药口服后吸收好,迅速分布于组织和体液,24 h 内约有 2/3 从尿中以原形排出,肾功能不全可蓄积中毒,应禁用。

【药理作用】

该药对细胞内、外的结核菌有较强的抑制作用;单用可产生耐药性,但较缓慢。对大多数耐异烟肼、利福平、链霉素的结核杆菌仍有抗菌活性,常与异烟肼、利福平合用。其作用机制可能是,乙胺丁醇与镁离子结合,干扰菌体 RNA 合成。

【临床应用】

该药可用于肺结核和肺外结核。与异烟肼合用疗效高,为了减少耐药性,应与其他抗结核药联合应用。

【不良反应和用药注意】

该药一般剂量使用时不良反应少,主要是大剂量(25 mg/(kg·d))连续服用数日可发生视神经炎,表现为视力下降、视野缩小、辨色力减弱、红绿色盲等。发现早并及时停药,数周至数月内可能会自行消失。用药期间宜每月做眼科检查一次。偶见过敏反

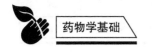

应、肝功能损害、高尿酸血症。痛风患者慎用。

链霉素（streptomycin）

链霉素是最早用于抗结核病的药物，在体内为抑菌作用。其抗结核作用次于异烟肼和利福平，但不易渗入细胞、纤维化及干酪化病灶，不易入脑，耳毒性、肾毒性较大。单用可迅速产生耐药性，虽仍为第一线抗结核药，但应用较少。一般联合用药治疗严重的结核病，如播散型肺结核及结核性脑膜炎。

吡嗪酰胺（pyrazinamide，PZA）

吡嗪酰胺口服吸收良好，分布广泛，细胞内和脑脊液中的浓度与血药浓度相近。在肝代谢，主要经肾排泄。细胞内环境偏酸性有利于其发挥抗菌作用。单用易耐药，但与其他抗结核药无交叉耐药性，大剂量、长疗程有肝毒性，肝功能不良者慎用。

对氨基水杨酸钠（sodium para-aminosalicylate，PAS-Na）

对氨基水杨酸钠口服吸收快而完全，分布广泛但不易透过血脑屏障和细胞，经肝代谢、肾排泄。对结核杆菌有较弱的抑制作用，对其他细菌无效。为二线抗结核药。耐药性产生缓慢。常见的不良反应为厌食、恶心、呕吐、腹泻，甚至引起胃溃疡和消化道出血等，应饭后服用或加服抗酸药。代谢产物溶解度低，易析出结晶损伤肾脏。服药同时应多饮水，以碱化尿液。

（二）抗结核病药的应用原则

1. 早期用药 早期病灶以渗出为主，血液循环无明显破坏，加之结核杆菌生长代谢旺盛，对药物敏感，故药物易于渗入病灶，达到有效浓度。

2. 联合用药 联合用药可防止或延缓耐药性产生，提高治疗效果，降低毒性。对淋巴结核或病灶轻微、痰菌阴性又无症状的肺结核，可考虑单用异烟肼；而痰菌阳性、病变范围较大、活动性较严重的肺结核必须合并用药。

3. 足量、规律及长期用药 对用药品种、剂量和给药时间应按制订的方案有规律地进行，长期有规律地用药是使病变治愈、减少复发的一个重要条件。

二、抗麻风病药

据中国疾病预防控制中心统计，到 2003 年底，我国尚有现症麻风病患者 6552 例。每年云南、贵州、四川、广东等省都有新病例。麻风病是由分枝杆菌属的麻风杆菌所致的一种严重传染病，其病理表现为皮肤、周围神经、黏膜和淋巴结损伤。晚期病变部位可深入眼球、生殖器、肝、脾、骨髓等内脏器官。因麻风病可致残、致死并有传染性，新中国成立前人们曾一度"谈麻色变"。世界卫生组织在 1982 年推荐采用多种药物联合化疗方案治疗麻风病取得了良好效果。

氨苯砜（dapsone，DDS）

【体内过程】

氨苯砜口服吸收虽慢但完全；分布广泛，皮肤病变部位的浓度比正常皮肤高 10 倍；

经肝代谢,70%～80%以代谢产物形式由肾排泄,丙磺舒可显著抑制其从肾脏排泄。另外,还存在肝肠循环,使排泄较慢,易蓄积,宜周期性地进行短暂停药。

【药理作用】

其作用机制与磺胺类药物类似,但它仅对麻风杆菌有抑制作用。是麻风病治疗的首选药。但单用易产生耐药性。

【临床应用】

可用于各型麻风病的治疗。多杆菌型麻风病患者可用氨苯砜加利福平、氯法齐明联合化疗,疗程至少2年。少杆菌型麻风病患者用氨苯砜加利福平,疗程6个月。治疗过程中黏膜病变恢复较快,而皮肤病变及神经病变恢复缓慢。

【不良反应和用药注意】

最常见的为溶血性贫血,也可发生胃肠道症状、头痛、失眠、中毒性精神病及皮疹、药热等,停药后可恢复。用药时常发现与免疫反应有关的急性麻风反应、结节性红斑等。剂量过大可致肝损害和剥脱性皮炎。

利福平

利福平对麻风杆菌有强大的杀菌作用,对氨苯砜耐药菌株也有快速杀菌作用,单用易产生耐药性。

氯法齐明(clofazimine,氯苯吩嗪)

氯法齐明杀菌作用弱但效果比较稳定,还有抗炎作用,可阻止麻风结节及红斑形成,控制反复发作的急性麻风反应,是麻风病联合治疗的药物之一。不良反应轻,表现为皮肤红斑及嗜酸性细胞性肠炎。

知识拓展

肺结核病根据患者情况、痰涂片及培养情况使用不同的抗结核药物联合、规律治疗。其方案如下。

(1)初治痰涂片阳性者:初治是指从未经过抗结核药物治疗或抗结核治疗未满一个月者。

①2S(或E)HRZ/4HR 即使用链霉素(或乙胺丁醇)、异烟肼、利福平和吡嗪酰胺,每日一次,2个月强化期;再用异烟肼、利福平每日一次,4个月继续期。②2S(或E)HRZ/4H$_3$R$_3$,即使用链霉素(或乙胺丁醇)、异烟肼、利福平和吡嗪酰胺,每日一次,2个月强化期;再用异烟肼、利福平每周3次,4个月继续期。

(2)初治痰涂片阴性者:治疗方案与初治痰涂片阳性者相同。

(3)复治是指初次治疗失败或治愈后复发的再一次治疗。

其中因初治不规律治疗的复治涂片阳性患者采用方案 2S(或E)HRZ/4HR,疗程结束后痰涂片仍未转阴者,继续期可延长2个月。

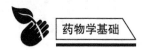
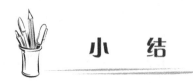

（1）异烟肼、利福平、链霉素、乙胺丁醇、吡嗪酰胺为抗结核一线药物。对氨基水杨酸钠为二线药物。在结核的治疗中必须遵循"早期、联合、足量、规律、长期"用药的原则，才可能达到治愈目的。用药期间应密切监测药物不良反应，出现异常及时处理。异烟肼的不良反应为周围神经炎，用维生素 B_6 可防治。利福平与异烟肼合用肝毒性增加。乙胺丁醇大剂量下可见视神经炎，使用链霉素时要注意其耳毒性和肾毒性，吡嗪酰胺有肝毒性，对氨基水杨酸钠有胃肠道反应和肾损害（较常见）。

（2）麻风病经采用世界卫生组织推荐的方案，多杆菌型麻风病患者用氨苯砜加利福平、氯法齐明，少杆菌型患者用氨苯砜加利福平的联合化疗方案后治疗效果明显。应认识到，麻风病只要在病程早期发现并及时治疗就可完全治愈，不留残疾。

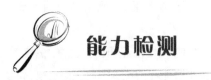

1. 为什么异烟肼对结核杆菌以外的细菌无效？
2. 肺结核患者使用抗结核药物的原则是什么？
3. 常见的抗结核药有哪些不良反应？如何处理？

参考文献

［1］ 叶任高，陆再英. 内科学［M］. 北京：人民卫生出版社，2001.
［2］ 焦万田，侯连兵. 新编实用医师药物手册［M］. 北京：金盾出版社，2010.

任务六　消毒防腐药的基本知识

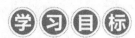

知识目标
掌握常用消毒防腐药的作用、应用、用药注意事项。

能力目标
能根据药物作用特点及消毒防腐的对象合理选择药物。

案例引导

在甲型 H1N1 流感流行期间,常在无人情况下使用过氧乙酸喷雾用于环境消毒,请问这是否合理?

案例分析: 近年来公共卫生事件时有发生,需要使用消毒防腐药阻断病原体的传播,控制疾病的蔓延。过氧乙酸对病毒有较强的杀灭作用且低毒、便于喷洒,适用于环境消毒。

一、概述

消毒药(disinfectants)是指能杀灭病原微生物的药物,防腐药(antiseptics)是指能抑制病原微生物的生长繁殖的药物。二者之间无严格界限,低浓度消毒药可有防腐作用,高浓度防腐药也有消毒作用。这类药物对细胞无明显选择性,毒性较大,故不能全身用药,主要用于体表(如皮肤、黏膜、伤口等)、器械、排泄物和周围环境的消毒,在预防感染性疾病方面有重要意义。

二、常用消毒防腐药

(一)酚类

酚类物质能使蛋白质变性、凝固并改变胞膜的通透性而发挥其抗菌作用,对细菌和真菌有效,对芽胞和病毒无效。

苯酚(phenol,石炭酸)

苯酚溶于水及有机溶剂,有异臭。3%～5%水溶液用于手术器械和房屋的消毒;0.5%～1%水溶液或2%软膏用于皮肤止痒止痛;1%～2%的甘油溶液用于中耳炎,可消炎止痛;高浓度对皮肤、黏膜有刺激和腐蚀作用。

甲酚和煤酚皂

甲酚(cresol,煤酚)抗菌作用比苯酚强 3 倍,腐蚀性和毒性较低。煤酚皂溶液(lysol,来苏儿)是由甲酚 500 mL、植物油 300 g 和氢氧化铝 43 g 配成的溶液,是常用消毒剂。2%来苏儿溶液用于手、皮肤、橡胶手套消毒;3%～5%来苏儿溶液用于消毒器械(浸泡 30 分钟);5%～15%来苏儿溶液用于环境、排泄物、厕所、家具的消毒。来苏儿有甲酚的臭味,不能用做食具和厨房的消毒。

(二)醇类

醇类物质能使蛋白质脱水、凝固、变性或沉淀而发挥抗菌作用。对芽胞、真菌、病毒无效。

乙醇(alcohol,酒精)

乙醇易燃、易挥发。75%浓度杀菌力最强,高于此浓度可使蛋白质沉淀形成保护

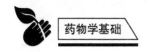

膜,反而阻碍其透入深部发挥杀菌作用,主要用于皮肤、器械消毒(浸泡 0.5 h 以上)。50%浓度的乙醇涂擦皮肤,能促进局部血液循环,防止发生褥疮。无水乙醇注于神经干可缓解三叉神经痛、坐骨神经痛,有较强的刺激性,不用于伤口内及黏膜的消毒。少数人可发生过敏反应。

(三)醛类

醛类物质可与蛋白质中的氨基结合,使蛋白质沉淀、变性,能杀死细菌、真菌、芽胞及病毒。

甲醛(formaldehyde)

40%甲醛水溶液称为福尔马林(formalin)。10%福尔马林溶液(即 4%甲醛水溶液)用于固定尸体和生物标本以及保存细菌和血清等。2%福尔马林溶液用于器械消毒,浸泡 1～2 h。用于房屋消毒时,每 1 m^3 取 1～2 mL 加等量水,加热蒸发。甲醛及福尔马林挥发性强,对呼吸道和黏膜有强烈的刺激性,可引起流泪、咳嗽、气管炎等。

(四)酸类

酸类物质可解离出氢离子与菌体蛋白中的氨基结合,使蛋白变性或沉淀而起杀菌作用。有些药物可改变细菌周围环境的 pH 值而影响细菌的生长繁殖。

乙酸(acetic acid)

乙酸(醋酸)为弱有机酸。0.1%～0.5%醋酸溶液用于冲洗阴道以治疗滴虫性阴道炎,以 2 mL/m^3 的食醋加热蒸发可消毒房屋。

过氧乙酸(peroxyacetic acid)

过氧乙酸为无色透明液体,性质不稳定,易挥发,加热后可发生爆炸,须临用时配制。本品为强氧化剂,遇有机物放出新生态氧,氧化病原体内的活性基团,对细菌、芽胞、真菌、病毒均有较强的杀灭作用,是广谱、高效、速效、低毒杀菌剂。0.1%～0.2%过氧乙酸溶液用于手消毒,浸泡 1 min 即可;0.3%～0.5%过氧乙酸溶液用于器械消毒,浸泡 15 min;0.04%溶液过氧乙酸喷雾或熏蒸用于食具、空气、地面、墙壁、家具及垃圾物消毒;1%过氧乙酸溶液用于衣服、被单消毒,浸泡 2 h。过氧乙酸配制的溶液在 15～20 ℃保存不宜超过两日。

水杨酸(salicylic acid,柳酸)

水杨酸对细菌、真菌有杀灭作用,有刺激性,10%～20%水溶液可溶解角质层,治疗鸡眼和疣;3%醇溶液或 5%软膏用于表皮癣病。

苯甲酸(benzoic acid,安息香酸)

苯甲酸难溶于水,易溶于醇及沸水中,在酸性环境下抗真菌作用强,常与水杨酸制成复方醇溶液,用于体癣、手足癣。毒性小,无臭、无味,可作为食品防腐剂。

(五)卤素类

可使菌体原浆蛋白活化基团卤化或氧化而发挥杀菌作用。

1. 含碘的消毒药 碘(iodine)是一种广谱消毒剂,有强大的抗菌活性,其溶液杀菌力与浓度呈正比,对芽胞、真菌、细菌、病毒均有杀灭作用。对黏膜及皮肤有刺激性,破损处不宜使用。

碘伏(iodophor)

碘伏为碘与表面活性剂的不定型配合物,表面活性剂使碘逐渐释放,延长了碘的杀菌作用时间。属强效消毒剂,在酸性环境中作用更强,但对结核杆菌、细菌芽胞、真菌孢子作用较弱,一般不用于芽胞消毒。常用于:①外科刷手、手术部位的皮肤消毒;②治疗化脓性皮肤炎症及皮肤真菌感染;③治疗滴虫性阴道炎;④治疗烫伤;⑤医疗器械及污物的消毒。

碘酊(iodine tincture)

碘酊又名碘酒,为含 2% 碘及 1.5% 碘化钾的乙醇溶液。2% 碘酊用于一般皮肤消毒;3.5%~5% 碘酊用于手术野皮肤消毒,稍干后用 75% 乙醇溶液擦去(脱碘),对黏膜及皮肤有刺激性,破损皮肤、会阴皮肤及眼黏膜不宜使用。碘过敏者禁用。

2. 含氯的消毒药

含氯石灰(chlorinated lime,漂白粉)

含氯石灰为含有效氯 25%~35% 的灰白色粉末,受潮易分解失效,应密闭、干燥保存,临用时配制。在水中易溶解生成次氯酸,具有快而强的杀菌作用。酸性环境中有利于释放氯。杀菌谱广,对细菌、病毒、真菌孢子及细菌芽胞都有杀灭作用。有漂白作用,对皮肤有刺激作用,对金属有腐蚀作用。0.5% 溶液用于非金属用具和无色衣物的消毒。1:5 的干粉用于粪便消毒。每 1 000 mL 水中加入含氯石灰 16~32 mg,用于饮水消毒。25%~50% 溶液可用于餐具、水果、蔬菜的消毒。

(六)氧化剂

氧化剂遇有机物可释放新生态氧,使细菌体内活性基团氧化而起杀菌作用。

高锰酸钾(potassium permanganate)

高锰酸钾为紫色晶体,可溶于水,溶液久置失效,应随用随配。该药为强氧化剂,有较强的杀菌作用。低浓度有收敛作用,高浓度有腐蚀作用。0.1%~0.5% 溶液用于膀胱及创面洗涤;0.01%~0.02% 溶液用于某些药物、毒物中毒时洗胃;0.0125% 用于阴道冲洗或坐浴,0.1% 用于蔬菜、水果消毒(浸泡 5 min),配制时用凉开水,因热开水能使高锰酸钾失效。

过氧化氢(hydrogen peroxide,双氧水)

过氧化氢遇光、热或久置均易失效,宜冷藏。利用其杀菌力弱,作用时间短,遇有机物放出氧分子产生气泡,可机械消除脓块、血块及坏死组织及除臭。3% 的溶液用于清除创伤、松动痂皮尤其是厌氧菌感染的伤口;1% 的溶液用于化脓性中耳炎、扁桃体炎等局部冲洗。

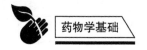

（七）表面活性剂

常用阳离子表面活性剂，能降低表面张力，使油脂乳化和油污清除，所以又称清洁剂，而且能改变细菌胞浆膜通透性，使菌体成分外渗而杀菌。其特点为抗菌谱广，显效快、刺激性小、性质稳定。与阴离子表面活性剂如肥皂、合成洗涤剂等有拮抗作用。

苯扎溴铵（benzalkonium，新洁尔灭）

苯扎溴铵杀菌和去污作用快而强、毒性低、无腐蚀性、应用方便。0.05%～0.1%的溶液用于外科手术前手的消毒（浸泡 5 min）；0.1%的溶液用于皮肤黏膜消毒，也用于食具及器械消毒（浸泡 30 min，金属器械消毒需加 0.5%亚硝酸钠以防锈），不宜用于膀胱镜、眼科器械及合成橡胶制品的消毒。

氯己定（chlorhexidine bromide，洗必泰）

氯己定为含氯的清洁剂，抗菌谱广，包括铜绿假单胞菌等。作用快而强、毒性低、无刺激性。0.02%溶液用于术前洗手消毒（浸泡 3 min）；0.05%溶液冲洗伤口及治疗牙根炎、牙周炎；0.1%溶液用于器械消毒（金属器械消毒需加 0.5%亚硝酸钠以防锈）；0.5%醇溶液用于手术野消毒；1%乳膏、气雾剂用于烧伤、创伤表面消毒。

（八）染料类

有酸、碱两性染料，利用其阳离子或阴离子与细菌蛋白质羧基或氨基结合而抑制细菌的生长繁殖。

甲紫（methylrosanilinium chloride）

甲紫又名龙胆紫，为碱性阳离子染料，深紫色结晶粉末，对 G^+ 菌有选择性抑制作用，对真菌（如念珠菌、表皮癣菌）有杀灭作用，对铜绿假单胞菌有效。脓血、坏死组织等可降低其效力。本品有收敛作用，无刺激性，1%～2%溶液用于皮肤、黏膜创伤感染及溃疡。

依沙吖啶（ethacridine，利凡诺，雷佛奴尔）

依沙吖啶对 G^+ 菌和某些 G^- 菌有抑制作用，刺激性小，0.1%～0.3%溶液用于创伤、皮肤黏膜化脓感染的冲洗和湿敷。常用于引产。忌与碱性药或碘酊合用，水溶液临用时配制。

（九）重金属化合物

重金属类如汞、银、锌等的化合物都能与细菌蛋白质结合成金属蛋白质沉淀而杀菌，同时重金属离子能与某些酶的巯基结合影响细菌的代谢而杀菌。硫酸锌（zinc sulfate）、氧化锌（zinic oxide）和炉甘石（calamine）三者均有抑菌和收敛作用。0.25%～0.5%硫酸锌溶液点眼用于沙眼、结膜炎。氧化锌尚有吸附和干燥作用，常与硼酸、滑石粉配成痱子粉或制成软膏、糊剂用于湿疹。炉甘石洗剂用于皮炎、湿疹和痱子等。

知识拓展

1. 84 消毒液简介　84 消毒液是一种以次氯酸钠为主、配以表面活性剂的消毒药品,有效氯含量达到或超过 5.5%,具有杀菌及洗涤作用。可用于旅游、宾馆、饭店、医院、饮食与食品加工行业和家庭环境的物体表面消毒。在使用时根据消毒物体不同,临时配制不同浓度的溶液。餐饮具消毒的稀释比例为 1∶140,水果蔬菜、环境与物体表面消毒的稀释比例为 1∶280,被细菌、病毒污染的环境消毒的稀释比例为 1∶28。有刺激性,用后用清水将用具冲洗干净。

2. 高浓度的消毒药物配制成低浓度消毒药物的方法　如配制 0.1%新洁尔灭溶液 1 000 mL,应用 5%新洁尔灭多少?

（1 000 mL×0.1%）÷5%＝20 mL,即用 5%新洁尔灭 20 mL 加水至 1 000 mL。

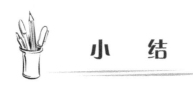

小　结

消毒防腐药毒性较大,不能作为全身用药,主要用于体表、器械、排泄物和周围环境的消毒。可根据药物特点和消毒防腐对象选择适宜的药物。皮肤消毒宜选用广谱、高效、速效、刺激性小的药物,如碘伏、碘酊、过氧乙酸、乙醇等;黏膜及创面消毒宜选用刺激性小、吸收少、受脓液及分泌物影响小的药物,如高锰酸钾、碘伏、表面活性剂、过氧化氢、甲紫等;器械消毒宜选用广谱、高效、速效、对金属无腐蚀性的药物,如甲醛、过氧乙酸等;排泄物消毒可选用价廉、不受有机物影响的药物,如含氯石灰、酚类等;环境消毒宜选用便于喷洒或熏蒸的药物,如过氧乙酸、甲醛、酚类等;食物及药物制剂的防腐宜选用能抑菌、毒性小、无臭、无味的药物,如苯甲酸。

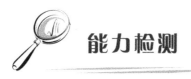

能力检测

1. 外科手术前准备的刷手、洗手、手术野消毒常用哪些消毒防腐药?
2. 使用消毒防腐药时可能会产生哪些不利的影响? 请举例说明。

参考文献

[1]　张家铨,程鹏.常用药物手册[M].4 版.北京:人民卫生出版社,2011.

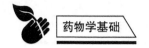

任务七　抗恶性肿瘤药的基本知识

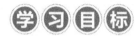

知识目标

(1) 熟悉抗恶性肿瘤药常见的毒性反应；

(2) 熟悉常用抗恶性肿瘤药的作用、应用及主要不良反应；

(3) 了解抗恶性肿瘤药的分类及联合应用原则。

能力目标

能为临床常见恶性肿瘤患者合理选药，并及时处置药物不良反应。

案例引导

患者，女，75岁，左颊部高分化鳞癌，双肺呼吸音清，未闻及啰音。拟手术治疗，术前先给予博来霉素化疗，累积使用80 mg。化疗过程中出现"双肺间质病变"及"肺水肿"，且有发热、咳嗽、呼吸和心率增快、神志不清，抗菌药、抗真菌药治疗无效。经抢救无效死亡。

案例分析:博来霉素是鳞癌的首选化疗药，但肺毒性明显，本例患者虽未超过累积总剂量300 mg/m^2，但超过70岁，对药物的消除减慢，可从用药前无肺部体征发展到肺间质病变、肺水肿而导致患者死亡。用药前应酌情减小剂量、有肺部异常X线表现时就及时停药。

一、概述

恶性肿瘤是严重威胁人类健康的常见病、多发病。通常采用手术、放疗、化疗(使用抗恶性肿瘤药)、免疫治疗、生物治疗等综合治疗措施。国际抗癌联盟认为，经过化疗可治愈的肿瘤有急性淋巴细胞性白血病、绒毛膜上皮癌、何杰金氏病、睾丸癌等，有较好疗效(有效率达到或超过50%)的有急性和慢性白血病、乳腺癌、小细胞肺癌、卵巢癌、软组织肉瘤等。化疗对于大多数实体瘤疗效不佳，且化疗对正常的组织器官均有不同程度的损害。化疗药物的疗效和毒性与恶性肿瘤细胞的增殖动力学密切相关。

(一)细胞增殖周期

1. 恶性肿瘤细胞的三大类

(1) 增殖期细胞:此期细胞不断按指数分裂增殖，代谢活跃，对药物敏感。这部分细胞在肿瘤细胞群中所占的比率称生长比率。生长比率接近于 1 的恶性肿瘤，对药物敏感，如急性白血病、绒毛膜上皮癌等；生长比率小的恶性肿瘤，则对药物不敏感，如慢性白血病、多数实体瘤。同一肿瘤在早期生长比率一般较大，对药物敏感。

（2）静止期细胞：又称为 G_0 期细胞，此期细胞有增殖能力但暂不增殖。当增殖期的细胞被药物杀灭后，G_0 期细胞就可进入增殖状态。此期细胞对药物敏感性低，是肿瘤复发的根源，完全杀灭此期细胞是根治肿瘤的关键。

（3）无增殖能力细胞：此类细胞既不增殖也不丢失，在肿瘤中这部分细胞很少。与肿瘤生长、复发无关，在化疗中无意义。

以上三大类细胞群处于相对运动中。静止期细胞可变为增殖期细胞，增殖期细胞也可变为静止期细胞、无增殖能力细胞或死亡。

2. 细胞增殖周期（图 7-1-1）

（1）G_1 期（DNA 合成前期）　主要合成 mRNA 和蛋白质，为 DNA 的复制做准备。

（2）S 期（DNA 合成期）　主要复制 DNA。

（3）G_2 期（DNA 合成后期）　DNA 合成基本结束，继续合成与有丝分裂有关的蛋白质，如微管蛋白等。

（4）M 期（有丝分裂期）　经有丝分裂，每个癌细胞分裂为 2 个子细胞。

当一个细胞周期完成后，一般只有部分细胞进入 G_1 期开始第二个细胞周期，另一部分处于静止状态（G_0 期）。

（二）抗恶性肿瘤药物的分类

1. 传统的分类方法　（可反映药物的来源、化学结构）

（1）烷化剂（细胞毒药物）：通过烷化反应破坏细胞 DNA 的结构和功能，使细胞停止分裂或死亡，如氮芥、环磷酰胺、白消安等。

（2）抗代谢药：通过干扰细胞正常代谢产生作用，如叶酸拮抗剂甲氨蝶呤、嘌呤拮抗剂巯嘌呤、嘧啶拮抗剂氟尿嘧啶、胞苷类拮抗剂阿糖胞苷。

（3）抗生素类：来自于微生物，影响核酸及蛋白质合成而产生抗肿瘤作用，如丝裂霉素、博来霉素、阿霉素、柔红霉素等。

（4）植物类药：来自于植物，主要通过影响蛋白质合成而产生抗肿瘤作用，如长春新碱、秋水仙碱、三尖杉酯碱、喜树碱、紫杉醇等。

（5）激素类药：通过调节机体激素的水平控制肿瘤的生长，如丙酸睾丸酮、己烯雌酚、泼尼松等。

（6）其他类：如左旋门冬酰胺酶、顺铂、卡铂等。

2. 按细胞增殖周期分类（图 7-7-1）

（1）周期非特异性药物：可杀灭增殖周期中的各期细胞，包括 G_0 期细胞，如烷化剂、抗生素类和激素类等。

（2）周期特异性药物：主要杀灭增殖周期中某一期细胞，对 G_0 期细胞不敏感，如抗代谢药主要杀灭 S 期细胞，长春新碱主要杀灭 M 期细胞。

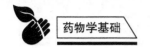

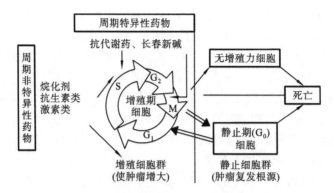

图 7-7-1 细胞增殖周期及药物作用示意图

（三）抗恶性肿瘤药的作用机制（图 7-7-2）

1. 影响核酸生物合成 如抗代谢药。

2. 抑制 DNA 结构与功能 如烷化剂、某些抗肿瘤抗生素和铂类等，能与 DNA 碱基共价结合，形成 DNA 链内或链间的交叉联结，导致 DNA 链断裂、变异以及阻止 DNA 复制。

3. 干扰转录过程阻止 RNA 合成、间接抑制蛋白质合成 如放线菌素 D、阿霉素、柔红霉素等。

4. 影响蛋白质合成的药物 如长春碱类影响微管蛋白装配、三尖杉酯碱干扰核蛋白体功能、左旋门冬酰胺酶影响氨基酸供应。

5. 调节体内激素平衡 如激素类。

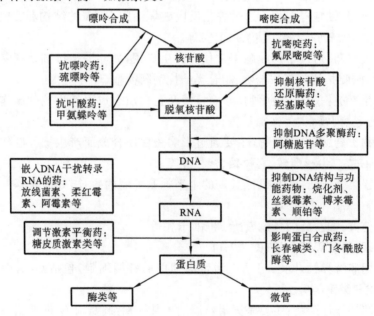

图 7-7-2 抗恶性肿瘤药作用机制示意

（四）抗恶性肿瘤药物常见的毒性反应

多数抗恶性肿瘤药物选择性差，在杀伤肿瘤细胞的同时，对正常细胞特别是增殖旺盛的细胞如骨髓细胞、消化道黏膜上皮细胞、生殖细胞等损伤尤为严重，并对机体重要器官如心、肝、肾、肺、神经系统等产生毒性，严重者可危及生命。此外，有些药物还有免疫抑制作用或有潜在的致癌致畸作用。

1. 局部毒副作用　静脉给药时溢出血管外可致局部炎症甚至坏死，还常引起静脉炎或栓塞性静脉炎，如氮芥、丝裂霉素、长春新碱等。

2. 骨髓抑制　除左旋门冬酰胺酶、博来霉素、激素类及长春新碱（一般剂量）对骨髓影响小外，抗癌药物均可引起不同程度的骨髓抑制，表现为粒细胞、血小板和红细胞减少。一般当白细胞低于 $4 \times 10^9 / L$，血小板低于 $80 \times 10^9 / L$ 时暂停化疗。

3. 消化道反应　消化道反应较为常见，轻者食欲不振、恶心、呕吐、腹痛、腹泻，严重者有出血性腹泻，还可引起消化道炎症、溃疡等，其中烷化剂和抗癌抗生素用药后几小时内即可出现消化道反应。顺铂与环磷酰胺有较严重的致吐作用，氟尿嘧啶、甲氨蝶呤常可引起频繁腹泻与弥漫性腹痛。

4. 心脏毒性　阿霉素、柔红霉素、环磷酰胺、长春新碱、三尖杉酯碱、氟尿嘧啶、顺铂等均有心脏毒性，表现为：与剂量无关的短暂心电图改变，如窦性心动过速、ST 段低下、T 波变平等，停药后可恢复；还有一种与剂量有关的毒性反应，如充血性心衰，常见于阿霉素。

5. 肝脏毒性　多数抗癌药物可导致程度不等的肝损害，表现为乏力、食欲不振、肝肿大、转氨酶升高、黄疸，甚至急性肝萎缩或肝硬化，如巯嘌呤、阿糖胞苷、甲氨蝶呤。

6. 肺毒性　许多抗癌药物均可诱发不同程度的肺实质损伤，表现为间质性肺炎及肺纤维化，常见症状为干咳、乏力、胸痛、发热、呼吸困难等，常见于博来霉素。

7. 泌尿系统损害　许多抗癌药可产生肾毒性，表现为血尿、管型尿、内生肌酐清除率下降、血肌酐升高、血尿素氮升高，如顺铂最易引起肾毒性，环磷酰胺、喜树碱等可致出血性膀胱炎，常见症状为尿路刺激征及血尿，甲氨蝶呤大剂量应用时可致急性肾功能不全。

8. 神经系统毒性反应　抗癌药神经毒性反应少见，但长春新碱、顺铂等可致末梢神经炎，表现为四肢或躯干感觉异常、肌无力、腱反射低下，累及植物神经可产生尿潴留、麻痹性肠梗阻等。左旋门冬酰胺酶等常致一过性脑功能障碍，表现为意识障碍、人格改变、智力减退等。

9. 皮肤毒性反应　部分抗癌药可致皮炎或色素沉着或脱发。

10. 过敏反应　多数抗癌药会引起过敏，但变态反应发生率超过 5% 的仅占极少数，其中左旋门冬酰胺酶、紫杉醇变态反应发生率高，甚至可引起威胁生命的速发型变态反应。

11. 其他　用药后数月至数年可发生远期毒性，如出现对生殖细胞的致突变作用、

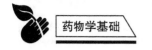

致畸胎作用等。

二、常用抗恶性肿瘤药

（一）抗代谢药

本类药物化学结构多与核酸代谢的必需物质叶酸、嘌呤碱、嘧啶碱相似,故竞争性抑制有关的酶,干扰核酸尤其是 DNA 合成而产生抗肿瘤作用。大多数药物主要杀伤 S 期细胞,属周期特异性药物。

甲氨蝶呤(methotrexate,MTX,氨甲蝶呤)

【作用机制】

甲氨蝶呤化学结构与叶酸相似,强烈抑制二氢叶酸还原酶,使 5,10-甲烯四氢叶酸形成不足,脱氧尿苷酸不能甲基化生成脱氧胸苷酸,从而抑制 DNA 生成,还可抑制嘌呤核苷酸的形成,故还可干扰 RNA 和蛋白质的合成。

【临床应用】

甲氨蝶呤主要用于儿童急性白血病、绒毛膜上皮癌。先用很大剂量的甲氨蝶呤治疗成骨肉瘤,再用甲酰四氢叶酸作为救援剂,保护骨髓正常细胞,疗效好。

【不良反应和用药注意】

该药不良反应较多:明显骨髓抑制;出现消化道反应,如口腔炎、胃炎、腹泻及便血等;脱发;皮炎;孕妇可致畸胎、死胎;大剂量长期应用可致肝肾损害、肺纤维化。

巯嘌呤(mercaptopurine,6-MP,6-巯基嘌呤)

【作用机制】

巯嘌呤化学结构类似次黄嘌呤,在细胞内转变成 6-巯基嘌呤苷酸,竞争性阻止肌苷酸转变成腺苷酸和鸟苷酸,从而阻止 DNA 合成。巯嘌呤与其他抗肿瘤药物不易产生交叉耐药性。

【临床应用】

该药对儿童急性淋巴细胞性白血病疗效较好,因起效慢,多作为维持药。大剂量对绒毛膜上皮癌和恶性葡萄胎有明显疗效。

【不良反应和用药注意】

多为骨髓抑制和消化道反应。少数患者可出现黄疸和肝功能障碍。偶见高尿酸血症及尿结石。抗痛风药别嘌呤醇可增加巯嘌呤的疗效和毒性,合用时应注意减量。

氟尿嘧啶(fluorouracil,5-FU,5-氟尿嘧啶)

【作用机制】

氟尿嘧啶化学结构类似于尿嘧啶,在细胞内变成 5-氟尿嘧啶脱氧核苷酸,后者抑制脱氧核苷酸合成酶,阻止脱氧尿苷酸甲基化转变成脱氧胸苷酸,从而影响 DNA 的合成。主要作用于 S 期。另外也能渗入 RNA 中干扰蛋白质的合成(故对其他各期也有作用）。

【临床应用】

该药口服生物利用度低，一般静脉给药。对多种肿瘤有效，特别是对消化道恶性肿瘤和乳腺癌疗效较好。对卵巢癌、宫颈癌、绒毛膜上皮癌及膀胱癌等也有效。

【不良反应及用药注意】

主要为消化道反应，严重者可因血性腹泻而致死；还有骨髓抑制。若出现严重口腔炎、血性腹泻、白细胞减少等应及时停药。有局部刺激性，静脉给药可致静脉炎和动脉内膜炎。

阿糖胞苷（cytarabine，Ara-C）

【体内过程】

阿糖胞苷主要在肝灭活，迅速由尿排出。

【作用机制】

该药在体内经脱氧胞苷激酶催化成二（或三）磷酸胞苷，进而抑制 DNA 多聚酶的活性，阻止 DNA 合成。由于白血病细胞中脱氧胞苷激酶浓度高，故阿糖胞苷对白血病有选择性。主要特异性杀灭 S 期的细胞，还阻滞肿瘤细胞从 G_1 期向 S 期过渡。

【临床应用】

该药口服易被破坏，常采用静脉滴注。用于治疗各种白血病，是治疗成人急性粒细胞和单核细胞白血病的有效药物，对恶性淋巴瘤和胃肠道恶性肿瘤也有效。

【不良反应和用药注意】

骨髓抑制严重。长期使用后消化道反应也非常明显。还可致静脉炎、脱发等。

羟基脲（hydroxycarbamide，HU）

羟基脲通过抑制核糖核苷酸还原酶，抑制 DNA 的生物合成。对 S 期细胞有选择性杀伤作用。对慢性白血病疗效确实。用药后可使肿瘤细胞集中于 G_1 期，常作为同步化疗药物。不良反应主要为骨髓抑制明显，停药后可恢复，肾功能不良者慎用，孕妇忌用。

（二）抑制 DNA 结构与功能的药物

烷化剂

以烷基取代细胞 DNA 或蛋白质分子中的巯基、羟基、羧基和磷酸基等基团的氢原子而起烷化反应，主要是与 DNA 碱基发生共价结合，形成交叉联结使 DNA 链断裂，造成 DNA 结构和功能的损害。属于周期非特异性药物。最早应用的烷化剂为氮芥，现已少用。

环磷酰胺（cyclophosphamide，CTX）

环磷酰胺为氮芥衍生物。

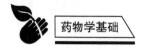

【作用机制】

该药在体内经肝脏代谢生成醛磷酰胺,后者经血液循环转运到肿瘤细胞内,分解出磷酰胺氮芥,磷酰胺氮芥与 DNA 烷化,发生交叉联结,影响 DNA 的功能。对各期细胞均有杀伤作用。

【临床应用】

该药抗瘤谱较广,对恶性淋巴瘤疗效显著,对多发性骨髓瘤、急性淋巴性白血病、卵巢癌、乳腺癌、鼻咽癌、横纹肌肉瘤、儿童神经母细胞瘤亦有效。还可抑制细胞免疫和体液免疫,用于自身免疫性疾病及器官移植。

【不良反应和用药注意】

主要不良反应为骨髓抑制、胃肠道反应、泌尿系统毒性、肝毒性、脱发。久用可致闭经或精子减少。泌尿系统毒性表现为出血性膀胱炎,用药期间宜给予足够的液体并同时应用 2-巯基乙烷磺酸钠或 N-乙酰半胱氨酸保护泌尿道。

噻替哌(thiotepa,TSPA)

噻替哌属于周期非特异性药物,抗瘤谱广,对乳腺癌、卵巢癌疗效较好,主要不良反应为骨髓抑制。

白消安(busulfan,BUS,马利兰)

白消安可明显抑制粒细胞生成,是治疗慢性粒细胞白血病的首选药物,但对慢性粒细胞白血病急性变及急性白血病无效。主要不良反应是骨髓抑制和胃肠道反应,久用可致肺纤维化、闭经、睾丸萎缩等。

抗生素类

丝裂霉素(mitomycin,MMC)

【作用机制】

丝裂霉素的化学结构中有乙撑亚胺及氨甲酰酯基团,有烷化作用,能与 DNA 交叉联结,抑制 DNA 复制,并使 DNA 断裂。属于周期非特异性药。

【临床应用】

该药需静脉给药,抗瘤谱较广,主要用于消化道恶性肿瘤、肺癌、乳腺癌、慢性粒细胞性白血病等。

【不良反应和用药注意】

有明显而持久的骨髓抑制作用。常见的有口腔溃疡,注射局部刺激性较大。偶见心脏、肝肾毒性反应及间质性肺炎。

博来霉素(bleomycin,BLM)

【作用机制】

博来霉素是从链霉菌的培养液中分离得到的,能与铜或铁离子络合,并产生氧自由基,插入 DNA 链,引起 DNA 单链断裂,阻止 DNA 复制,干扰细胞分裂增殖。属周期非特异性药物,但对 G_2 期及 M 期细胞作用较明显。

【临床应用】

该药静脉或肌内注射分布广泛,肺和鳞癌组织浓度较高且不易被灭活,临床上主要用于鳞状上皮癌(头、颈、口腔、皮肤、肺、阴道、宫颈等部位),是治疗鳞状上皮癌的首选药。与顺铂及长春碱合用治疗睾丸癌,可达根治效果。

【不良反应和用药注意】

骨髓抑制与消化道反应均不严重。最严重的不良反应为间质性肺炎及肺纤维化,肺纤维化的发生率为 3‰~12‰,死亡率较高。肺毒性发生与剂量有关,累积总剂量应限制在 300 mg/m² 以下,用药期间应密切观察肺部症状和体征,定期做 X 线检查,一旦出现异常立即停药,停药 2~4 个月仍可发生肺纤维化,故停药后应定时随诊。约 1/3 患者用药后可有发热、脱发症状。

铂类

顺铂(cisplatin,顺氯氨铂,DDP)

【作用机制】

顺铂作用类似烷化剂,在细胞内水解为正离子水化物,与 DNA 碱基结合,形成 DNA 链内两点间交叉联结,从而破坏 DNA 的结构和功能,属周期非特异性药物。

【临床应用】

该药口服无效,多采用静脉给药。抗瘤谱广:对睾丸肿瘤,与博来霉素及长春碱联合化疗,可以根治;对卵巢癌、膀胱癌疗效也很显著,目前临床采用膀胱内灌注给药治疗膀胱癌疗效较好且不良反应降低。

【不良反应和用药注意】

主要是严重恶心、呕吐及肾毒性。骨髓抑制作用较弱。应尽量睡前给药,使用"分散注意"法,早期使用 5-HT₃ 受体拮抗药昂丹司琼;多饮水,用大量生理盐水输注水化顺铂抑制其在肾小管的水解,保护肾脏;并用利尿剂,保持尿量在 2000 mL/d 以上。

卡铂(carboplatin,CBP)

卡铂作用与临床用途类似顺铂,但毒性小于顺铂,用于不能耐受顺铂的肿瘤患者。

(三)抑制蛋白质合成与功能的药物

干扰转录过程阻止 RNA 合成的药物

放线菌素 D(dactinomycin,DACT)

放线菌素 D 属多肽类抗生素,国产品称更生霉素。

【药理作用】

该药可与 DNA 结合成复合体,阻碍 RNA 多聚酶的功能,主要抑制 mRNA 的合

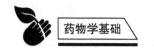

成,从而抑制蛋白质合成而抗肿瘤。属周期非特异性药物,但对 G_1 期作用较强,且可阻止 G_1 期向 S 期的转变。

【临床应用】

该药口服吸收差,静脉注射常用。抗瘤谱较窄,对恶性葡萄胎、绒毛膜上皮癌疗效较好,对肾母细胞瘤、横纹肌肉瘤也有一定疗效。

【不良反应及用药注意】

最常见恶心呕吐、口腔炎,其次为骨髓抑制、局部刺激作用、脱发、皮炎、致畸胎等。放线菌素 D 与放射疗法之间有相互作用,即用药后曾接受放射线照射的皮肤出现红斑,甚至可引起坏死。

多柔比星(doxorubicin,阿霉素,ADM)

【作用机制】

多柔比星能嵌入 DNA 碱基对之间,并紧密结合到 DNA 上,阻止 DNA 复制和 RNA 合成,属于周期非特异性药物。

【临床应用】

该药常用静脉注射,抗瘤谱较广,疗效高,主要用于治疗急性白血病和淋巴肉瘤,对乳腺癌、肺癌、胃癌、肝癌、卵巢癌及膀胱癌也有效。

【不良反应和用药注意】

最严重的毒性是心脏毒性和骨髓抑制。早期可出现各种心律失常,累积量大时可致心肌损害或心力衰竭,应将累积总剂量限制在 $500 \ mg/m^2$ 以下,具有危险因素的患者不应超过 $350 \ mg/m^2$。

柔红霉素(daunorubicin,DNR)

柔红霉素作用机制与多柔比星类似,主要用于急性淋巴细胞性和急性粒细胞性白血病。能抑制骨髓,心脏毒性较大。

影响蛋白质合成的药物

长春碱类

长春碱类主要包括长春碱(vinblastine,VLB)及长春新碱(vincristine,VCR),它们为夹竹桃科长春花植物所含的生物碱。

【作用机制】

长春碱类能特异性地与纺锤丝微管蛋白结合,使其变性,从而影响微管装配和纺锤丝的形成,是作用于 M 期的药物。长春碱比长春新碱作用强,但后者的作用不可逆。

【临床应用】

长春碱主要用于何杰金病及绒毛膜上皮癌,对急性粒细胞性白血病、乳腺癌、卵巢癌、睾丸癌也有一定疗效。长春新碱对小儿急性淋巴细胞白血病疗效好、起效快,常与泼尼松合用作为诱导缓解药,对淋巴肉瘤也有效。长春碱和长春新碱常与其他类型抗癌药合用于多种肿瘤的治疗。

【不良反应和用药注意】

长春碱的不良反应主要有骨髓抑制,还胃肠道反应和脱发等,偶见外周神经症状;长春新碱的神经毒性突出,表现为四肢麻木、感觉异常、肌无力、腱反射低下或消失等,骨髓抑制较轻。两药静脉注射均可导致血栓性静脉炎,如漏出血管外可致局部坏死。

左旋门冬酰胺酶(L-asparaginase,L-ASP)

门冬酰胺是重要氨基酸。左旋门冬酰胺酶水解血清门冬酰胺使肿瘤细胞缺乏门冬酰胺供应而产生抗肿瘤作用。正常细胞能合成门冬酰胺,受影响较少。主要用于急性淋巴细胞白血病。常见的不良反应有胃肠道反应及一过性脑功能障碍。偶见过敏反应,应做皮试。

(四)调节体内激素平衡的药物

乳腺癌、前列腺癌、卵巢肿瘤、睾丸肿瘤等均与体内相应激素失调有关,应用某些激素或其拮抗药,可以抑制这些肿瘤生长。此类药物一般只对某种肿瘤有效,且不良反应多而严重,因此应严格掌握其适应证。

糖皮质激素类药物能抑制淋巴组织,对急性淋巴细胞白血病及恶性淋巴瘤的疗效较好,起效快但短暂,易产生耐药性。因可抑制免疫功能而助长肿瘤扩展。仅在肿瘤引起发热不退、毒血症状明显时才可少量短期应用以改善症状。常用的有泼尼松、泼尼松龙、地塞米松等。

雌激素类能抑制下丘脑及垂体,减少睾酮分泌,还可直接对抗雄激素对前列腺的作用。用于前列腺癌的治疗,也用于绝经十年以上的晚期乳腺癌。常用药物为己烯雌酚。

雄激素类有对抗雌激素的作用,还能负反馈抑制垂体卵泡刺激素和催乳素的分泌,不利于乳腺癌的生长。用于治疗绝经前后的晚期乳腺癌。常用药物为丙酸睾酮。

三、抗恶性肿瘤药联合应用原则

联合化疗是指两种或两种以上不同种类抗恶性肿瘤药的联合应用,旨在提高疗效、减少不良反应、减少耐药性。设计化疗方案时可遵循如下原则。

1. 根据细胞增殖动力学规律用药

增长缓慢(GF 低)的实体瘤其 G_0 期细胞较多,一般先用周期非特异性药物,杀灭增殖期及部分 G_0 期细胞,使瘤体缩小而使 G_0 期细胞进入增殖周期,再用周期特异性药物杀灭之。

生长快(GF 高)的肿瘤则先用周期特异性药物杀灭 S 期或 M 期细胞,再用周期非特异性药物杀灭其他各期细胞。待 G_0 期细胞进入增殖状态,可重复上述过程。

2. 从药物的作用机制考虑 作用机制不同的抗肿瘤药合用一般都可增强疗效。如烷化剂和抗代谢药合用可提高疗效。

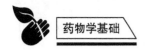

3. 从药物的毒性考虑　多数抗肿瘤药物均可抑制骨髓,而泼尼松、长春新碱、博来霉素的骨髓抑制作用较小,将它们与其他药物合用可减少骨髓抑制不良反应。

4. 从抗瘤谱考虑　胃肠道恶性肿瘤宜用氟尿嘧啶、丝裂霉素、环磷酰胺等,鳞状上皮癌宜用博来霉素等,肉瘤宜用环磷酰胺、顺铂、多柔比星等。

知识拓展

常见恶性肿瘤化疗方案举例:

1. 小儿急性淋巴细胞性白血病　早期诱导缓解治疗常使用长春新碱加泼尼松(VP)方案,完全缓解率高达80%～90%。

2. 成人急性淋巴细胞性白血病　早期诱导缓解治疗常在 VP 方案上加左旋门冬酰胺酶(VLP方案)或加柔红霉素(VDP方案)或四种药物都用(VLDP方案)。据统计,VLDP 方案对成人急性淋巴细胞性白血病的完全缓解率高达84%～94%。

3. 绒毛膜上皮癌　常用 5-FU 及更生霉素联合化疗,据统计可使死亡率从90%降至20%,20 世纪 90 年代,所有治愈的患者生存已超过 10 年,70%超过了 15 年。

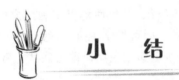

小　结

　　抗恶性肿瘤药根据作用机制不同可分为抗代谢药、抑制 DNA 结构与功能的药物、抑制蛋白质合成与功能的药物、调节体内激素平衡的药物。临床为提高疗效、减少不良反应、减少耐药性通常联合用药。常用药物中甲氨蝶呤和巯嘌呤对儿童急性白血病和绒毛膜上皮癌疗效好,不良反应主要为骨髓抑制、胃肠道反应等;氟尿嘧啶抗瘤谱广,消化道反应明显;阿糖胞苷主要治疗各种白血病,骨髓抑制作用明显;环磷酰胺抗瘤谱广,主要不良反应是骨髓抑制和出血性膀胱炎;博来霉素主要对鳞癌效果好,肺毒性严重;丝裂霉素抗瘤谱广,骨髓抑制作用强;顺铂抗瘤谱广,最易发生肾毒性,但骨髓抑制弱;多柔比星抗瘤谱广,主要用于急性白血病和淋巴肉瘤,心脏毒性和骨髓抑制严重;长春新碱对小儿急性淋巴细胞性白血病疗效好,神经毒性常见;激素类只对相应肿瘤有效,如糖皮质激素类主要用于淋巴细胞性白血病、淋巴瘤的治疗。

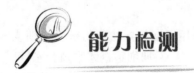

能力检测

1. 抗肿瘤药的常见不良反应有哪些?

2. 抗肿瘤药可按细胞周期划分为几类？每类请举出一个代表药物。

3. 抗肿瘤药联合应用的原则是什么？

参考文献

［1］ 张惠兰,陈秀荣.肿瘤护理学［M］.天津:天津科学技术出版社,2001.

［2］ 叶任高,陆再英.内科学［M］.北京:人民卫生出版社,2001.

［3］ 储大同.当代肿瘤内科治疗方案评价［M］.3 版.北京:北京大学医学出版社,2010.

（陈 群 冷 静）

其他类药物概论

任务一 麻醉药的基本知识

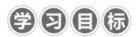

知识目标

（1）掌握普鲁卡因、利多卡因、丁卡因的作用特点及临床应用；

（2）熟悉局部麻醉药的基本药理作用、不良反应及用药注意；

（3）了解局部麻醉药的给药方法；

（4）掌握麻醉乙醚、氟烷、恩氟烷、氧化亚氮、冬眠合剂、硫喷妥钠、氯胺酮、依托咪酯、丙泊酚、羟丁酸钠的作用特点及临床应用；

（5）熟悉全身麻醉药的基本药理作用、不良反应及用药注意；

（6）了解全身麻醉药的给药方法。

能力目标

（1）能为手术选择安全有效的麻醉药；

（2）使用麻醉药时能识别药物的不良反应，并实施预防和治疗措施。

案例引导

近年来在临床上硬膜外麻醉被广泛使用，椎管内麻醉误注药物，会对患者造成怎样的严重后果？

案例分析：椎管内麻醉误注药物的，视药物的种类、对患者造成的危害后果程度，确定其过失的性质。例如，某麻醉医师，误将95％乙醇当做麻醉药注入患者椎管内，造成永久性运动功能、感觉功能障碍，视为医疗责任事故。再如，将生理盐水和葡萄糖液当做麻醉药注入椎管内，除不能达到麻醉效果外，对患者不会造成严重后果，就应认定为严重医疗差错。

一、局部麻醉药

(一)概述

局部麻醉药(local anaesthetics)简称局麻药,是一类局部作用于神经干或神经末梢,能完全、可逆性地阻断神经冲动的产生和传导,在意识清醒的状态下,使局部感觉尤其是痛觉消失的药物。根据化学结构特点将局麻药分为:酯类局麻药,如普鲁卡因、丁卡因等;酰胺类局麻药,如利多卡因、布比卡因和辛可卡因等。根据作用维持时间将局麻药为短效类(普鲁卡因)、中效类(利多卡因)和长效类(布比卡因)三种。

(二)基本药理作用

1. 局麻作用 阻断神经细胞膜上电压门控的钠通道,阻滞 Na^+ 内流,从而阻止神经细胞动作电位的发生和传导而产生局麻作用。无髓鞘和直径较细的神经最先受到阻滞,感觉功能丧失的顺序首先是痛觉,其次是温觉、触觉和压觉,而感觉功能的恢复则按照相反的方向进行。此特点可能与痛觉由细而无髓鞘的神经纤维传导,药物较易透过有关。

2. 吸收作用(全身作用) 这是局麻药用量过大或误注入血管内产生的全身毒性反应,主要表现在中枢神经系统和心血管系统,应尽量避免。中枢神经系统:中毒量可使中枢神经系统先兴奋后抑制,出现兴奋、肌颤、惊厥、昏迷直至呼吸麻痹而死亡。心血管系统:表现为心脏抑制、血压下降,甚至心脏停搏。因呼吸抑制早于心脏停搏,用药时需严密监测呼吸功能,必要时立即吸氧或及时实施人工呼吸。

(三)临床应用

用于各种手术的麻醉,因手术不同而麻醉方法各异。

1. 表面麻醉 将穿透力强的药物直接涂抹或喷洒于黏膜表面,麻醉黏膜下的神经末梢,所以表面麻醉也称黏膜麻醉。一般选用穿透力较强的丁卡因等。适用于口腔、眼、鼻、喉、气管、尿道及外生殖器黏膜等部位的小手术或检查。

2. 浸润麻醉 将局麻药注射在手术野皮下或其周围皮下组织,麻醉连接皮下或组织的神经末梢。多选用普鲁卡因或利多卡因,适用于浅表部位的小手术。

3. 传导麻醉 将局麻药注射在外周神经干附近,麻醉该神经分布的区域组织,所以传导麻醉又称神经干阻滞麻醉。一般选用利多卡因或普鲁卡因。常用于口腔、面部及四肢手术。

4. 蛛网膜下腔麻醉 将药液注入腰椎蛛网膜下腔,麻醉该部位的脊神经根,所以蛛网膜下腔麻醉又称腰麻。常用药物有普鲁卡因或丁卡因等。适用于下腹部和下肢手术。

5. 硬膜外麻醉 将药液注入硬膜外腔,使其沿脊神经根扩散至椎间孔,阻断附近脊神经根的传导。适用于颈部以下的多种手术,常用于胸腹部手术。可选用普鲁卡因、

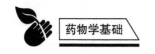

利多卡因等。因其用药量比腰麻大 5～10 倍,故用药时禁忌刺破硬膜(可导致将药液注入蛛网膜下腔,发生严重的毒性反应)。

（四）不良反应及用药注意事项

1. 毒性反应 合用少量的肾上腺素(AD)延缓吸收,防止中毒;同时延长局麻药的作用时间。但肢体末端手术及肾上腺素的禁忌证避免合用肾上腺素。腰麻或硬膜外麻醉引起的低血压,宜用作用温和而持久的麻黄碱升压。小儿、孕妇、肝功能不良者应适当减量。

2. 变态反应(过敏反应) 发生率极低,多由酯类局麻药引起。常见皮疹、哮喘、血压下降等,重者出现过敏性休克。用药前需做皮试,必要时改用酰胺类局麻药。

（五）药物相互作用

局麻药均为弱酸性,故应避免与碱性药物合用,以免发生中和反应,降低疗效;酯类局麻药会降低磺胺药物的疗效,增强洋地黄类毒性,不宜合用;普鲁卡因、利多卡因与琥珀胆碱合用时会增强琥珀胆碱的肌松作用,合用时琥珀胆碱应适当减量。

（六）常用局麻药

普鲁卡因(procaine,奴佛卡因)

普鲁卡因为短效、酯类局麻药的代表药,是临床最常用的局麻药。

【作用与应用】

1. 局部麻醉 具有起效快、维持时间短、毒性小、穿透力弱等特点,适用于除表面麻醉外的其他各种麻醉。

2. 局部封闭 浸润注射病灶周围,可缓解炎症或损伤部位的疼痛。也常作为去甲肾上腺素、多巴胺、抗恶性肿瘤药等药液漏出血管外的救治用药。

【不良反应和用药注意】

毒性较低,偶致过敏反应。用药前需做过敏试验。

丁卡因(tetracaine,地卡因,dicaine)

丁卡因为酯类、长效、强效局麻药。具有局麻作用强、毒性大、黏膜穿透力强等特点,主要用于表面麻醉,也适用于传导麻醉、腰麻及硬膜外麻醉,但不用于浸润麻醉。与普鲁卡因存在交叉过敏。禁与碱性药物合用。

利多卡因(lidocaine,赛罗卡因,xylocaine)

利多卡因是酰胺类局麻药,目前临床应用广泛。

【作用与应用】

1. 局麻作用 与普鲁卡因相比具有局麻作用强、起效快、维持时间较长、黏膜穿透力强等特点。可用于各种麻醉,有全能局麻药之称。但由于其弥散力强,腰麻时要注意患者的体位、药物的剂量和用药部位的把握,要慎重。对普鲁卡因过敏者可改用利多卡因。

2. 抗心律失常 适用于快速型室性心律失常。

【不良反应及应用注意】

毒性与普鲁卡因相似或略强,中毒反应来势凶猛,用量过大可致惊厥和心跳骤停,反复应用可产生快速耐受性。肝功严重不良、严重房室传导阻滞、有癫痫大发作史者禁用。

布比卡因(bupivacaine,麻卡因 marcaine)

布比卡因是酰胺类局麻药,化学结构与利多卡因相似,局麻作用较利多卡因强 45 倍,作用维持时间长达 5～10 h,属于长效、强效局麻药。因其穿透力弱,适用于除表面麻醉外的其他麻醉,特别适合分娩期和手术后患者预留导管输入药液止痛。心脏毒性强,且治疗困难,应予以警惕。

二、全身麻醉药

(一)麻醉分期

吸入性麻醉药对中枢神经系统各部位的抑制作用有先后顺序,先抑制大脑皮质,最后是延脑。麻醉逐渐加深时,依次出现各种神经功能受抑制的症状。临床上常以乙醚麻醉为代表,将麻醉过程分为如下四期。

(1)一期(镇痛期):从麻醉开始到意识消失 此时大脑皮质和网状结构上行激活系统受到抑制。

(2)二期(兴奋期):兴奋挣扎,呼吸不规则,血压心率不稳定 这是大脑皮质下中枢脱抑制现象。不宜进行任何手术。一、二期合称诱导期,此期易出现心脏停搏等意外。

(3)三期(外科麻醉期):兴奋转为安静、呼吸血压平衡 这标志着本期开始。皮质下中枢(间脑、中脑、桥脑)自上而下逐渐受到抑制,脊髓由下而上逐渐被抑制。此期又分为四级。一般手术都在二、三级进行,第四级时呼吸严重抑制,脉搏快而弱,血压降低。表明延脑生命中枢开始受到抑制。应立即减量或停药,以免进入以呼吸停止为特征的第四期。

上述麻醉的分期,在现代临床麻醉中已难看到。但只要在实践中仔细观察,掌握复合麻醉深度,不难达到满意的外科麻醉状态。

(二)吸入麻醉药

麻醉乙醚(anesthetic ether)

【作用与应用】

乙醚为无色澄明易挥发的液体,有特异臭味,易燃易爆,易氧化生成过氧化物及乙醛,使毒性增加。麻醉浓度的乙醚对呼吸功能和血压几无影响,对心、肝、肾的毒性也小。

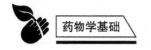

【不良反应和用药注意】

乙醚尚有箭毒样作用,故肌肉松弛作用较强。但此药的诱导期和苏醒期较长,易发生意外,现已少用。

氟烷(halothane)

【作用与应用】

氟烷为无色透明液体,沸点50.2℃,不燃不爆,但化学性质不稳定。氟烷的最低肺泡有效浓度(MAC)仅为0.75%,麻醉作用强,血/气分布系数也较小,故诱导期短,苏醒快。

【不良反应和用药注意】

氟烷的肌肉松弛和镇痛作用较弱;能使脑血管扩张,升高颅内压;能增加心肌对儿茶酚胺的敏感性,诱发心律失常等。反复应用偶尔可导致肝炎或肝坏死,应予警惕。子宫肌松弛常致产后出血,禁用于难产或剖宫产患者。

恩氟烷(enflurane)及异氟烷(isoflurane)是同分异构物,和氟烷比较,最低肺泡有效浓度稍大,麻醉诱导平稳、迅速和舒适,苏醒也快,肌肉松弛良好,不增加心肌对儿茶酚胺的敏感性。反复使用无明显副作用,偶有恶心呕吐症状,是目前较为常用的吸入性麻醉药。

氧化亚氮(nitrous oxide)

【作用与应用】

氧化亚氮又名笑气,为无色味甜无刺激性液态气体,性质稳定,不燃不爆。用于麻醉时,患者感觉舒适愉快,镇痛作用强,停药后苏醒较快,血/气分布系数低,诱导期短。主要用于诱导麻醉或与其他全身麻醉药配伍使用。

【不良反应和用药注意】

氧化亚氮对呼吸和肝、肾功能无不良影响,但对心肌略有抑制作用。氧化亚氮的MAC值超过100,麻醉效能很低。需与其他麻醉药配伍方可达到满意的麻醉效果。

(三)静脉麻醉药

静脉麻醉药用于麻醉,方法简便易行,麻醉速度快,药物经静脉注射后到达脑内即产生麻醉,诱导期不明显。因麻醉较浅,主要用于诱导麻醉。若单独应用只适用于小手术及某些外科处理。

硫喷妥钠(thiopental sodium)

硫喷妥钠脂溶性高,麻醉作用很快,但作用维持时间短暂,加之镇痛效果差,肌肉松弛不完全,临床上主要用于诱导麻醉、基础麻醉和短时小手术的麻醉。

氯胺酮(ketamine)

氯胺酮为谷氨酸受体阻断剂,可阻断痛觉传导,同时又兴奋脑干及边缘系统。引起痛觉消失而仍有部分意识存在,称为分离麻醉。对心血管具有明显兴奋作用。临床上主要用于体表小手术。

依托咪酯 (etomidate)

依托咪酯生效快,持续时间短,强度约为硫喷妥钠的 12 倍。对心血管影响小,可用于诱导麻醉。大剂量快速静脉注射本品可有呼吸抑制。使用依托咪酯后可出现阵挛性肌收缩,恢复期出现恶心、呕吐症状。

丙泊酚 (disoprofol)

丙泊酚起效快,作用时间短,苏醒迅速,对呼吸道无刺激,可降低脑代谢率和颅内压。用于全身麻醉诱导、维持麻醉及镇静催眠辅助用药。主要不良反应为对心血管和呼吸系统有抑制作用,注射过快可出现呼吸和(或)心跳暂停及血压下降等。

羟丁酸钠 (sodium oxybate)

羟丁酸钠对心血管影响小,适用于老人、儿童及神经外科手术、外伤、烧伤患者的麻醉,常需与肌松药、地西泮合用。另外,还用于诱导麻醉。严重高血压、心脏房室传导阻滞及癫痫患者禁用。

（四）复合麻醉

复合麻醉是指同时或先后应用两种以上的麻醉药物或其他辅助药物,减轻患者的紧张情绪及克服全身麻醉药的诱导期长和骨骼肌松弛不完全等缺点的麻醉方法。

（1）麻醉前给药是指患者进入手术室前应用药物,如阿托品、地西泮等。

（2）基础麻醉是指对于过度紧张或不合作者(如小儿)进入手术室前先用大剂量催眠药,使进入深睡或浅麻醉状态,进手术室后再用吸入性麻醉药的麻醉方法。

（3）诱导麻醉是指用诱导期短的硫喷妥钠或氧化亚氮,使患者迅速进入外科麻醉期,然后改用其他药物维持麻醉的麻醉方法。

（4）低温麻醉是指在物理降温的基础上配合应用氯丙嗪,使体温下降到 28～30 ℃,降低心脏等生命器官的耗氧量,以利于进行心脏直视手术的麻醉方法。

（5）控制性降压是指麻醉时加用作用时间短的血管扩张药硝普钠或钙拮抗剂使血压适度下降,并抬高手术部位,以减少出血的方法。此法常用于颅脑手术。

（6）神经安定镇痛术是指用氟哌利多及芬太尼按 50：1 制成的合剂做静脉注射,使患者达到意识模糊状态、痛觉消失的方法。此法适用于外科小手术。如同时加用氧化亚氮及肌松药可达到满意的外科麻醉效果,此法称为神经安定麻醉。

（五）人工冬眠疗法

冬眠合剂 (hibernation mixture)

【作用与应用】

Ⅰ号方:氯丙嗪(冬眠灵)50 mg、哌替啶(度冷丁)100 mg、异丙嗪(非那根)50 mg,加入 5％葡萄糖溶液或生理盐水中静脉滴注,适用于高热、烦躁的患者,呼吸衰竭者慎用。

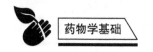

Ⅱ号方:哌替啶 100 mg、异丙嗪 50 mg、氢化麦角碱(海德嗪)0.3~0.9 mg,加入 5％葡萄糖溶液或生理盐水中静脉滴注,适用于心动过速的患者。

Ⅲ号方:哌替啶 100 mg、异丙嗪 50 mg、乙酰丙嗪 20 mg,加入 5％葡萄糖溶液或生理盐水中静脉滴注,适应证同Ⅰ号方。

Ⅳ号方:异丙嗪 50 mg、氢化麦角碱 0.3~0.9 mg,加入 5％葡萄糖溶液或生理盐水中静脉滴注,适用于有呼吸衰竭的患者。

Ⅴ号方:氯丙嗪 50 mg、异丙嗪 50 mg、普鲁卡因 500 mg,加入 5％葡萄糖溶液或生理盐水中静脉滴注,适用于少尿患者,对于有心率慢及心律紊乱者慎用。

通用方:氯丙嗪 50 mg、异丙嗪 50 mg,加入 5％葡萄糖溶液或生理盐水中静脉滴注,适用于病情较轻的患者。

【不良反应和用药注意】

(1) 凡有原因不明的休克在未纠正之前不得使用。

(2) 颅内血肿正在观察的患者禁用。

(3) 全身衰竭或心血管功能有明显障碍的老年人不得使用。

(4) 使用冬眠低温疗法应根据病情和体质的情况调整用药,幼儿和呼吸机能不良者禁用杜冷丁。

(5) 使用冬眠低温疗法时,根据病情可以加用其他镇静剂如巴比妥类、水合氯醛等以增强效果,但不宜使用兴奋剂,以免药物拮抗而降低冬眠药物的效能。禁用洋地黄类强心剂,以免产生强烈的奎尼丁样作用而发生房室传导阻滞。

(6) 应补充应用激素类药物,因在低温情况下机体内促肾上腺皮质激素、17-羟皮质类固醇和皮质激素的分泌均受到抑制。因此,对于深昏迷的患者可只降温,而不用冬眠药物,特别是要避免应用氯丙嗪,因其有抑制三磷酸腺苷酶系活动的作用,不利于脑水肿的恢复。

(7) 冬眠过程中应加强护理,患者应平卧,避免剧烈的体位变动,以防发生体位性休克,应注意预防肺部感染、褥疮、冻疮的发生。注意保护呼吸道通畅,必要时可行气管切开。

(8) 以上为成人剂量,儿童用药应另行计算。

知识拓展

一、谷氨酸受体与全身麻醉药

颅内兴奋性递质谷氨酸及谷氨酸受体(NMDA 受体)被认为与学习、记忆、中枢神经系统疼痛的传导和大脑创伤后神经元的死亡及老年人术后认知功能障碍(postoperative congnitire dysfunction,POCD)等有重要关系。一些全身麻醉药可能是通过降低谷氨酸从突触前膜释放,抑制它与谷氨酸受体的结合以及增强它在突触间的摄取,调节谷氨酸能神经元的兴奋性而发挥记忆缺失、意识消失和镇痛作用的全麻效应的。

二、人工冬眠疗法

严重的外伤、感染、中毒或精神创伤,均可引起过度的应激反应:糖皮质激素及肾上腺素大量释放,糖原大量分解、能量大量消耗和代谢明显增加;小动脉强烈收缩,致使循环缺血、肥大细胞释放组胺,造成组织水肿、细胞缺氧,进而产生弥散性毛细血管内凝血(DIC)。人工冬眠疗法能减轻机体的过度应激反应,使机体处于冬眠状态,以降低代谢、减轻细胞耗氧、改善微循环,以免细胞遭受严重损害,这为其原发病的治疗争取了时间。此法是人类医学及仿生物学共同研究的结果,称为人工冬眠疗法。

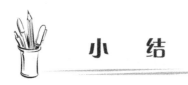

小 结

局麻药是一类局部作用于神经干或神经末梢,能完全、可逆性地阻断神经冲动的产生和传导,在意识清醒的状态下,使局部感觉尤其是痛觉消失的药物。根据化学结构特点将局麻药分为:酯类局麻药,如普鲁卡因、丁卡因等;酰胺类局麻药,如利多卡因、布比卡因和辛可卡因等。根据作用维持时间将局麻药为短效类(普鲁卡因)、中效类(利多卡因)和长效类(布比卡因)三种类型。

麻醉药通过吸入、静脉注射进入体内,抑制中枢神经系统使神志暂时消失的方法统称为全身麻醉,简称全麻。全身麻醉具体可分为吸入麻醉、静脉麻醉和基础麻醉。麻醉诱导是使患者从清醒的状态转变为意识消失状态的过程,通常使用静脉全身麻醉药、镇痛药、肌松药等。

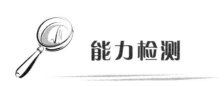

能力检测

1. 试述常用的局部麻醉方法,并举出适于选用的局麻药?

2. 局麻药中加入少量肾上腺素的原因是什么?腰麻和硬膜外麻醉时用麻黄碱的原因是什么?

参考文献

[1] 唐迪生,毛娟红.临床实用药物及其药理学基础[M].上海:复旦大学出版社,2003.

[2] 李端.药理学[M].6版.北京:人民卫生出版社,2007.

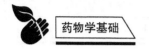

任务二　组胺和抗组胺药的基本知识

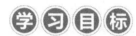

知识目标

(1) 掌握常用 H_1、H_2 受体阻断药的药理作用及其应用;

(2) 熟悉 H_1、H_2 受体阻断药的不良反应及用药注意;

(3) 了解组胺 H_1、H_2 受体的生理活性。

能力目标

(1) 能为患者的变态反应性疾病选择合适的抗组胺药物;

(2) 使用抗组胺药时能识别药物的不良反应,并为康复患者实施预防和治疗措施。

案例引导

　　小李来自中部城市,趁假期来沿海度假。度假第 3 日口唇和眼睑突然肿胀,全身大片风团,奇痒无比,不一会连呼吸也变得困难起来,急送到医院,诊断为过敏性荨麻疹。

　　案例分析:急性荨麻疹为常见的皮肤黏膜变态反应性疾病,其病理基础是过敏原致体内组胺 H_1 过度兴奋,肥大细胞等释放过敏物质,出现过敏症状。该患者可用抗组胺 H_1 受体药(如氯苯那敏、酮替芬、西替利嗪等)进行治疗,同时叮嘱患者减少与过敏原接触,如尽量少食海鲜,避免接触尘螨分布多、毛茸茸的物体等。

一、组胺及组胺受体激动药

(一)概述

　　组胺(histamine)是一种自体活性物质,由组氨酸在组氨酸脱羧酶催化下脱羧而成。几乎在体内所有组织中都含有组胺,以肥大细胞和嗜碱性粒细胞颗粒中为多见,故组胺在肥大细胞较多的皮肤、胃肠黏膜、肺和支气管黏膜组织中分布较高。

　　目前发现组胺受体有四种亚型,分别为 H_1、H_2、H_3 和 H_4。激动 H_1 受体可引起肌醇磷脂水解增加和细胞内 Ca^{2+} 增加;激动 H_2 受体使细胞内 cAMP 增加;激动 H_3 受体则可能减少 Ca^{2+} 内流;H_4 受体则有可能参与中枢神经系统疾病(如精神分裂症)的发病。组胺受体分布及其激动效应见表 8-2-1。

表 8-2-1　组胺受体分布及其激动效应

受体类型	分　　布	激动受体后效应
H₁	支气管、胃肠道、子宫平滑肌	收缩
	皮肤血管、毛细血管	扩张、通透性增加
	心房肌	正性肌力
	房室结	负性频率
	中枢神经末梢	觉醒反应
H₂	胃腺壁细胞	胃酸分泌增加
	血管	扩张
	心室肌	正性肌力
	窦房结	心率加快
H₃	中枢、外周神经末梢	负反馈调节组胺合成及释放
H₄	嗜碱性粒细胞、骨髓、胸腺	趋化作用

组胺 (histamine)

药用组胺为人工合成品,口服无效,皮下或肌内注射吸收迅速,但作用维持时间短。

【药理作用】

对所有组胺受体亚型均有激动作用。激动 H_1 受体引起多种平滑肌收缩而小血管平滑肌松弛;激动 H_2 受体产生较强的刺激胃酸分泌效应。

1. 心血管系统

(1) 心脏　激动心脏组胺受体,减慢房室传导,增强心房肌和心室肌收缩力。大剂量可致心律失常。

(2) 血管与血压　激动血管 H_1 受体和 H_2 受体均可引起血管扩张。组胺在低浓度时首先激动 H_1 受体,产生快速的血管扩张效应,增加毛细血管通透性,引起血压短暂降低;大剂量时激动 H_2 受体,引起持续缓慢的血管扩张,血容量渗透入组织,导致强大的降压效应。

(3) 血小板　血小板膜上存在 H_1 受体和 H_2 受体。激动 H_1 受体,可激活磷脂酶 A_2,介导花生四烯酸释放,调节血小板内 Ca^{2+} 水平,促进血小板聚集;激动 H_2 受体,可增加血小板内 cAMP 浓度,抑制血小板聚集。最终效应取决于两者功能平衡变化的结果。

2. 平滑肌

能收缩多种平滑肌,主要与激动 H_1 受体有关。对各种平滑肌的敏感性不同,健康人支气管平滑肌不敏感,但哮喘和其他肺部疾病患者对组胺的敏感性可增强 100～1000 倍,引起支气管收缩甚至痉挛,小剂量时即可引起呼吸困难;此外,组胺还可影响胃肠平滑肌,大剂量引起平滑肌收缩,导致腹泻;作用于子宫平滑肌,可引起孕妇流产或

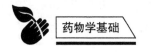

早产。

3. 胃腺

在小剂量不影响血压的使用情况下,组胺即可产生强大的胃腺刺激作用。组胺能激动胃壁腺细胞 H_2 受体,激活质子泵,使胃酸分泌增加,还可作用于胃壁主细胞,增加胃蛋白酶分泌。

4. 神经系统

激动外周神经末梢的 H_1 受体,可引起瘙痒和疼痛;激动中枢 H_1 受体可产生兴奋作用。

【临床应用】

组胺无临床治疗价值,主要用于试验诊断。

(1)胃酸分泌试验 皮下注射磷酸组胺 $0.25\sim0.5$ mg,用于鉴别胃酸缺乏的原因。因不良反应多,现已被五肽胃泌素所代替。

(2)麻风病辅助诊断 皮内小剂量注射 1:1 000 磷酸组胺,可出现"三重反应"。毛细血管扩张出现红斑;毛细血管通透性增强,在红斑位置形成丘疹;最后,通过神经轴索反应导致小动脉扩张,在水肿丘疹周围出现不规则红晕。麻风患者局部神经受损,皮内注射组胺不产生"三重反应"。

(3)组胺气雾吸入,可用做估计哮喘患者的非特异性支气管过敏反应。

【不良反应及用药注意】

有颜面潮红、头痛、低血压、心动过速、胃肠反应等,过量可引起休克。支气管哮喘、消化性溃疡患者禁用,老年人及心血管疾病者慎用。

(二)组胺受体激动药

组胺受体激动药(histamine receptor agonist)是一类通过激动组胺受体而产生生理活性的药物。

倍他斯汀(betahistine)

【作用与应用】

倍他斯汀可激动 H_1 受体,使血管扩张,该效应较组胺弱而持久。本品还可显著增加脑部、内耳和前庭的血流量,减轻内耳淋巴性水肿,消除内耳性眩晕和耳鸣。临床主要用于治疗内耳眩晕症、耳鸣、血管性头痛及脑动脉硬化;也可用于缺血性脑血管疾病所致的体位性眩晕;对各种原因引起的头痛均有缓解作用。

【不良反应和用药注意】

口干、胃部不适、恶心、心悸、皮肤瘙痒等;消化性溃疡、支气管哮喘、嗜铬细胞瘤患者慎用,孕妇、哺乳期妇女及小儿禁用;不宜与其他抗组胺药物同服。

倍他唑(betazole)

倍他唑可选择性激动 H_2 受体,主要刺激胃酸分泌,可作为组胺替代品用于胃酸分泌试验。有较轻的潮红、乏力、头痛等不良反应。

二、抗组胺药

抗组胺药（antihistamines）又称组胺受体阻断药（histamine receptor antagonist），它能竞争性阻断组胺与其受体结合，产生抗组胺作用。根据药物对组胺受体的选择性不同可分为如下四类，其中临床常用的为 H_1 受体阻断药和 H_2 受体阻断药。

（一）H_1 受体阻断药

临床应用的 H_1 受体阻断药有 50 余种，这些药物对 H_1 受体有亲和力而无内在活性，能竞争性阻断组胺 H_1 激动后的效应。根据 H_1 受体阻断药有无镇静和抗胆碱作用及应用时间的先后分为两代。第一代抗组胺药易透过血脑屏障，阻断中枢性的组胺受体，导致明显的镇静和抗胆碱作用，表现为安静、嗜睡。第二代抗组胺药不易透过血脑屏障，其中枢镇静和抗胆碱作用弱，大多具有长效特点。常用 H_1 受体阻断药的比较见表 8-2-2。

表 8-2-2　常用 H_1 受体阻断药的比较

药　　物	持续时间/h	镇静催眠	防晕止吐	主　要　应　用	单次剂量/mg
第一代药物					
苯海拉明	4～6	+++	++	皮肤黏膜过敏、晕动病	25～50
茶苯海明	4～6	++	+++	晕动病	25～50
异丙嗪	4～6	+++	++	皮肤黏膜过敏、晕动病、人工冬眠合剂	12.5～50
曲吡那敏	4～6	++	—	皮肤黏膜过敏	25～50
氯苯那敏	4～6	—		皮肤黏膜过敏	
第二代药物					
西替利嗪	12～24	+	—	皮肤黏膜过敏	10
阿斯咪唑	24×10	—	—	皮肤黏膜过敏	10
氯雷他定	24	—	—	皮肤黏膜过敏	10
阿伐斯汀	4～6	—	—	皮肤黏膜过敏	

【药理作用】

（1）外周作用　阻断外周 H_1 受体，缓解支气管、胃肠道和子宫平滑肌的痉挛症状；降低毛细血管的通透性，减少渗出，从而减轻组织水肿；阻断血管周围的 H_1 受体，可对抗组胺引起的血管扩张和血压下降。

（2）中枢作用　H_1 受体阻断药易透过血脑屏障进入脑内，阻断中枢性 H_1 受体，产生中枢抑制作用，引起镇静催眠效应。中枢抑制作用以异丙嗪、苯海拉明最强。

（3）抗胆碱作用　本类药物多数具有抗胆碱作用，其中枢抗胆碱作用可产生防晕和镇吐效应，外周抗胆碱作用可引起阿托品样副作用。

（4）其他作用　较大剂量的苯海拉明、异丙嗪等可产生局部麻醉作用和奎尼丁样

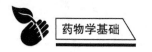

作用。某些具有抗 5-HT 作用的 H_1 受体阻断药（如赛庚啶）可预防偏头痛发作。

【临床应用】

（1）用于皮肤黏膜变态反应性疾病的治疗。这是 H_1 受体阻断药最主要的用途。

（2）止吐及防治晕动病。H_1 受体阻断药对晕动病、妊娠呕吐和放射病呕吐等有镇吐作用。由于这类药物可以增加胎儿畸形发生率，目前不主张用于妊娠呕吐的治疗。

（3）镇静催眠。

（4）人工冬眠　异丙嗪常作为冬眠合剂的组分应用。

【不良反应及注意事项】

（1）中枢抑制症状　常见症状有镇静、嗜睡、乏力、反应迟钝等。机械操作者、驾驶员、高空作业者及精密仪器操纵人员应避免使用，以免发生意外。

（2）消化道反应　厌食、恶心、呕吐、腹泻或便秘等。

（3）其他不良反应　心律失常、粒细胞减少、抗胆碱样作用等，青光眼、尿潴留、幽门梗阻者禁用。

临床常用的 H_1 受体阻断药物有：异丙嗪、氯苯那敏、苯海拉明、酮替芬、氯雷他定、西替利嗪、阿伐斯汀等。

氯苯那敏（chlorphenamine）

氯苯那敏又名扑尔敏，常用其马来酸盐制剂。

【作用与应用】

本品具有中等程度的镇静作用和抗胆碱作用。主要用于：①过敏性鼻炎和上呼吸道感染引起的鼻充血；②荨麻疹、枯草热等，能缓解虫咬所致的皮肤瘙痒和水肿；③与非甾体类解热镇痛抗炎药如阿司匹林、对乙酰氨基酚等配合使用，能缓解感冒症状。

【不良反应和用药注意】

可有胸闷、喉痛、嗜睡、乏力、心悸等不良反应。过量则表现为尿潴留、厌食、上腹不适、皮疹等。老年人适当减量，消化性溃疡所致幽门狭窄、心血管疾病、青光眼、前列腺增生等患者慎用。

苯海拉明（diphenhydramine）

【作用与应用】

本品具有抗组胺、镇静催眠及镇咳等作用。可阻断 H_1 受体，抑制过敏反应；直接作用于延髓的咳嗽中枢，抑制咳嗽反射，加强镇咳药物的作用。主要用于：①皮肤黏膜反应性疾病；②急性过敏反应，能减轻输血或血浆所致的过敏反应；③晕动病的防治；④帕金森病和椎体外系症状；⑤牙科局部麻醉，1% 苯海拉明溶液用于对常用局部麻醉药过敏者；⑥镇静催眠，用于术前给药；⑦镇咳。

【不良反应和用药注意】

最常见的不良反应有呆滞、嗜睡、乏力、头晕、呕吐、胃肠不适、厌食等；偶见胸闷、咳嗽、肌张力障碍等。老年人用药后容易发生长时间的呆滞或头晕，应注意防护。

酮替芬（ketotifen）

【作用与应用】

具有很强的抗组胺 H_1 受体和抑制过敏反应介质释放的作用，对肥大细胞和嗜酸性粒细胞均有抑制作用，其抗组胺作用为氯苯那敏的 10 倍，属长效抗组胺药。临床上主要用于治疗各种类型的支气管哮喘，尤其是过敏性哮喘；滴鼻用于治疗过敏性鼻炎。

【不良反应和用药注意】

同一般抗 H_1 组胺药。

氯雷他定（loratadine）

【作用与应用】

本品不易透过血脑屏障，中枢抑制作用弱，抗胆碱作用也弱，可选择性阻断组胺 H_1 受体。临床上用于缓解一些与 H_1 受体有关的变态性疾病，如过敏性鼻炎、荨麻疹等。

【不良反应和用药注意】

不良反应发生率为 2%，主要有头痛、嗜睡、乏力、口干、视觉模糊、血压波动、心悸、肝功能改变、癫痫发作、乳房肿大等。本品可透过胎盘屏障，亦可进入乳汁，孕妇及哺乳期妇女慎用。

（二）H_2 受体阻断药

H_2 受体阻断药能选择性阻断 H_2 受体，抑制胃酸分泌，临床上主要用于治疗胃和十二指肠溃疡（详见"抗消化性溃疡药"章节）。

📖 **知识拓展** ······································

组胺 H_3 受体位于中枢和外周神经末梢前膜，在中枢位于脑皮层、纹状体和海马等处。在外周存在于豚鼠肠系膜动脉交感神经末梢、豚鼠回肠、豚鼠气管和人支气管胆碱能神经末梢，非肾上腺素能神经末梢，以及大鼠肺、腹部皮肤和脾脏等处。H_3 受体激动时，除了可负反馈抑制组胺的合成与释放外，还能抑制去甲肾上腺素、多巴胺、乙酰胆碱和神经肽的释放。因此，H_3 受体调节了中枢神经系统、胃肠道、呼吸道、血管和心脏等的活动。

组胺 H_4 受体的分布与其他组胺受体有较大差异。在骨髓及肺等血细胞较密集的部分，组胺 H_4 受体分布最丰富，尤其是在嗜碱性粒细胞和中性粒细胞中。在脾脏和小肠等部位也有较多分布。另外，在大鼠和人的中枢神经系统也已检测到组胺 H_4 受体 cDAN 阳性信号的表达。根据组胺 H_4 受体主要分布在免疫器官推测，它在免疫性疾病（如过敏反应、哮喘等）的过程中起着重要作用。另外，根据组胺 H_4 受体在中枢有分布，而且与抗精神病药氯氮平有较高亲和力，推测组胺 H_4 受体参与中枢神经系统疾病（如精神分裂症）的发病。

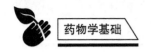

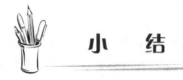

小 结

　　抗组胺药物主要阻断组胺 H_1 和 H_2 受体,产生与自体活性物质组胺引起的相反的生理效应。抗组胺药物竞争性阻断 H_1 受体,可导致血管扩张、血压下降、毛细血管通透性增加,继而引起组织水肿。抗组胺药物作用于中枢,还可引起中枢镇静作用。抗组胺药物临床上主要用于皮肤黏膜变态反应性疾病(如荨麻疹),及用于防治晕动病和止吐。抗组胺药物竞争性阻断 H_2 受体,则引起平滑肌(如胃肠道、子宫、支气管平滑肌)松弛,还可减轻组胺对胃腺的强大刺激作用,缓解消化性溃疡症状。

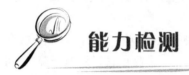

能力检测

　　1. H_1 受体阻断药的药理作用有哪些?其临床应用是什么?
　　2. 异丙嗪是人工冬眠合剂组分之一,其药理作用是什么?

参考文献

　　[1]　杨宝峰.药理学[M].7版.北京:人民卫生出版社,2008.
　　[2]　钱之玉.药理学[M].北京:中国医药科技出版社,2009.
　　[3]　李端.药理学[M].6版.北京:人民卫生出版社,2007.
　　[4]　库宝善.内分泌与免疫药理学[M].北京:北京大学医学出版社,2008.
　　[5]　吴铁,冯冰虹.药理学[M].北京:科学出版社,2010.

（李高文）